作者简介

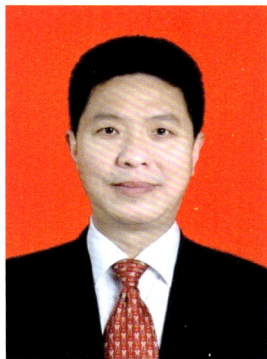

吴绪平，男，三级教授、主任医师，硕士研究生导师。现任中国针灸学会微创针刀专业委员会秘书长、世界中医药学会联合会针刀专业委员会学术顾问、湖北省针灸学会常务理事、湖北省针灸学会针刀专业委员会主任委员、湖北中医药大学针刀医学教研室主任、湖北中医药大学《针刀医学》重点学科带头人、国家自然科学基金评审专家。已收录《针刀医学传承家谱》中华针刀传承脉络第一代传承人。先后指导海内外硕士研究生60余名，2002年12月赴韩国讲学，分别于2003年3月和2011年5月赴香港讲学。2013年11月赴澳大利亚参加第八届世界针灸学术大会，并做学术报告。

40年来，一直在湖北中医药大学从事针灸与针刀教学、临床及科研工作。主讲《经络腧穴学》《针刀医学》及《针刀医学临床研究》。研究方向：①针刀治疗脊柱相关疾病的临床研究；②针灸治疗心、脑血管疾病的临床与实验研究。先后发表学术论文80余篇，主编针灸、针刀专著60余部。获省级以上科研成果奖6项。主持的教学课题"针灸专业大学生最佳能力培养的探讨"，于1993年获湖北省人民政府颁发优秀教学成果三等奖。参加国家自然科学基金项目"电针对家兔缺血心肌细胞动作电位的影响及其机理探讨"，其成果达到国际先进水平，于1998年荣获湖北省人民政府颁发科学技术进步三等奖。参加的国家自然科学基金课题"电针对家兔缺血心肌细胞动作电位影响的中枢通路研究"达到国际先进水平，2007年获湖北省科学技术进步三等奖。2005年10月荣获湖北中医药大学"教书育人，十佳教师"的光荣称号。先后主编新世纪全国高等中医药院校规划教材《针刀治疗学》和《针刀医学护理学》，全国中医药行业高等教育"十二五"规划教材《针刀医学》《针刀影像诊断学》和《针刀治疗学》，新世纪全国高等中医药院校研究生教材《针刀医学临床研究》，全国高等中医药院校"十三五"规划教材《针刀医学》；主编《针刀临床治疗学》《分部疾病针刀治疗丛书》（1套9部）及《专科专病针刀治疗与康复丛书》（1套16部）《针刀医学临床诊疗与操作规范》《中华内热针临床诊断与治疗》《中华内热针大型系列临床教学视听教材（12集）》；总主编《分部疾病针刀临床诊断与治疗丛书》（1套10部）；编著大型系列视听教材《中国针刀医学（20集）》；独著出版《中国针刀治疗学》；主持研制的《针刀基本技术操作规范》行业标准于2014年5月31日由中国针灸学会发布，2014年12月31日实施。

主要临床专长：擅长运用针刀整体松解术治疗各种类型颈椎病、肩周炎、肱骨外上髁炎、腰椎间盘突出症、腰椎管狭窄症、强直性脊柱炎、类风湿关节炎、膝关节骨性关节炎、神经卡压综合征、腱鞘炎、跟骨骨刺及各种软组织损伤疼痛等症。

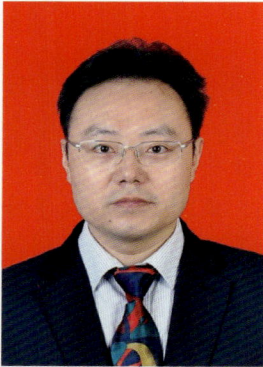

　　陈贵全，男，硕士，主任医师，四川省中医药管理局第四批学术及技术带头人后备人选，全国第五批名老中医药专家学术经验继承人，全国中医药急救先进个人，中国中医药促进会骨科分会手法医学组副主任委员、中华中医药学会外治分会委员、中华中医药学会针刀医学分会委员、四川省中医药学会运动医学专业委员会委员、四川省中医药学会疼痛医学专业委员会委员、泸州市康复医学会副主任委员、泸州市中西医结合学会针刀分会主任委员、西南医科大学附属中医院骨伤与康复科主任。

　　擅长中西医结合治疗腰痛、股骨头坏死、褥疮溃烂、类风湿关节炎、脊髓损伤、骨关节损伤、中风偏瘫、脑瘫、颅脑损伤等疾病。在国家级、省级学术刊物上发表论文 20 余篇。先后参与或主持部、省、局、院级课题 6 项。

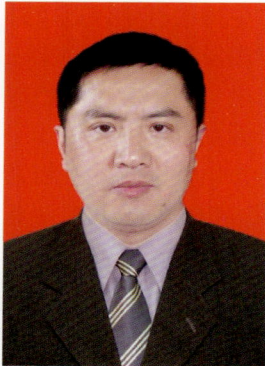

　　杨仕彬，医学硕士，副主任中医师，副教授，西南医科大学附属医院康复科工作，从事中西医结合内科及针灸推拿临床与教学 20 多年。现任四川省针灸学会康复专业委员会理事，泸州市医学会物理医学与康复学专业委员会委员，泸州市针刀医学会副主任委员。擅长运用针刀、针灸、牵引、推拿，结合现代康复手段促进脑卒中、脊髓损伤、骨关节病、脑瘫、周围神经病的康复。先后发表专业学术论文 30 余篇，参编著作 3 部，获得发明专利 1 项，承担并参与科研 4 项。

专科专病针刀整体松解治疗与康复丛书

总主编 吴绪平

痉挛性脑瘫针刀整体松解治疗与康复

主编 陈贵全 杨仕彬

中国医药科技出版社

内 容 提 要

  本书共分十一章，第一章介绍脊柱及四肢的临床应用解剖；第二章介绍骨与软组织的力学系统——人体弓弦力学系统；第三章介绍慢性软组织损伤新的病因病理学理论；第四章介绍痉挛性脑瘫的病因病理学认识；第五章介绍痉挛性脑瘫的临床表现与诊断；第六章介绍针刀操作技术；第七章介绍痉挛性脑瘫的针刀治疗；第八章介绍痉挛性脑瘫针刀术后康复治疗与护理；第九章介绍临证医案精选；第十章介绍针刀治疗痉挛性脑瘫的临床研究进展；第十一章介绍痉挛性脑瘫针刀术后康复保健操。

  全书内容丰富，资料翔实，图文并茂，言简意赅，实用性强。适用于广大针刀临床医师，全国高等中医药院校针灸、骨伤、针刀及中医学专业大学生、研究生阅读参考。

图书在版编目（CIP）数据

  痉挛性脑瘫针刀整体松解治疗与康复/陈贵金，杨仕彬主编. —北京：中国医药科技出版社，2017.6

  （专科专病针刀整体松解治疗与康复丛书）

  ISBN 978-7-5067-8807-6

  Ⅰ. ①痉… Ⅱ. ①陈… ②杨… Ⅲ. ①脑病-偏瘫-针刀疗法 Ⅳ. ①R245.31

  中国版本图书馆 CIP 数据核字（2016）第 253596 号

美术编辑 陈君杞
版式设计 张　璐

出版　中国医药科技出版社
地址　北京市海淀区文慧园北路甲 22 号
邮编　100082
电话　发行：010-62227427 邮购：010-62236938
网址　www.cmstp.com
规格　787×1092mm 1/16
印张　12 ¾
字数　268 千字
版次　2017 年 6 月第 1 版
印次　2017 年 6 月第 1 次印刷
印刷　三河市国英印务有限公司
经销　全国各地新华书店
书号　ISBN 978-7-5067-8807-6
定价　35.00 元

序

  针刀医学发展至今，已具备较完整的理论体系，治疗范围也已由慢性软组织损伤和骨质增生类疾病扩展到内、妇、儿、五官、皮肤、美容与整形等临床各科疾病。针刀医学事业要不断发展壮大，需确立个人的研究方向，做到专科、专家、专病、专技。把针刀治疗的优势病种分化为多个专病或专科。从事针刀医学的各位中青年人才，应该走先"专而精"，后"博而广"的道路，这样才能为针刀医学的繁荣发展打下坚实的基础，才能为针刀医学走出国门、面向世界，"让针刀医学为全世界珍爱健康的人民服务"成为现实。

  得阅由湖北中医药大学吴绪平教授总主编的《专科专病针刀整体松解治疗与康复丛书》，甚感欣慰。该套丛书提出了人体弓弦力学系统和慢性软组织损伤病理构架——网眼理论的新概念，进一步阐明了慢性软组织损伤和骨质增生类疾病的病因病理过程及针刀治疗的作用机理，将针刀的诊疗思路发展到综合运用立体解剖学、人体生物力学等知识来指导操作的高度上来，将针刀治疗从"以痛为腧"的病变点松解提升到对疾病病理构架进行整体松解的高度上来，发展和完善了针刀医学的基础理论，从不同的角度诠释了针刀医学的创新，这将极大地提高针刀治疗的愈显率，让简、便、廉、验的针刀医学更加深入人心。

  该套丛书按专病和专科分为 16 个分册，每分册详细地介绍了相关疾病的病因、临床表现以及针刀整体松解治疗的全过程，将每一种疾病每一支针刀的具体操作方法淋漓尽致地展现给读者，做到理论与实践紧密结合，提高临床医师学习效率。该丛书是一套不可多得的针刀临床与教学专著，将对针刀医学的推广应用起到重要作用。故乐为之序。

中 国 工 程 院 院 士
天津中医药大学教授
国 医 大 师
2017 年 3 月 10 日

前　　言

　　《专科专病针刀治疗与康复丛书》（一套 16 本）由中国医药科技出版社于 2010 年出版以来，深受广大针刀临床医师和全国高等中医药院校本专科大学生的青睐，该套丛书发行量大，社会反响强烈。在 7 年多的临床实践中，针刀治疗的理念不断更新、诊断技术不断完善、治疗方法不断改进，有必要将上述优秀成果吸收到本套丛书中来。应广大读者的要求，我们组织全国针刀临床专家编写了《专科专病针刀整体松解治疗与康复丛书》。本套丛书是在《专科专病针刀治疗与康复丛书》的基础上，对针刀基础理论、针刀治疗方法进行了修改与补充，增加了针刀影像诊断、针刀术后康复及针刀临床研究进展的内容，以适应针刀医学的快速发展和广大读者的需求。

　　《专科专病针刀整体松解治疗与康复丛书》包括《颈椎病针刀整体松解治疗与康复》《腰椎间盘突出症针刀整体松解治疗与康复》《强直性脊柱炎针刀整体松解治疗与康复》《脊柱侧弯针刀整体松解治疗与康复》《痉挛性脑瘫针刀整体松解治疗与康复》《股骨头坏死针刀整体松解治疗与康复》《肩关节疾病针刀整体松解治疗与康复》《膝关节疾病针刀整体松解治疗与康复》《类风湿关节炎针刀整体松解治疗与康复》《关节强直针刀整体松解治疗与康复》《常见运动损伤疾病针刀整体松解治疗与康复》《神经卡压综合征针刀整体松解治疗与康复》《常见内科疾病针刀整体松解治疗与康复》《常见妇儿科疾病针刀整体松解治疗与康复》《常见五官科疾病针刀整体松解治疗与康复》《常见美容减肥与整形外科疾病针刀整体松解治疗与康复》。各分册分别介绍了针刀临床应用解剖、生物力学、骨与软组织的力学系统——人体弓弦力学系统、慢性软组织损伤的病因病理学理论及骨质增生的病理构架、疾病的诊断与分型、针刀操作技术、针刀整体松解治疗、针刀术后康复治疗与护理、针刀临证医案精选、针刀治疗的临床研究进展及针刀术后康复保健操等内容。

　　本套丛书以人体弓弦力学系统和慢性软组织损伤的病理构架理论为基础，从点、线、面的立体病理构架分析疾病的发生发展规律。介绍临床常见病的针刀基础式式，如"T"形针刀整体松解术治疗颈椎病，"C"形针刀整体松解术治疗肩周炎，"回"字形针刀整体松解术治疗腰椎间盘突出症及"五指定位法"治疗膝关节骨性关节炎等。将针刀治疗从"以痛为腧"病变点的治疗提升到对疾病的病理构架进行整体治疗的高度上来，提高了针刀治疗的临床疗效。同时，以人体解剖结构的力学改变为依据，着重介绍了针刀闭合性手术的术式设计、体位、针刀定位、麻醉方法、针刀具体操作方法及其疗程，并按照局部解剖学层次，描述每一支针刀操作的全过程，将针刀医学精细解剖学和立体解剖学的相关知识充分应用到针刀的临床实践中，提出了针刀术后整体康复的重要性和必要性，制定了针刀术后的康复措施及具体操作方法。

　　本套《专科专病针刀整体松解治疗与康复丛书》共计 300 余万字，插图约 3000 余幅，图文并茂，可操作性强。成稿后，经丛书编委会及各分册主编多次修改审定后召开编委会定稿，突出了影像诊断在针刀治疗中的指导作用，达到了针刀基础理论与针刀治疗相联系、针刀治疗原理与针刀术式相结合、针刀操作过程与局部解剖相结合的目的，强调了针刀术后护理及康复治疗的重要性，反映了本时期针刀临床研究的成果。由于书中针刀治疗原则、术式设计及操作步骤全过程均来源于作者第一手临床资料，可使读者直接受益。本丛书适用于广大针刀临床医师，全国高等中医药院校的针灸推拿学、针刀、骨伤及中医学专业大学生和研究生阅读参考。

　　丛书编委会非常荣幸地邀请到中国工程院院士、国医大师、天津中医药大学石学敏教授为本套丛书作序，在此表示诚挚的谢意！

　　尽管我们做出了很大努力，力求本套丛书全面、新颖、实用，但由于针刀医学是一门新兴的医学学科，我们的认识和实践水平有限，疏漏之处在所难免，希望广大中西医同仁及针刀界有识之士多提宝贵意见。

丛书编委会

2017 年 6 月

编写说明

　　《痉挛性脑瘫针刀治疗与康复》于 2010 年 5 月出版发行以来，至今已经 7 年了，该书指导临床医师应用针刀治疗痉挛性脑瘫，对提高针刀诊疗技术与术后康复起到重要作用，深受广大读者的青睐，社会反响强烈。随着社会的飞速发展，临床诊疗技术日新月异，针刀整体松解治疗疾病的思路不断拓展。经本书编委会反复酝酿、讨论，对该书进行了认真修订，进一步明确了针刀整体松解术治疗痉挛性脑瘫的新理念和具体操作方法，有助于提高临床疗效；强化了现代康复治疗，重视针刀治疗与术后康复相结合。故将书名改为《痉挛性脑瘫针刀整体松解治疗与康复》。

　　本书共分十一章，第一章介绍脊柱及四肢的临床应用解剖；第二章介绍骨与软组织的力学系统——人体弓弦力学系统；第三章介绍慢性软组织损伤新的病因病理学理论；第四章介绍痉挛性脑瘫的病因病理学认识；第五章介绍痉挛性脑瘫的临床表现与诊断；第六章介绍针刀操作技术；第七章介绍痉挛性脑瘫的针刀治疗；第八章介绍痉挛性脑瘫针刀术后康复治疗与护理；第九章介绍临证医案精选；第十章介绍针刀治疗痉挛性脑瘫的临床研究进展；第十一章介绍痉挛性脑瘫针刀术后康复保健操。

　　本书的特色在于以骨与软组织的力学系统为主线，详细阐述了痉挛性脑瘫的力学病因、发病机制，论述了痉挛性脑瘫立体网络状病理构架与临床表现之间的联系，并根据骨与软组织的力学系统平衡失调，设计了针刀整体松解术式。本书的另一个特色在于重视针刀术后的整体康复治疗对针刀疗效的影响，设计了多种针刀术后康复方法供针刀医师在临床上使用。

　　全书内容丰富，资料翔实，图文并茂，言简意赅，实用性强。适用于广大针刀临床医师，全国高等中医药院校针灸骨伤、针刀及中医专业大学生、研究生阅读参考。

本书编委会

2017 年 3 月

目　　录

第一章

临床应用解剖

第一节 脊柱解剖

一、脊柱体表解剖

(一) 颈部表面解剖

1. 体表标志（图 1-1）

（1）舌骨 位于颏隆凸的下后方，适对 C_3、C_4 椎间盘平面；舌骨体两侧可扪到舌骨大角，是寻找舌动脉的标志。

（2）甲状软骨 位于舌骨下方，上缘平对 C_4 上缘，即颈总动脉分叉处；前正中线上的突起为喉结。

（3）环状软骨 位于甲状软骨下方。环状软骨弓两侧平对 C_6 横突，是喉与气管、咽与食管的分界标志；又可作为甲状腺触诊和计数气管环的标志。

（4）颈动脉结节 即 C_6 横突前结节。颈总动脉行经其前方。在胸锁乳突肌前缘中点，平环状软骨弓向后压迫，可阻断颈总动脉血流。

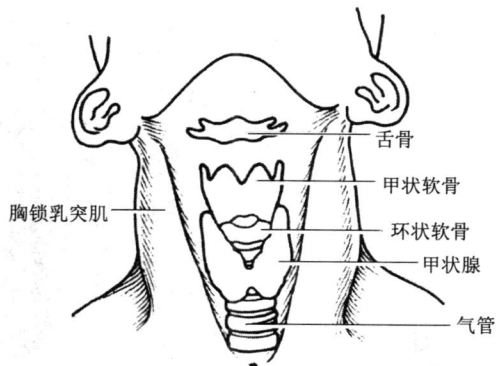

图 1-1 颈部的体表标志

（5）胸锁乳突肌 位于颈侧部，是颈部分区和划分各三角的重要标志。其起端两头之间称为锁骨上小窝，位于胸锁关节上方。胸锁乳突肌后缘中点又是颈丛皮神经的汇聚处。

（6）下颌后窝 位于下颌支后方，窝内主要有腮腺。其后界为乳突及胸锁乳突肌，上界为外耳道，前界为下颌支后缘，内侧界为茎突和起自茎突的茎突舌骨肌、茎突舌肌和茎突咽肌。

（7）锁骨上大窝 是锁骨中 1/3 上方的凹陷，窝底可扪到锁骨下动脉的搏动、臂丛和第一肋。

（8）胸骨上窝 位于颈静脉切迹上方的凹陷处，是触诊气管的部位。

2. 体表投影（图 1-2）

（1）**颈总动脉及颈外动脉**　下颌角与乳突尖连线的中点，右侧至胸锁关节、左侧至锁骨上小窝的连线，即两动脉的投影线；甲状软骨上缘是二者的分界标志。

（2）**锁骨下动脉**　由胸锁关节至锁骨中点画一向上的弧线，其最高点距锁骨上缘1～1.5cm。该弧线相当于锁骨下动脉的体表投影。

（3）**颈外静脉**　位于下颌角至锁骨中点的连线上，是小儿静脉穿刺的常用部位。

（4）**副神经**　自乳突尖与下颌角连线的中点，经胸锁乳突肌后缘上、中 1/3 交点至斜方肌中、下 1/3 交点的连线。

（5）**臂丛**　自胸锁乳突肌后缘中、下 1/3 交点至锁骨中、外 1/3 交点稍内侧的连线。

（6）**神经点**　约在胸锁乳突肌后缘中点处，是颈丛皮支浅出颈筋膜的集中点，为颈部皮神经阻滞麻醉的部位。

（7）**胸膜顶及肺尖**　位于锁骨内 1/3 上方，最高点距锁骨上方 2～3cm。在颈根部行臂丛阻滞麻醉或针刺治疗时，不应在此处进针，以免发生气胸。

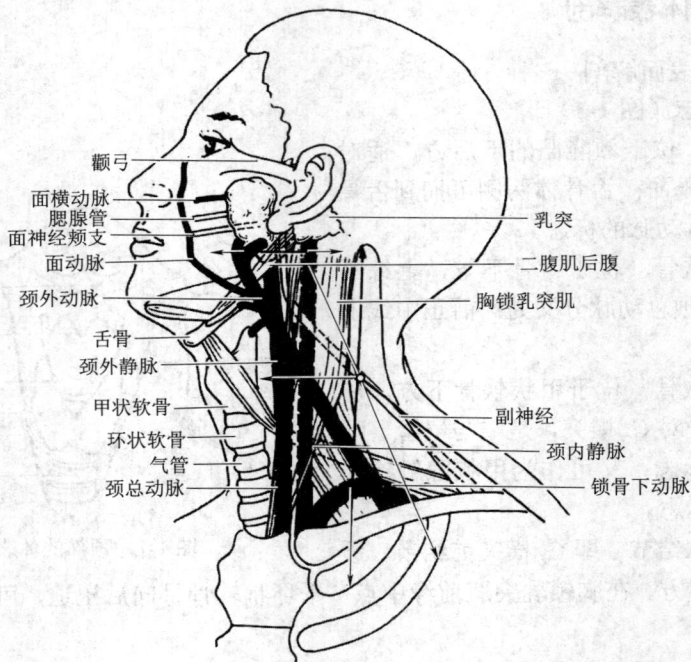

图 1-2　颈部体表投影

（二）背部表面解剖

1. 棘突　在后正中线上可触及大部分椎骨的棘突。第七颈椎的棘突较长，常作为辨认椎骨序数的重要标志（图 1-3）；胸椎的棘突斜向后下，呈叠瓦状。

2. 肩胛冈　肩胛冈为肩胛骨背面高耸的骨嵴。在正常人体，两侧肩胛冈内侧端的连线，平对第三胸椎棘突（图 1-3）。其外侧端为肩峰，为肩部的最高点。

3. 肩胛骨下角　当上肢下垂时，易于触及肩胛骨下角。两侧肩胛骨下角的连线，平对第七胸椎棘突（图 1-4）。

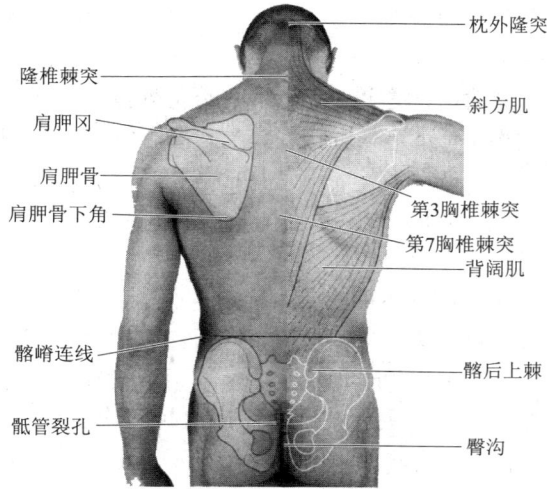

图 1-3　背部体表投影

4. 第十二肋　在竖脊肌外侧可触及第十二肋，但有时应注意该肋甚短，因此易将第十一肋误认为第十二肋，以致在此处进行针刀治疗时损伤胸膜，造成气胸及内脏损伤。

5. 竖脊肌　竖脊肌为棘突两侧可触及的纵行隆起。该肌的外侧缘与第十二肋的交角，称为脊肋角，肾脏位于该角的深部。

（三）腰部表面解剖（图 1-4）

1. 腰椎棘突　在后正中线上，可以摸到腰椎棘突，其棘突呈水平位，第四腰椎棘突平两侧髂嵴最高点。其上有背阔肌、竖脊肌、横突棘肌、棘上韧带、棘间韧带、胸腰筋膜等附着。

2. 骶正中嵴　骶骨背面后正中线上，有一列纵行隆起，即骶正中嵴，由骶椎棘突融合而成。骶正中嵴上有 3～4 个后结节，以第二、三最显著，其附着结构同腰椎棘突。

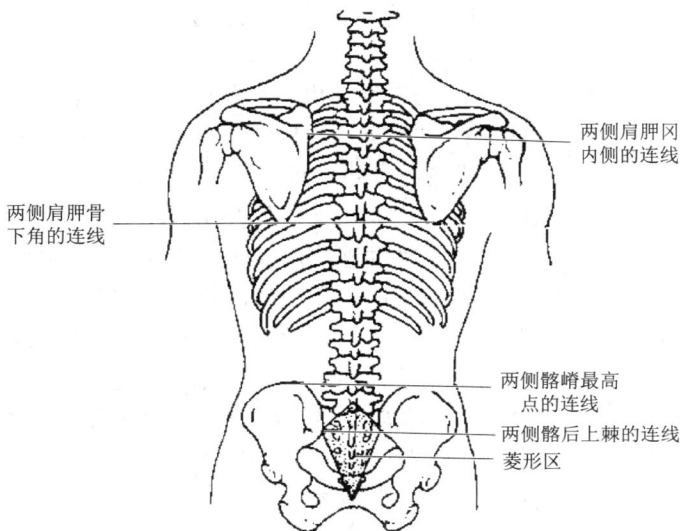

图 1-4　脊柱区表面标志

3. 骶中间嵴 在骶正中嵴外侧，有一列不明显的粗线，为关节突愈合的遗迹。有竖脊肌、骶髂后韧带等附着。

4. 骶外侧嵴 为横突愈合的遗迹，在骶中间嵴稍外侧，4个隆起形成一断续的粗线，即骶外侧嵴，其内侧一拇指宽处为骶后孔。其上有胸腰筋膜、骶髂后韧带、骶结节韧带等附着。

5. 骶管裂孔 沿骶正中嵴向下，由第四、五腰椎背面的切迹与尾骨围成的孔称为骶管裂孔，是椎管的下口。

6. 骶角 为骶管裂孔两侧向下的突起，是骶管麻醉进针的标志。

7. 尾骨 由4块退化的尾椎融合而成，位于骶骨的下方。肛门后方，有肛尾韧带附着。

8. 髂嵴 为髂骨翼的上缘，是计数椎骨的标志，两侧髂嵴最高点的连线平对 L_4 棘突。

9. 髂后上棘 是髂嵴后端的突起，两侧髂后上棘的连线平 S_2 棘突，其上有骶结节韧带、骶髂后长韧带及多裂肌附着。

10. L_3 横突 较粗大，在腰部易触及。其上有竖脊、腹内、外斜肌及腰方肌等附着。

11. 脊肋角 为竖脊肌外侧缘与第十二肋的交角，肾脏位于该角深部。在肾脏疾患时，是肾囊封闭常用的进针部位。

12. 米氏凹 是左右髂后上棘与 L_5 棘突和尾骨尖的连线，凹陷的两侧为髂后上棘，上端为左右髂后上棘与 L_5 棘突连线，下端为两侧髂后上棘至尾骨尖的连线，称为米氏凹。当腰椎或骶尾椎骨折或骨盆骨折时，米氏凹可变形。

二、脊柱弓弦力学系统

脊柱弓弦力学系统由静态弓弦力学单元和动态弓弦力学单元及辅助装置（滑囊、脂肪及皮肤）组成，脊柱静态弓弦力学单元由弓（躯干骨骼）和弦（关节囊、韧带、筋膜）组成，脊柱动态弓弦力学单元由躯干骨骼加上附着于躯干骨的骨骼肌组成。

（一）脊柱静态弓弦力学单元

【弓】

1. 脊柱骨 由7个颈椎、12个胸椎、5个腰椎、5个骶骨、1个尾骨以及椎间盘、椎间关节及韧带等连结装置所构成。有支持体重、承托头颅、容纳和保护脊髓、神经根及被膜、参与构成胸廓、腹腔和盆腔以及运动等功能（图1-5）。

椎骨间的连接由椎体间连接、椎弓间连接、腰骶连接和骶尾关节构成由四个生理弯曲组成的脊柱。从矢状面观察，分别形成了以脊柱骨为弓，连接脊柱的软组织为弦的四个弓弦力学系统，其中颈、腰曲向前，胸、骶曲向后，枕颈结合部、颈胸结合部、胸腰结合部、腰骶结合部都是弓弦结合部，

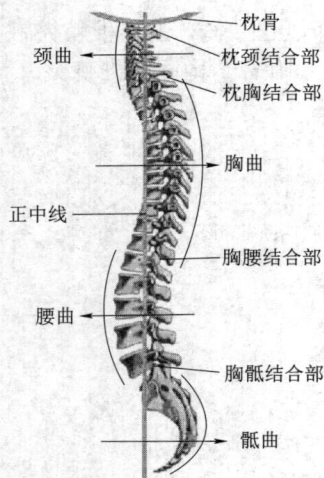

图1-5 脊柱生理弯曲

枕骨
颈曲
枕颈结合部
枕胸结合部
正中线
胸曲
胸腰结合部
腰曲
胸骶结合部
骶曲

是应力集中的部位。同时，四个弓弦力学系统相互连接，承上启下，既独立完成各自不同的功能，又互相配合，使脊柱成为一个整体。

2. 胸部骨骼

（1）胸骨 胸骨为位于胸前壁正中的扁平骨，其前面微突，后面略凹。胸骨自

上而下依次由三部分组成，即胸骨柄、胸骨体及剑突（图1-6）。

①胸骨柄　该部分的上半段较宽厚，下半部较扁窄。胸骨柄外侧缘的上分与第一肋相接。

②胸骨体　该部分为一长方形的骨板，两侧外侧缘与第二至七肋软骨相接。

③剑突　其扁而薄，与胸骨体的下端相接。其形状变化较大，下端游离。

（2）肋

①肋软骨　肋软骨位于各肋骨的前端，由透明软骨构成，终身不发生骨化。

②肋骨　肋骨呈长条形，属扁骨，分为体与前、后两端。

肋骨后端膨大的部分，称为肋头，肋头有关节面与相应胸椎的椎体肋凹构成关节。肋头外侧稍细的部分，称为肋颈。肋颈的外侧端向后方粗糙的突起，称为肋结节，肋结节上有关节面与相应胸椎的横突肋凹构成关节。

肋体扁而长，分为内、外两面及上、下两缘。其内面近下缘处有肋沟，其内有神经及血管经过。肋体后部的曲度最大，其急转处称为肋角。肋骨前端稍宽，与肋软骨相接。

第一肋骨扁、宽而短，无肋角及肋沟（图1-7），分为上、下两面及内、外两缘。其内缘前份有前斜角肌结节，为前斜角肌肌腱的附着处。此结节前、后方分别有锁骨下动脉与锁骨下静脉经过。

第二肋骨（图1-8）为第一肋骨与典型肋骨之间的过渡型肋骨。

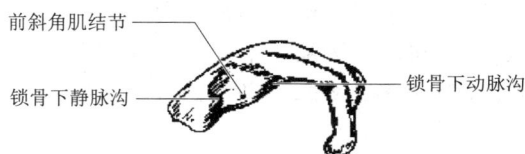

图1-6　胸骨前面观

图1-7　第一肋骨

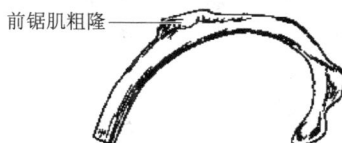

图1-8　第二肋骨

第十二肋骨（图1-9）无肋结节、肋颈及肋角（第十一肋骨的结构与第十二肋骨相似）。

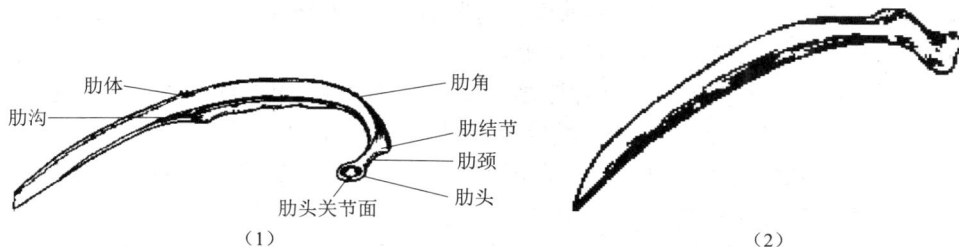

（1）　　　　　　　　　　　　　　　　　（2）

图1-9　肋骨

（1）第六肋骨，为典型肋骨　（2）第十二肋骨

肋弯曲而富有弹性，但第五至八肋曲度较大，而且缺乏保护及活动度，因此，肋骨

骨折多发生于第五至八肋。骨折断端若向内移位，可刺破胸膜、肺及肋间血管，引起出血、气胸及肺不张。

【弦】

1. 椎间盘　位于相邻两椎体间，共 23 个，自第二颈椎向下至第一骶椎。椎间盘由髓核、纤维环和上、下软骨板构成。上、下软骨板紧贴于椎体上下面；纤维环为围绕于髓核周围的纤维软骨，其前份较厚，后外侧份较薄；髓核呈胶状，位于纤维环的中央偏后。

2. 前纵韧带　位于椎体和椎间盘前方，上自枕骨基底部，下至第一、二骶椎，宽而坚韧，与椎体边缘和椎间盘连结紧密，有防止椎间盘向前突出和限制脊柱过度后伸的作用。

3. 后纵韧带　位于椎体和椎间盘后方，上自枢椎，下至骶骨，窄细而坚韧，尤以腰段者为窄，与椎体边缘和椎间盘连结紧密，而与椎体连结疏松。有防止椎间盘向后突出和限制脊柱过度前屈的作用。

4. 黄韧带　主要由弹性纤维构成，连接相邻两个椎弓板，上方起自上位椎弓板下缘的前面，向下止于下位椎弓板的上缘及后面。它可防止脊柱过度前屈，维持脊柱直立并协助围成椎管。

5. 棘间韧带　位于相邻两棘突间，前接黄韧带，后续棘上韧带。

6. 棘上韧带　位于棘突和棘间韧带后方，是连于全部棘突的纵长韧带。此韧带在颈部特别发达，称项韧带，呈现为三角形的弹性纤维膜，其上端附着于枕外隆凸与枕外嵴，向下附着于第二至七颈椎棘突，是颈后部一些肌肉的附着点。在第七颈椎以下部分称为棘上韧带，向下逐渐变薄，至腰部又增厚。当脊柱过度前屈时，可损伤此韧带，以腰部为多见，常引起腰痛。

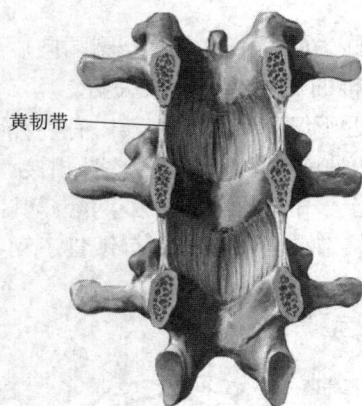

黄韧带

图 1-10　黄韧带

7. 横突间韧带　位于相邻两横突间。颈部常缺如，胸部呈索状，腰部较发达，呈膜状。韧带的内下方有腰神经，该韧带增生肥厚时，可压迫神经，是引起腰腿痛椎管外因素中常见的病因之一。

8. 骶髂后韧带　在骶髂关节的前面有骶髂前韧带，连结骶骨盆面的侧缘与髂骨的关节沟；后面有骶髂后韧带，其深层起自髂粗隆、髂骨耳状面后部和髂后下棘，斜向内下方，止于骶外侧嵴和骶关节嵴，又称骶髂后短韧带；浅层自髂后上棘至第二至四骶椎关节突，外侧与骶结节韧带相连，又称骶髂后长韧带（图 1-11）。

9. 骶髂前韧带　为关节囊前下方增厚部分，此韧带在靠近弓状线和髂后下棘的部分特别厚，此外连接第三骶椎和耳前沟的前外侧面。

10. 骶结节韧带　呈扇形，坚韧，位于骨盆的后下部，起于髂后下棘、骶骨下部的外侧缘和尾骨的上部，斜向外下方，止于坐骨结节的内侧缘（图 1-11）。

11. 骶棘韧带　位于骶结节韧带的前面，较薄，呈三角形，起自骶骨和尾骨外侧缘，向外与骶结节韧带交叉，止于坐骨棘（图 1-11）。

12. 胸肋关节韧带　胸肋关节：是肋软骨连接胸骨外侧缘的小凹陷，纤维关节囊薄。

胸肋辐状韧带：从胸肋肋软骨胸骨端前方辐射到相应的胸骨面。

关节内韧带：只有第二肋软骨和胸骨之间是恒定存在的。第二肋软骨的韧带从肋软骨到具有纤维软骨连结着的胸骨柄和胸骨体，因此是关节内的韧带。

肋剑突韧带：连接第七肋软骨的前、后面到剑突的相同面。

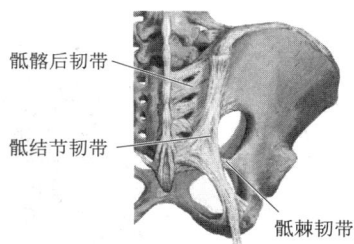

图 1-11　骶髂部韧带

13. 腹白线　是从剑突到耻骨联合和耻骨嵴的腱性缝。

（二）脊柱动态弓弦力学单元

脊柱动态弓弦力学单元由躯干骨骼加上附着于上面的骨骼肌组成。躯干骨骼如上所述，下面阐述脊柱动态弓弦力学单元中弦的组成及功能。

1. 浅层肌

（1）上后锯肌　是一薄的四边形肌，位于胸部上份的外侧，以薄腱膜起于项韧带下份、第七颈椎和上 2～3 位胸椎棘突及其棘上韧带；以 4 个肌齿止于第二至五肋的上缘及外侧面，作用是维持脊柱平衡（图 1-12）。

（2）下后锯肌　在腰部的上段和下 4 个肋骨的外侧面，起自下两个胸椎及上两个或三个腰椎棘突及棘上棘带，止于下 4 个肋骨外侧面，其作用是下降肋骨帮助呼气，受第九至十二胸神经的前支支配。

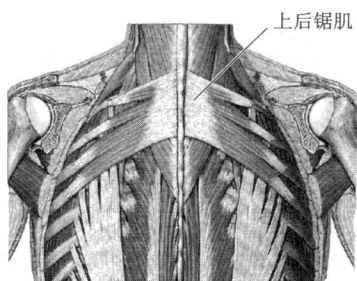

图 1-12　上后锯肌　　　　图 1-13　下后锯肌

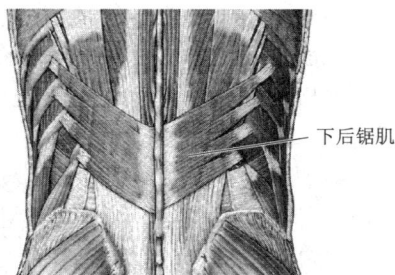

2. 中层肌

（1）头夹肌　起于颈 3 至胸 3 的棘突及项韧带，止于上项线外侧端及乳突后缘，它和枕额肌后部共同在上项线外侧端交织附着，枕额肌又移行于帽状腱膜，与枕额肌一前一后共同紧张帽状腱膜（图 1-14）。单侧收缩，使头转向同侧，双侧收缩，使头后仰。

（2）颈夹肌　起于第三至六胸椎棘突的肌纤维，向上止于第一至三颈椎横突后结节（图 1-14），作用是双侧收缩仰头，单侧收缩头向同侧旋转。

（3）颈髂肋肌　起于上 3～6 肋角，胸髂肋肌止点内侧，止于第四至六颈椎横突后结节（图 1-15）。其作用是伸脊柱，脊柱侧屈。

（4）胸髂肋肌　起于下 6 位肋角的上缘，腰髂肋肌止点的内侧，上行止于上 6 位肋角上缘和第七颈椎横突后结节（图 1-15）。

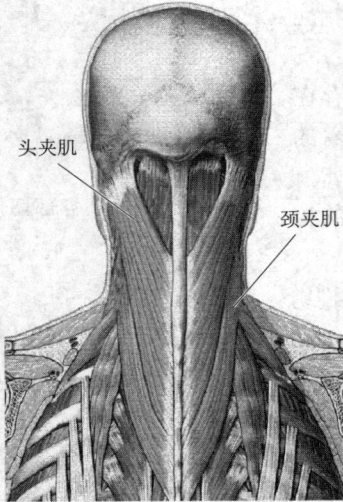

图 1-14　头夹肌和颈夹肌　　　　图 1-15　竖脊肌

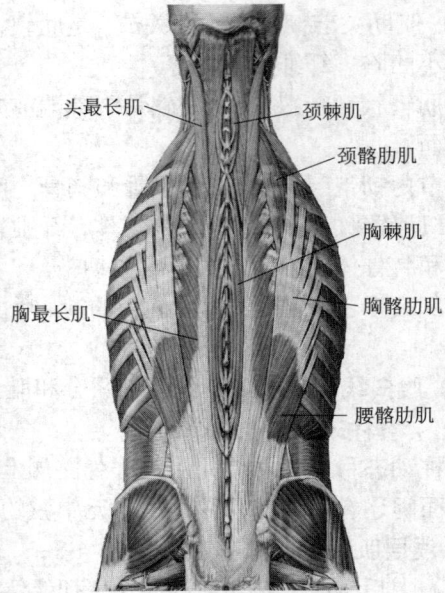

（5）腰髂肋肌　起自竖脊肌总腱，以扁腱止于下 6～7 位肋角缘（图 1-15）。

（6）颈棘肌　起于项韧带下和第七颈椎棘突，止于枢椎棘突，此肌有时缺如（图 1-15）。

（7）胸棘肌　以 3～4 条肌腱起于第十一胸椎至第二腰椎的棘突，然后汇合成一肌束向上以分开的腱止于上部胸椎的棘突（图 1-15）。

（8）胸最长肌　是竖脊肌中最大的部分，在腰部与腰髂肋肌融合，在胸部以腱和肌束止于全部胸椎横突尖和下 9～10 肋的肋角和肋结节（图 1-15）。

3. 深层肌

（1）头半棘肌　位于夹肌深面，颈最长肌和头最长肌的内侧，起于上位 6～7 胸椎和第七颈椎棘突，向上汇成阔肌止于枕骨上、下项线之间，头半棘肌内侧常与其余部分有一定分离，称为头棘肌。头半棘肌两侧收缩时，使头后仰，单侧收缩时使面转向对侧。

（2）颈半棘肌　以肌性纤维起于上 5～6 位胸椎横突，止于 2～5 颈椎棘突。

（3）胸半棘肌　以一组肌腱起于第七至十胸椎横突，以肌腱止于上 4 位胸椎和下 2 位颈椎棘突。颈半棘肌与胸半棘肌的作用是伸脊柱的颈胸部，并使其向对侧旋转。

（4）多裂肌　骶部起于骶骨背面，竖脊肌腱膜，髂后上棘和骶髂后韧带，腰部起于所有的腰椎横突，胸部起于所有的胸椎横突，颈部起于下 4 位颈椎关节突，每一束肌都向上斜行，止于其上方某一脊椎的整个棘突全长，肌束长短不一，最浅表的部分可从一个脊椎跨越至上方的第三或者第四个脊椎（图 1-16），作用是伸脊柱和使脊柱侧屈。

（5）回旋肌　颈、腰回旋肌不固定，胸回旋肌起于一个脊柱横突的上部和后部，止于上位脊椎棘突根部、椎板下缘和外侧面（图 1-16），其作用是伸脊柱和旋转脊柱。

（6）头后大直肌　以腱起于枢椎棘突，止于下项线外侧，功能：仰头，单侧收缩时面部转向该肌同侧（图 1-17）。

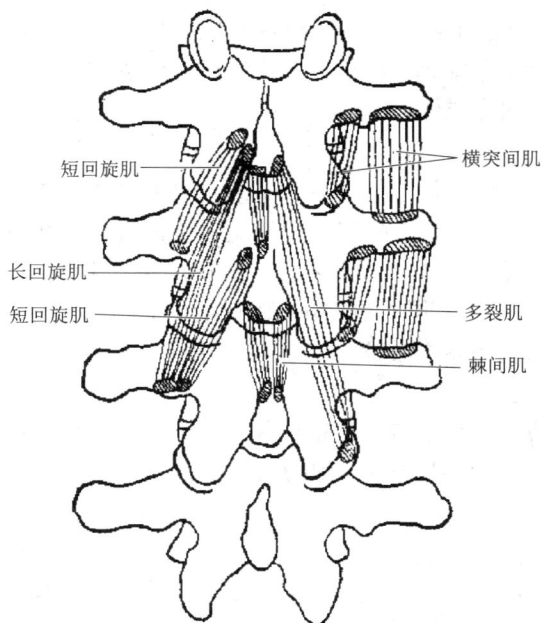

图 1-16　多裂肌及回旋肌

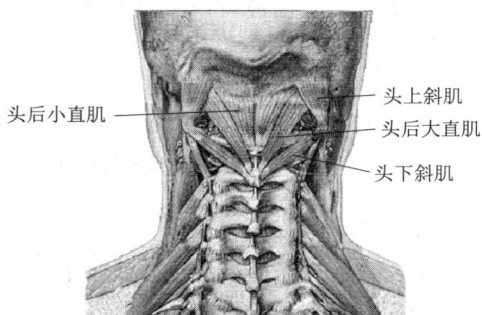

图 1-17　枕下肌

（7）头后小直肌　以腱起于寰椎后结节，止于下项线内侧及下项线与枕骨大孔之间的枕骨，且与硬膜之间有结缔组织相连（图 1-17）。功能：仰头。

（8）头下斜肌　起于枢椎棘突的外侧面和邻近的椎板上部，止于寰椎横突下外侧面（图 1-17）。功能：单侧收缩时面部转向同侧。

（9）头上斜肌　以腱性纤维起于寰椎横突的上面，止于外侧枕骨上下项线之间，头半棘肌的外侧，头后大直肌的止点的浅面（图 1-17）。功能：仰头，向后及同侧侧屈。

（10）横突间肌　是位于各横突之间的小肌肉，颈部发育最好，作用是脊柱侧屈。

【脊柱弓弦力学系统辅助装置】

（1）皮肤　皮肤属于弓弦力学系统的辅助装置覆盖在人体表面，直接与外部环境接触。成人皮肤面积平均为 $1.6m^2$，约占人体体重的 16%。皮肤在消化、呼吸、泌尿生殖管道的开口处，皮肤与黏膜相延续，在眼睑边缘皮肤与结膜相连。皮肤与脂肪都是弓弦力学系统的辅助装置，皮肤通过借皮下脂肪组织与筋膜相连，筋膜系统属于静态弓弦力学单元中的弦，皮肤具有多种感受器和丰富的感觉神经末梢分布，能感觉冷、温、痛、触和压等刺激，脂肪组织是人体的机械减震装置，可保护深层组织受到异常力学损伤，同时可增加皮肤的张力，使皮肤有一定的活动度。

①颈前外侧部的皮肤较薄，有较大的延展性和活动性，色泽接近面部，整形外科常取此处皮瓣以修复面容。颈前外侧部的皮纹呈横行，故此部手术多选横行切口，以利愈合。颈后部的皮肤较厚，活动性较小。内含有较多的毛囊和皮脂腺，是皮脂腺炎（痤疮、粉刺）、毛囊炎及痈的好发部位。

②胸背区的皮肤厚而致密，而且移动性较小，并且皮肤内有较为丰富的毛囊与皮脂腺。

③腰部皮肤较厚而致密，有较丰富的毛囊和皮脂腺，皮下组织内含有许多结缔组织

束与皮肤相连，移动性小，皮肤张力线在纵行肌范围为横向，过纵行肌外侧缘后转为稍斜向下方。骶尾部的皮肤厚而有弹性，但在骶骨背面凸出部分皮肤较薄。腰骶尾部皮肤的神经来自第十二胸神经和腰骶尾神经后支的分支。

（2）脂肪

①颈部　颈浅筋膜含有不定量的脂肪，颈前外侧部较为疏松。颈后部较为致密，形成许多坚韧的纤维隔，分隔脂肪组织形成脂肪柱。此部的皮下组织是头皮的皮下组织的直接延续，尤其在颈后的上部，皮下组织与覆盖于斜方肌的深筋膜紧密相连。其下部的皮下组织亦由纤维隔分隔成蜂窝组织，内含有较多的脂肪组织，特别是在 C_7 的棘突处，常可发生较大的脂肪瘤。脂肪组织是人体的机械减震装置。

②胸部　胸背区的浅筋膜致密而厚实，富含脂肪组织。

③腰部　腰骶尾部的浅筋膜同相邻区浅筋膜层连续，致密而厚实，通过结缔组织纤维束与深筋膜相连，其结缔组织纤维分隔形成的小房含大量脂肪。

三、脊-肢弓弦力学系统

脊-肢弓弦力学系统由静态弓弦力学单元和动态弓弦力学单元及辅助装置（滑囊、脂肪及皮肤）组成，脊-肢静态弓弦力学单元由弓（脊柱及肢带骨骨骼）和弦（关节囊、韧带、筋膜）组成，脊-肢动态弓弦力学单元由脊柱及肢带骨骨骼加上附着于脊柱与肢带骨之间的骨骼肌组成

脊-肢动态弓弦力学单元的静态弓弦力学单元参见脊柱弓弦力学系统部分，下面阐述脊-肢动态弓弦力学单元中弦的组成及功能。

1. 斜方肌　位于项部及背上部的浅层，呈三角形，左右两块合在一起呈斜方形。起于上项线、枕骨粗隆外侧、项韧带、第七颈椎及全部胸椎棘突，上部肌束斜向外下方，中部肌束平行向外，下部肌束平行向外上方，止于锁骨外 1/3、肩峰、肩胛冈（图 1-18）。斜方肌受副神经及 $C_{3\sim4}$ 神经前支支配。斜方肌各部位的收缩可产生不同的作用。上部收缩可提肩带，并使肩胛骨下角外旋；下部收缩，可使肩胛骨下降；上下部同时收缩可使肩胛骨外旋；两侧同时收缩则可使肩胛骨向中线靠拢。

2. 背阔肌　背阔肌被认为是全身最大的阔肌，位于腰背部和侧胸部。一侧几乎呈直角三角形，以腱膜起自下第六胸椎棘突，全部腰、骶椎棘突、棘上韧带、髂嵴外缘后 1/3 及胸腰筋膜后层，并以 4 个肌齿起自下 4 肋，与腹外斜肌肌齿相交错。肌纤维向外上聚合为扁平腱，覆盖肩胛下角，且有纤维起自下角，继而绕过大圆肌下缘，止于小结节嵴的下部；为下部的肌束纤维延续止于小结节嵴的上部（图 1-18）。背阔肌由胸背神经支配。背阔肌的主要作用使肩关节内收、内旋和后伸。使上臂固定可上提躯干引体向上，

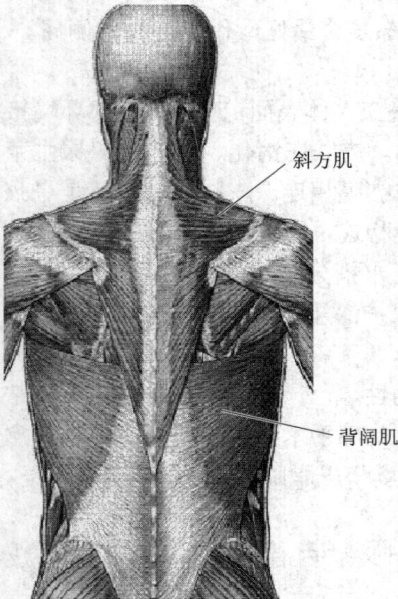

斜方肌

背阔肌

图 1-18　斜方肌和背阔肌

为主要攀援肌。起自肋的部分还参与胸腔扩大而助吸气。

3. 大菱形肌、小菱形肌 位于背上部斜方肌的深面，肩胛提肌的下方。小菱形肌呈窄带状，起自下位两个颈椎的棘突，附着于肩胛骨脊柱缘的上部，在大菱形肌上方，与大菱形肌之间隔以菲薄的蜂窝组织层。大菱形肌菲薄而扁阔，呈菱形，起自上位 4 个胸椎的棘突，斜向外下，几乎附着于肩胛骨脊柱缘的全长，由肩胛背神经支配（图 1-19）。作用：大、小菱形肌内收及内旋肩胛骨，并上提肩胛骨，使之接近中线。

4. 肩胛提肌 起自上位 3～4 个颈椎横突，附着于肩胛骨内侧角及脊柱缘的最上部（图 1-20），能上提肩胛骨，若止点固定，一侧肌肉收缩，可使颈屈曲，头部向同侧旋转。

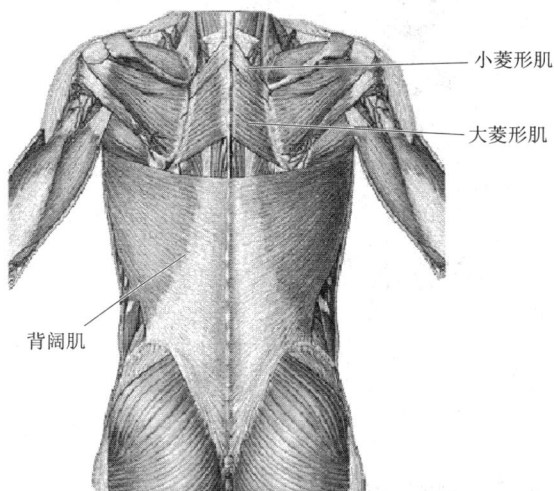

图 1-19 大菱形肌、小菱形肌

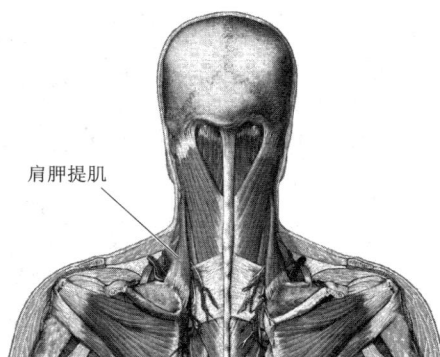

图 1-20 肩胛提肌

5. 腰大肌 位于腰椎侧面，脊柱腰段椎体与横突之间的深沟内，呈纺锤状。起自 T_{12} 椎体下缘至 L_5 椎体上缘和椎间盘的侧面，以及全部腰椎横突肌束向下逐渐集中，联合髂肌的内侧部，形成一个肌腱，穿过腹股沟韧带与髋关节囊之间（肌腔隙），贴于髂耻隆起的前面及髋关节囊的前内侧而下行，止于股骨小转子（图 1-21）。腰大肌收缩时，可屈曲大腿并旋外，当大腿被固定时，则屈脊柱腰段而使躯干前屈。受腰丛的肌支（T_{12}、L_1～L_4）支配。

腰大肌起始处有一系列腱弓，腱弓与上位腰椎之间的裂隙为腰动脉、腰静脉和腰交感干的交通支的通道。

6. 腰小肌 此肌肌腹很小，呈棱形，肌腱较长，位于腰大肌的前面，上端起自 T_{12} 椎体及 L_1 椎体的侧面，下端止于髂耻隆起，并以腱移行于髂筋膜和耻骨梳韧带。此肌收缩时，使脊柱腰段屈向同侧（与腰大肌共同作用），并紧张髂筋膜；腰小肌受腰丛的肌支（L_1～L_2）支配。

7. 腰方肌 位于腹腔后壁腰椎的两旁，胸腰筋膜中层、后邻竖脊肌；前方借胸腰筋膜前层与腹横筋膜相隔，为长方形的扁肌，下端较宽。起自髂嵴后部的内唇、髂腰韧带及下方 3～4 个腰椎横突。肌纤维斜向内上方止于第十二肋骨内侧半下缘和上方 4 个腰椎横突及 T_{12} 椎体（图 1-22）。此肌可增强腹后壁，若两侧收缩时则降低第十二肋，还有协助伸脊柱腰段的作用，一侧收缩时使脊柱侧屈，两侧收缩时可以稳定躯干。腰方肌受腰丛（T_{12}～L_3）支配。

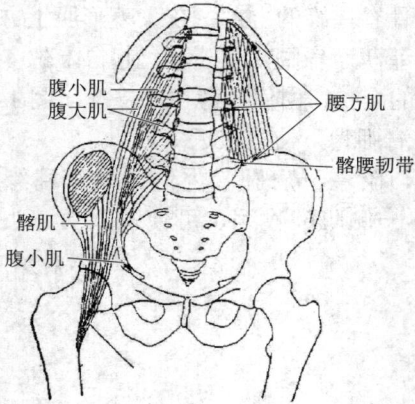

图 1-21　腰大肌

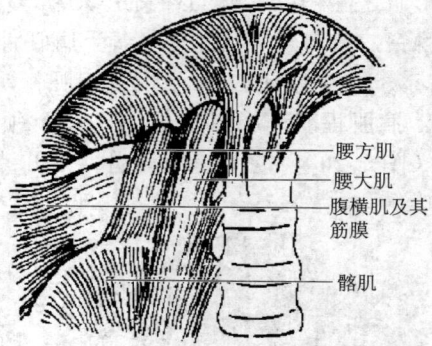

图 1-22　腰方肌

第二节　上肢解剖

一、上肢体表解剖

（一）肩部体表解剖

在人体肩部，锁骨全长均可扪及。肩峰位于锁骨外侧端，为肩部最突出的部位。肩胛冈为沿肩峰向后、内方可触及的骨性嵴，肩胛冈在肩胛骨的内侧缘，正对第三胸椎的棘突。肩胛骨下角位于第七胸椎棘突水平并附于第七肋上（图 1-23）。喙突为锁骨中、外 1/3 交界处下方可触及的骨性突起。如果检查手指从喙突外侧经过，深压三角肌能感觉到肩峰端下方肱骨小结节。当肱骨向内、外侧旋转时该骨性隆突从检查手指滑脱。肱骨大结节是肩部最外侧的骨性突起，在肩峰前下方向外侧突出。肱骨旋转时也可感觉到其移动。腋前襞为腋窝前壁下缘处的皮肤皱襞，其深处为胸大肌下缘；腋后襞为腋窝后壁下缘处的皮肤皱襞，其深处为大圆肌及背阔肌下缘（图 1-24）。

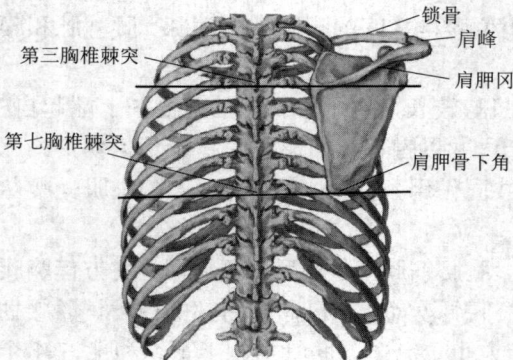

图 1-23　肩部体表标志 1

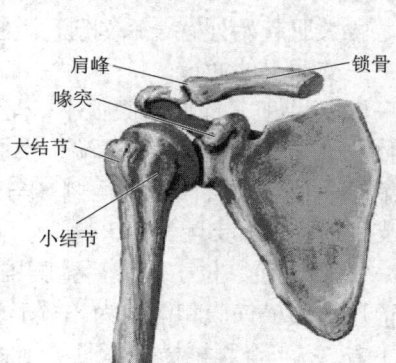

图 1-24　肩部体表标志 2

（二）肘部体表解剖

1. 肘关节的定位　在肘关节伸直位时，肱骨外上髁下 1cm 到肱骨内上髁下 2.5cm 的连线，即代表肘关节（肱骨与桡、尺骨之间的间隙）的位置。

2. 肘关节前的 3 个肌性隆起

（1）上正中隆起　为肱二头肌肌腱，该肌腱向深处止于桡骨粗隆的后部，其深面为肱肌，在该肌腱内侧可触摸到肱动脉的搏动及与其伴行的正中神经；

（2）下外侧隆起　为肱桡肌和桡侧诸伸肌；

（3）下内侧隆起　为旋前圆肌和尺侧诸肌。

上述 3 个隆起围成一个三角形凹陷，即肘窝。

（4）肘窝　是指肘前区的一个三角形的凹陷性结构，其尖端朝向前臂的远端。

①境界　上界为肱骨内外上髁的连线，下外侧界为肱桡肌，下内侧界为旋前圆肌。顶由浅层向深层依次为：皮肤、浅筋膜、深筋膜及肱二头肌腱膜。底由肱肌、旋后肌、及肘关节囊构成。

②内容　a. 肱二头肌肌腱位于肘窝的中心，为寻找神经血管的重要标志。肱动脉即位于该肌腱的内侧，至肘窝的远端，约平对桡骨颈水平面处分为桡动脉与尺动脉两条终支。b. 桡动脉于起始段约 1cm 以内发出桡侧返动脉，之后于肘窝尖端处进入肱桡肌与桡侧腕屈肌之间的区域内，向下移行至前臂。c. 尺动脉较桡动脉略粗大些，其于起始段远侧约 2cm 处发出尺侧返动脉，之后经由旋前圆肌的深面进入前臂浅、深层肌肉之间的区域。d. 肱静脉，主要与肱动脉伴行，该静脉主要由桡静脉与尺静脉于肘窝内汇合而成。e. 正中神经，于肘窝的上部走行于肱动脉的内侧，行程中在尺动脉的前方穿过旋前圆肌浅、深两头之间，进入前臂。f. 前臂外侧皮神经，于肱二头肌肌腱的外侧穿出深筋膜。g. 桡神经，于肱肌与肱桡肌之间的区域内走行，于肱骨外上髁的前方分为浅、深两支。而桡侧副动脉则与桡神经相伴随，行于同一区域内。h. 肘深淋巴结，位于桡动脉的分叉处，一般分布有 2～3 个，主要收纳前臂深层的淋巴，其输出管注入腋淋巴结内。

3. 肘后区的 3 个骨性隆起　即肱骨内上髁、外上髁及尺骨的鹰嘴突，为肘后区三个明显突出的骨性结构。三者的关系会随着肘关节的屈曲或伸直而改变（图 1-25）。

在正常情况下，当肘关节处于伸直位时，这 3 个隆起位于同一条直线上；而当肘关节屈曲至 90° 时，这 3 个隆突则构成尖朝下的等腰三角形，该三角称为肘后三角。在肱骨内上髁与尺骨鹰嘴之间的皮下可触及尺神经，在肱骨外上髁与尺骨鹰嘴之间的皮下可触及肘后肌。

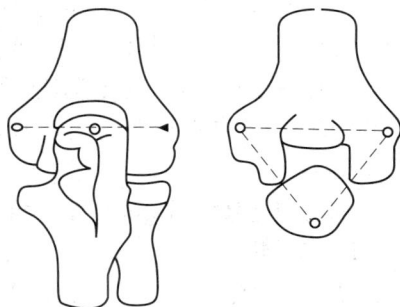

图 1-25　肘后区的 3 个骨性隆起

（1）伸肘位　（2）屈肘位

4. 肘后窝　当肘关节处于伸直位时，尺骨鹰嘴、桡骨头及肱骨小头之间可形成一个小的凹陷样结构，称肘后窝，窝的深面恰对肱桡关节，当前臂作旋转运动时，可于此处触到活动的桡骨头（即肱桡关节）。临床上，常经此处作肘关节穿刺，而当肘关节积液时，此窝可因肿胀而消失。

5. 肘外侧三角　肘关节屈曲 90° 时，由桡侧进行观察，可见肱骨外上髁、桡骨头及

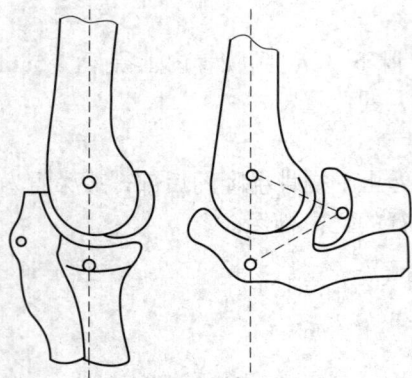

图 1-26 肘外侧三角
(1) 伸肘位 (2) 屈肘位

尺骨鹰嘴突三个骨性突起，形成一等腰三角形，称为肘外侧三角（图 1-26）。该三角的尖端指向前方，而该三角的中点，常作为临床上肘关节穿刺的进针点。

（三）腕关节体表解剖

1. 腕关节的皮肤横纹 当手强力握拳屈腕时，腕前可以呈现 3 条纵行皮肤隆起。其中位于中线的是掌长肌，正中神经位于其下方；其桡侧隆起则为桡侧腕屈肌腱；最内侧隆起的为尺侧腕屈肌腱，并沿此肌腱可触及到豌豆骨。在桡侧腕屈肌腱与桡骨茎突之间，可触摸到桡动脉的搏动。尺动脉和尺神经则介于指浅屈肌腱与尺侧腕屈肌腱之间，由于尺动脉表面有一层坚韧的筋膜覆盖，所以较难触到动脉搏动。腕关节的前面有 2～3 条横行皮肤皱纹。

（1）近侧横纹 比较恒定。此横纹与尺骨小头相平行，又同时与桡腕关节线的最近点相对应。

（2）中间横纹 较不恒定，两端分别与桡、尺骨茎突的连线-即桡腕关节线的桡侧端与尺侧端相对应。

（3）远侧横纹 最明显，此横纹约与腕横韧带的远侧缘对应，在相当于腕掌关节的部位。在该纹中、外 1/3 交界处，可以摸到舟骨结节；向远侧约 1cm 处，可触及到大多角骨结节，在大多角骨远端可触及到桡侧腕屈肌腱。此横纹尺侧端的突起为豌豆骨，为腕关节掌侧的重要标志之一：①桡侧可摸及尺动脉的搏动，尺动脉的尺侧为尺神经，两者相互伴行；②向上可连接尺侧腕屈肌，向下方则为钩骨的钩突，正对环指的尺侧缘。

2. 骨性标志

（1）大多角骨结节 其位于舟骨结节远侧 1cm 处。

（2）舟骨结节 其位于腕远纹中、外 1/3 交点处。

（3）豌豆骨 其是位于腕远纹尺侧端的突起，其为腕前区的重要标志之一，其桡侧可摸到尺动脉的搏动，向上连尺侧腕屈肌，向下外方为钩骨钩突，适对环指的尺侧缘（图 1-27）。

（四）手部体表解剖（图 1-28）

1. 二肌性隆起

（1）大鱼际 为手掌心桡侧的隆起处。

（2）小鱼际 为手掌心尺侧的隆起处。

2. 3 条掌纹

（1）鱼际纹 斜行于大鱼际尺侧，近侧端与腕远纹的中点相交，其深面有正中神经通过；该纹的远端弯向桡侧，并适对第二掌指关节。

（2）掌中纹 斜行，形式不一，其桡侧与鱼际纹相互重叠，尺侧端则止于第四指蹼向近侧的延长线上，也有人缺如。该纹与掌中线（即为腕远纹与中指近侧横纹中点的连线）的交点处，为标志掌浅弓的顶点。掌深弓则位于掌浅弓近侧 1～2cm 处，该处也可标志腕尺侧的远侧端，即与拇指尽量外展时的远侧缘相平齐。

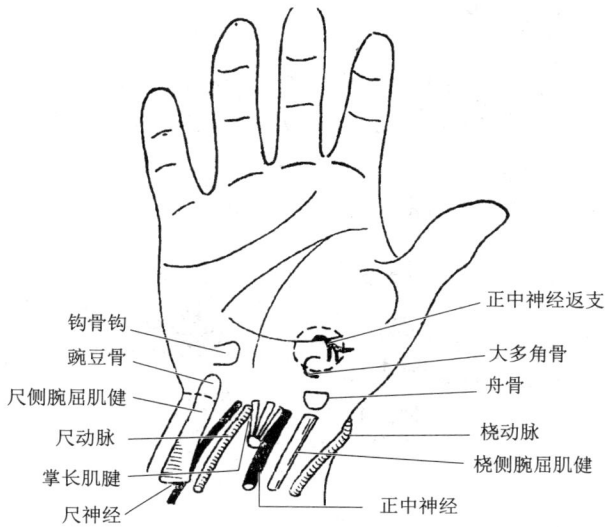

图 1-27　腕前区表面解剖

（3）掌远纹　横行，从第二指蹼起向内侧到达手掌的尺侧缘，正对第三至五掌指关节的连线上。有极少数的人该纹与掌中纹连成一线，称为"通贯手"。

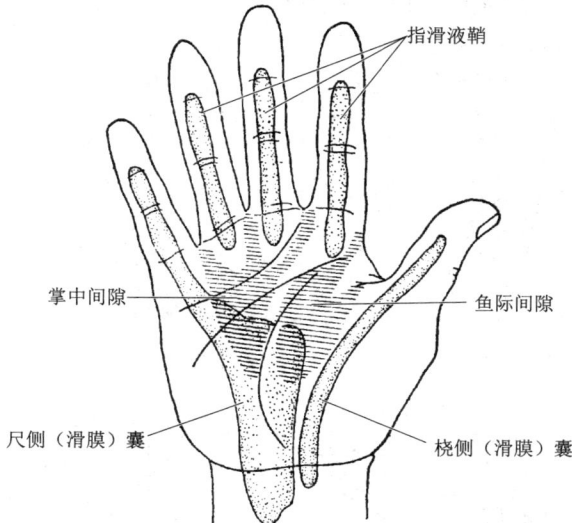

图 1-28　手部体表标志与体表投影

二、上肢弓弦力学系统

上肢弓弦力学系统由静态弓弦力学单元和动态弓弦力学单元及辅助装置（副骨、籽骨、滑囊、脂肪及皮肤）组成，上肢静态弓弦力学单元由弓（上肢骨骼）和弦（关节囊、韧带、筋膜）组成，上肢动态弓弦力学单元由弓（上肢骨骼）和弦（上肢骨骼肌）组成。

（一）上肢静态弓弦力学单元

1. 肩部静态弓弦力学单元

【弓】

（1）锁骨　锁骨位于胸廓前上部两侧，是一根横向的支柱，呈水平位。锁骨全长皆位于皮下，成人锁骨长度约 14.95（11.00～17.8）cm，其前有颈阔肌覆盖，居第一肋上方，从上面或下面观均似横位"～"状，有两个弯曲，内侧凸向前，占全长 2/3～3/4；外侧凸向后，占全长 1/4～1/3。（图 1-29）。

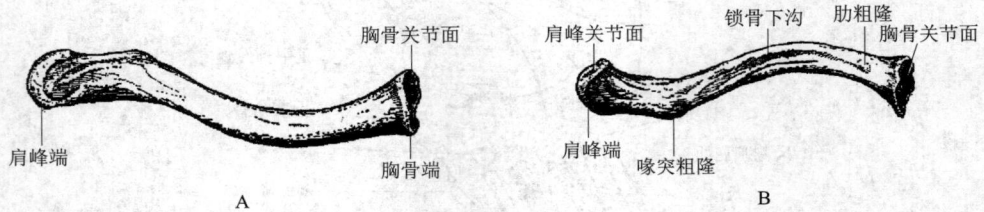

图 1-29　锁骨上、下面

A 上面观　B 下面观

内侧端，也称胸骨端，呈圆柱形与胸骨相连，较粗大，其末端近似三棱形的关节面与胸骨柄的锁骨切迹相关节。外侧端，也称肩峰端，扁宽，有明显的上、下面，末端有卵圆形的关节面与肩峰相关节。中间部的内侧部分似圆柱体，前凸而后凹，前上缘有胸锁乳突肌锁骨部附着，前下缘有胸大肌锁骨部附着，其下面有肋粗隆，有肋锁韧带附着。外侧部分的前上缘有斜方肌附着，前下缘有三角肌附着；下面向后缘处有喙突结节，有喙锁韧带附着，其对稳定肩锁关节有重要意义（图 1-30）。

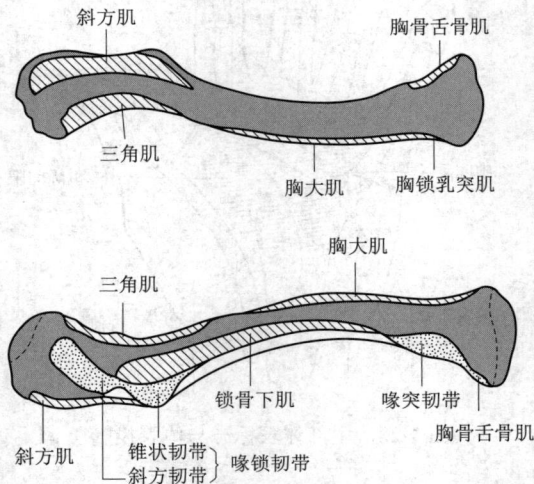

图 1-30　锁骨上、下面肌肉及韧带附着处

（2）肩胛骨　肩胛骨属于扁骨，形似三角形，位于胸壁背侧上部，介于第二至七肋骨之间，有三缘、二面、三角、二突。

肩胛骨上缘薄而短。上缘近外端一般有一小而深的肩胛切迹，呈半圆形，但其深浅不一，浅者几乎不成切迹，约 3% 几乎成孔。肩胛切迹多呈"U"字形，其次为大弧形，少数呈"V"字形或"W"字形。肩胛切迹的边缘可光滑或粗糙。肩胛切迹平均口宽 13mm，深度约 6.4mm。肩胛切迹上横有一条短而坚韧的肩胛上横韧带，使切迹合为一孔，其间有肩胛上神经通过。有时肩胛上横韧带可骨化形成骨桥，从而使肩胛切迹变成骨孔。

　　肩胛骨内缘（脊柱缘）薄而长，稍凸向脊柱，有大、小菱形肌止于此。其下沿内侧缘有前锯肌附着，收缩时可使肩胛骨贴于胸壁并向外摆动。前锯肌瘫痪时，可使肩胛骨向后外突出形成翼肩。肩胛骨外缘（腋缘）向下向前最厚，其上有大、小圆肌附着。肩胛冈将肩胛骨背面分为冈上、下窝，分别有冈上、下肌附着。在肩胛骨顶部，肩胛提肌附于其上角，连结颈肩部深层肌肉。肩胛骨下角钝而粗糙，有大圆肌、菱形肌及前锯肌附着（图 1-31，图 1-32）。

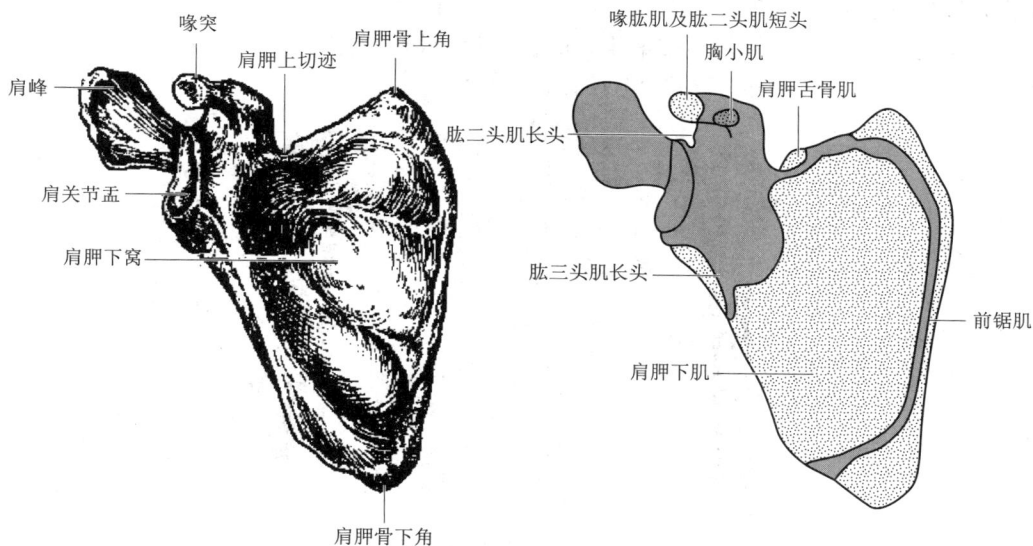

图 1-31　肩胛骨前面观

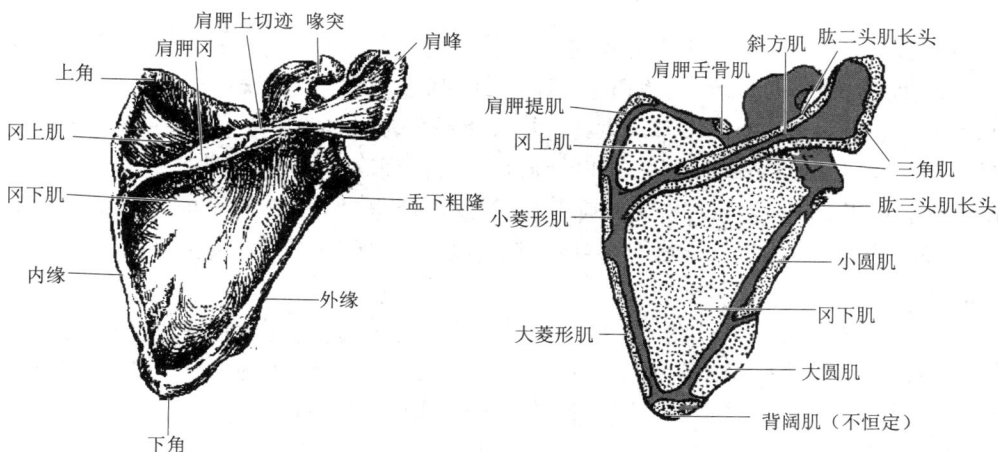

图 1-32　肩胛骨背面观

肩胛骨内侧角与第二肋相当，几乎呈直角，由上缘和脊柱相交而成，有肩胛提肌止于此；下角相当于第七肋或第七肋间，呈锐角，易触摸，有大圆肌起于此；外侧角，有一卵圆形的关节盂，向外、前、下，与肱骨头相关节。关节盂下稍缩小称肩胛颈，其与关节盂的边缘形成冈盂切迹。

肩峰是肩胛冈的外侧端向前外方伸展，突出于肩胛盂之上所形成的"肩的顶峰"，易触摸，是肩关节脱位、测量上肢及确定肩宽的标志。肩峰呈扁平状，有上、下二面及内、外二缘。上面凸而粗糙，有三角肌附着其上，下面凹而光滑，外侧缘肥厚而隆凸，内侧缘有一卵圆形锁骨关节面与锁骨肩峰端形成关节，峰尖有喙肩韧带附着。肩峰较长，男性为4.7～4.8cm，女性为4.0～4.1cm。

喙突是肩胛上缘向前外较为坚固的骨突。喙突上有5个解剖结构，喙突外1/3为肱二头肌短头起点，中1/3为喙肱肌起点，内1/3为胸小肌起点。喙突外上缘为喙肩韧带起点，喙突内上缘为喙锁韧带起点（锥状韧带和斜方韧带）。

（3）肱骨上端　肱骨是上肢最粗长的管状骨，其上端较粗壮，有肱骨头、解剖颈、大小结节和外科颈四个部分（图1-33）。

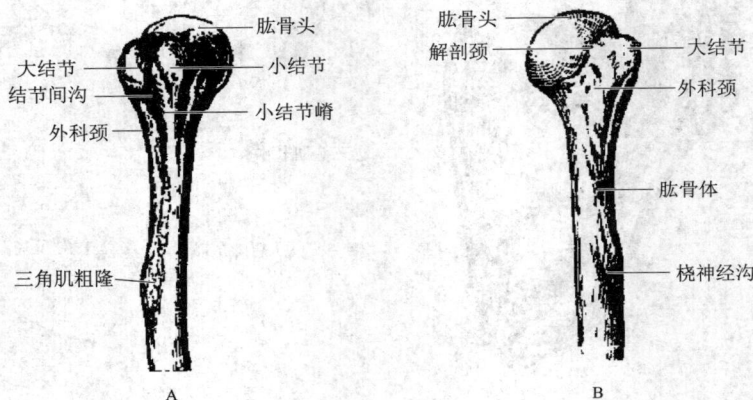

图 1-33　肱骨上端

A 前面观　B 后面观

肱骨头呈半球形，朝向上内并稍向后，覆盖有一层关节软骨，与肩胛骨的关节盂相关节。在肱骨头的关节面边缘有一缩窄的浅沟，即解剖颈，与水平面约45°，关节囊止于此。在肱骨头的前外为大、小二结节。大结节粗大而不显著，向外侧突出超过肩峰，因而使肩部呈圆形，是肩部最靠外的骨点，转动上肢可以触摸到该结节。大结节由上而下依次有冈上肌、冈下肌和小圆肌附着。小结节较小而显著，当上肢处于解剖位置时，它位于正前方，适对喙突的外下侧约3.75cm处，内旋或外旋肱骨时可触到小结节，有肩胛下肌附着。

【弦】

（1）盂肱关节关节囊（图1-34）　包裹关节，内侧附着于盂唇周围的关节盂缘，并到达喙突包括肱二头肌长头附着处，外侧附着于肱骨解剖颈。滑膜衬覆于纤维囊并覆盖部分解剖颈。关节囊非常松弛，可以使关节两骨分离2～3mm。

（2）盂肱关节韧带（图1-34）

①盂肱韧带　共三条，分别为盂肱上韧带、盂肱中韧带、盂肱下韧带，从前上方加

强关节囊。

②喙肱韧带 为关节囊上部一宽阔增厚部分，附着于喙突根部及大结节的前面。

③肱骨横韧带 横架于肱骨大小结节之间的一纤维束。此韧带使结节间沟变成一管，有固定肱二头肌长头肌腱的作用。

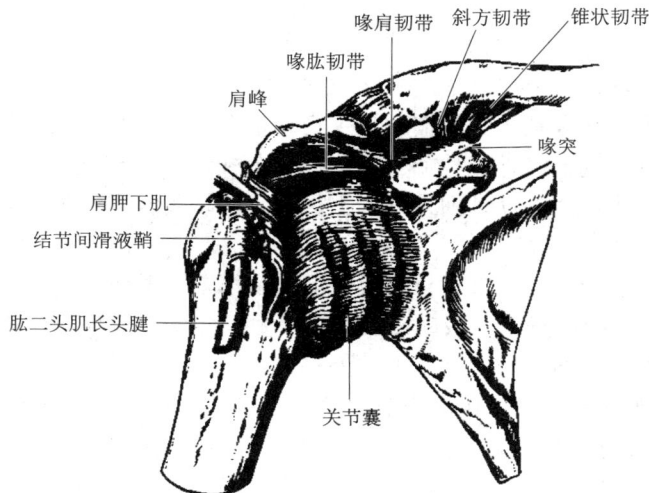

图 1-34 盂肱关节关节囊和韧带

（3）肩锁关节关节囊和韧带 肩锁关节有完整的关节囊，但关节囊较松弛，附着点仅离关节面数毫米。关节囊的上下壁借坚强的肩锁韧带加强，韧带与斜方肌及三角肌的腱纤维相混，而后二者对肩锁关节前方有部分加强的作用。此外，喙锁韧带分为斜方韧带及锥状韧带两部分。斜方韧带稍偏外，呈四边形，起于喙突基底内侧和上面，向外上行走于矢状面内，止于锁骨肩峰端向前外的粗糙骨嵴，其上内面为锁骨下肌，下外面为冈上肌，前方游离。其纤维可防止肩胛骨向下内滑移。锥状韧带呈弯三角形，起于喙突基底的内侧面，向上行于冠状面内，止于锁骨喙突粗隆下面，位于斜方韧带内后方，形成半个锥体，包围斜方韧带。喙锁韧带两部分隔以脂肪或滑囊（图 1-35）。

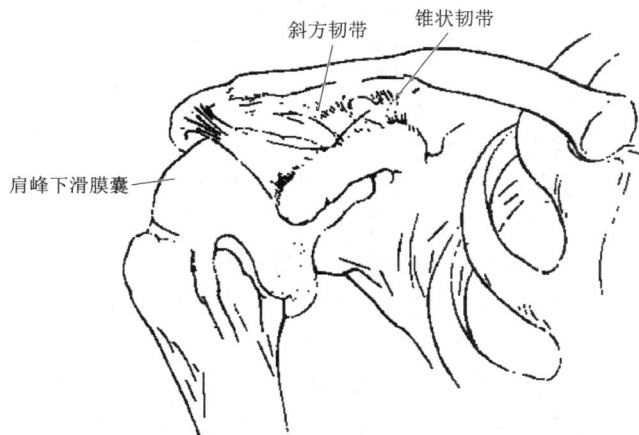

图 1-35 喙锁韧带

喙锁韧带对肩锁关节的稳定起着重要的作用。在严重肩锁关节脱位时，韧带可被撕脱，手术时应予以修补以维持肩锁关节的稳定性。

（4）胸锁关节关节囊及支持韧带　胸锁关节的关节囊附于锁骨胸骨端及胸骨柄关节面。其下部较弱，至第一肋软骨下面，其他部分则较强，为前、后胸锁韧带及锁间韧带所加强。

①胸锁前韧带　起自锁骨胸骨端关节面之前，附于胸骨柄关节面前缘。韧带上部纤维近乎平行，下部垂直，中部近乎垂直，最为坚韧。

②胸锁后韧带　起自锁骨胸骨端后角至胸骨柄关节面周缘，较薄，短而坚强。

③胸锁上韧带　起自锁骨胸骨端上部，横行至胸骨柄，与锁骨间韧带相混。

④锁间韧带　连接两侧锁骨胸骨端的上后面，横越胸骨切迹上，上缘游离凹进，下缘与胸骨锁切迹相连。

⑤肋锁韧带　呈菱形，起自第一肋软骨上面及第一肋骨，附于锁骨胸骨端下面。韧带有前、后二部，其间有滑囊。该韧带虽不直接附于胸骨，但具有维持胸锁关节稳定的作用，可防止锁骨胸骨端向前、后、上、外移位。

（5）胸锁关节关节盘　在胸锁关节内有一扁圆的坚厚纤维软骨性关节盘，周围较厚，中心较薄，关节盘的上部附着于锁骨胸骨关节面的上缘和后缘，其下部附着于第一肋软骨贴近胸骨处，大小与锁骨的胸骨端相适应，关节盘与关节囊韧带相融合。关节盘约半数不完整，有时老年人关节盘可穿孔。

【肩关节弓弦力学系统辅助装置】

（1）皮肤　属于弓弦力学系统的辅助装置覆盖在人体表面，直接与外部环境接触。成人皮肤面积平均为 $1.6m^2$，约占人体体重的16%。皮肤在消化、呼吸、泌尿生殖管道的开口处，与黏膜相延续，在眼睑边缘与结膜相连。皮肤与脂肪都是弓弦力学系统的辅助装置，借皮下脂肪组织与筋膜相连，筋膜系统属于静态弓弦力学单元中的弦，皮肤具有多种感受器和丰富的感觉神经末梢分布，能感觉冷、温、痛、触和压等刺激，脂肪组织是人体的机械减震装置，可保护深层组织受到异常力学损伤，同时可增加皮肤的张力，使皮肤有一定的活动度。

（2）滑液囊　冈上肌腱和肩峰之间有肩峰下滑液囊。在关节囊与三角肌之间有三角肌下滑液囊。

【关节】

关节是弓弦力学系统的基本运动单位，以下是肩部的关节。

（1）盂肱关节　由肩胛骨的关节盂和肱骨上端的肱骨头构成。它是全身最灵活的关节，这主要决定于它的解剖特点：一是两个相对关节面很不相称，关节盂浅，而肱骨头的关节面要比关节盂大3倍，肱骨头关节角度约为135°，而关节盂的角度仅约为75°；二是关节稳定性较差，关节韧带装置薄弱，关节囊松弛。

（2）肩锁关节　肩锁关节位于皮下，为滑膜关节，由肩胛骨的肩峰关节面和锁骨外侧的肩峰关节面构成。锁骨的肩峰端为扁平结构，关节面呈卵圆形，向外并微朝下，肩峰关节面位于肩峰内缘，也呈卵圆形，朝向内上。

（3）胸锁关节　由锁骨的胸骨关节面与胸骨柄锁骨切迹及第一肋软骨所形成的关节。锁骨的胸骨端较大，呈球形，而胸骨的锁骨切迹与第一肋骨形成的关节面呈鞍形。

此关节是唯一连接上肢与躯干的结构，其坚强的韧带能维持锁骨胸骨端与胸骨上部的浅凹相连。胸锁二骨的关节面大小很不相称，锁骨的胸骨端有一半突出于胸骨柄上缘之上，故必须靠关节囊和支持韧带来加强（图1-36）。

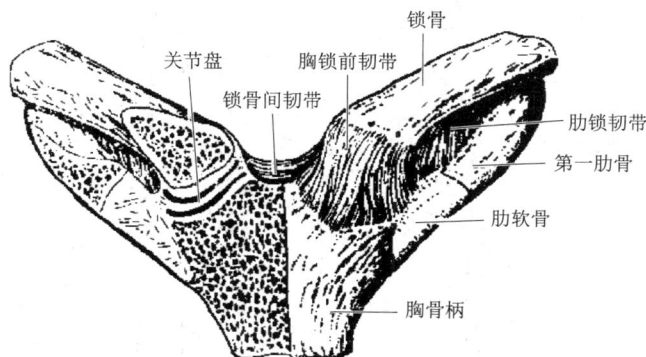

图1-36 胸锁关节

（4）肩胛骨与胸壁间的连接 肩胛骨与胸壁间的连接也称为肩胛胸壁关节，虽不具关节的结构，在功能上应看作肩关节的一部分。肩胛骨与胸壁间的负压对于保持肩胸连接也起到很大作用。

（5）喙锁关节 正常肩胛喙突与锁骨之间仅存在喙锁韧带，偶尔也会出现喙锁骨条，但有时也可形成喙锁关节，其结构不一，有的两者均具关节面，属平面关节；有的两者之间仅为软骨韧带连结；也有的仅锁骨上有关节软骨面而喙突无。喙锁关节一般运动幅度不大，与肩锁关节和胸锁关节共同组成联合关节。

2. 肘部静态弓弦力学单元

【弓】

（1）肱骨 肱骨位于臂部，分为一体和两端。其上端在肩部静态弓弦有详细的描述，在此不再赘述。肱骨下端前后略显扁平而稍向前倾，并略带卷曲。其向内外侧突出，形成肱骨髁部（图1-37，图1-39）。

①肱骨内上髁 位于肱骨下端的内侧，其形态大而显著，髁部的前下面粗糙，为旋前圆肌、桡侧腕屈肌、掌长肌、指浅屈肌、尺侧腕屈肌及尺侧副韧带的附着部。其后面光滑，但在后下方有一从后向前走行的骨性沟槽，称为尺神经沟，沟的内、外、前侧有纤维组织衬垫，滑润并加深此沟，沟深一般为0.3～0.5cm，其内有同名神经通过，在体表常可触及此沟及沟内的神经（肱骨内上髁骨折或骨骺分离，常会引起尺神经的损伤）。

②肱骨外上髁 位于肱骨下端的外侧，髁的后部稍凸起。在外上髁的外侧面有一压迹，为前臂浅层伸肌如桡侧腕长伸肌、桡侧腕短伸肌、指总伸肌、小指固有伸肌、尺侧腕伸肌等肌肉的附着处。此外，肱桡肌与旋后肌也起于肱骨外上髁部。

在肱骨两髁中，以肱骨内上髁的隆起程度较陡峭，故易于皮下扪出。两髁的连线几乎与水平线平行。

③肱骨滑车 在肱骨内、外上髁之间，有一形如滑车样的结构，称为肱骨滑车，其形态呈线轴样，主要与尺骨近端的半月切迹构成关节（即肱尺关节）。滑车的中部较细；内侧缘肥厚，突向下方；外侧缘较薄，与肱骨小头之间有细沟相隔。位于滑车上方的前、

肱骨头
大结节
结节间沟
大结节间嵴
小结节
小结节嵴
三角肌粗隆
滋养孔

肱骨头
大结节
三角肌粗隆
桡神经沟

桡骨窝
肱骨外上髁
肱骨小头
肱骨鹰嘴窝
肱骨冠状窝
肱骨内上髁
滑车

肱骨鹰嘴窝
肱骨外上髁
尺神经沟
滑车

（1）
（2）

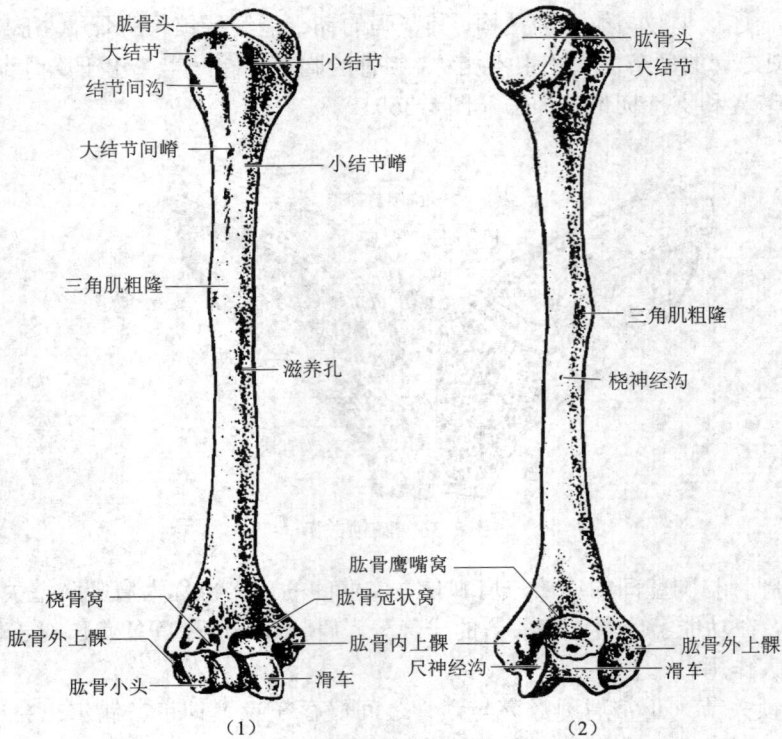

图 1-37　肱骨的解剖形态
（1）前区　（2）后区

后面，各有一个窝状凹陷：前方的呈卵圆形，称为冠突窝，屈肘时，尺骨的冠状突恰陷压于此窝内；后方的窝状凹陷，称为鹰嘴窝，在伸肘时，尺骨的鹰嘴前端恰陷压于此窝内。两窝之间仅有一层菲薄的骨板相隔（有时此处仅有一层纤维组织隔开，而并无骨质结构隔离其间，此时称为滑车上孔，常为生理性的变异）。

肱骨滑车的纵轴线常与肱骨纵轴线形成前倾约 25° 的交角，而由于上述解剖结构的特点，使得该部易于骨折。

④肱骨小头　该结构位于肱骨下端的前外侧，为半球形突起，在肱骨滑车的外侧部与之相接，与桡骨小头的凹陷相关节（即肱桡关节）。肱骨小头上方有一浅窝，称为桡骨窝，当肘全屈时，桡骨小头的前缘恰与此窝相接。

由于肱骨具有一定的扭转角度，使得其上端的关节面朝向内侧，而下端的关节面朝向前、后方。其扭转的程度，儿童与胎儿的较大，而成年人的较小，且男性大于女性。

（2）桡骨　桡骨位于前臂外侧部，分为一体两端。桡骨体呈三棱柱形，上端细小，下端粗大。上端有稍为膨大的桡骨头，头上面有关节凹陷与肱骨小头相关节（即肱桡关节）；在头的周围有环状关节面与尺骨桡切迹相关节（即尺桡近侧关节）；小头部稍膨大，其关节面以下较细的部分为桡骨颈，桡骨颈、体相连处的后内侧有一卵圆形隆突，称为桡骨粗隆，系肱二头肌肌腱的止点处（图 1-38，图 1-39）。

（3）尺骨　尺骨位于前臂的内侧部，分为一体两端。尺骨体呈三棱柱形，上端较为粗大，前面有一大的凹陷性的关节面，称为半月切迹（或称为滑车切迹），与肱骨滑车相关节（即肱尺关节）。在切迹的后上方与前下方各有一突起，分别称为鹰嘴和冠状突，冠状突外侧面的关节面为桡切迹，与桡骨头的环状关节面相关节（即尺桡近侧关节），冠状突前下方的粗糙隆起，称为尺骨粗隆（图1-38，图1-39）。

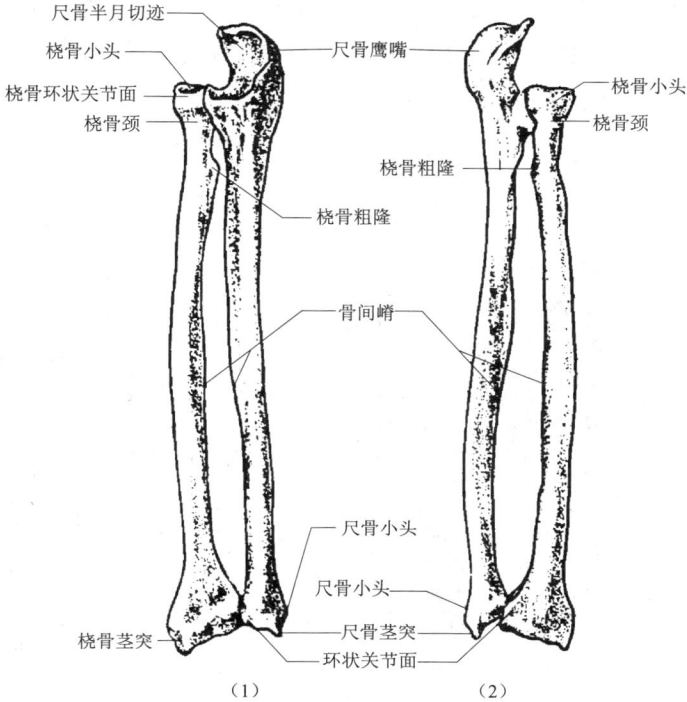

图 1-38　桡骨与尺骨的解剖形态
（1）前区　（2）后区

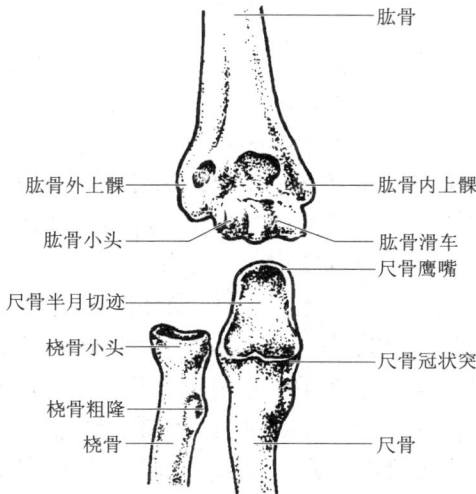

图 1-39　肘关节结合处的解剖形态

【弦】

（1）肘关节囊　有时可称为肘关节滑膜囊。肘关节由肱尺、肱桡及桡尺关节三个关节联合构成，由一个共同的肘关节囊所包被，故该关节常被视为一个关节。

肘关节囊的前壁，上方起自肱骨内上髁的前面、桡骨窝及鹰嘴窝的上方（图 1-40），向下止于尺骨冠突的前面及桡骨环状韧带，并向两侧逐渐移行于桡、尺侧副韧带；肘关节囊的后壁，上起自肱骨小头的后面、肱骨滑车的外侧缘、鹰嘴窝及内上髁的后面，向下止于鹰嘴的上缘和外侧缘、桡骨头环状韧带及尺、桡骨切迹的后面（图 1-40）。正常肘关节内的润滑液为 3～4ml。

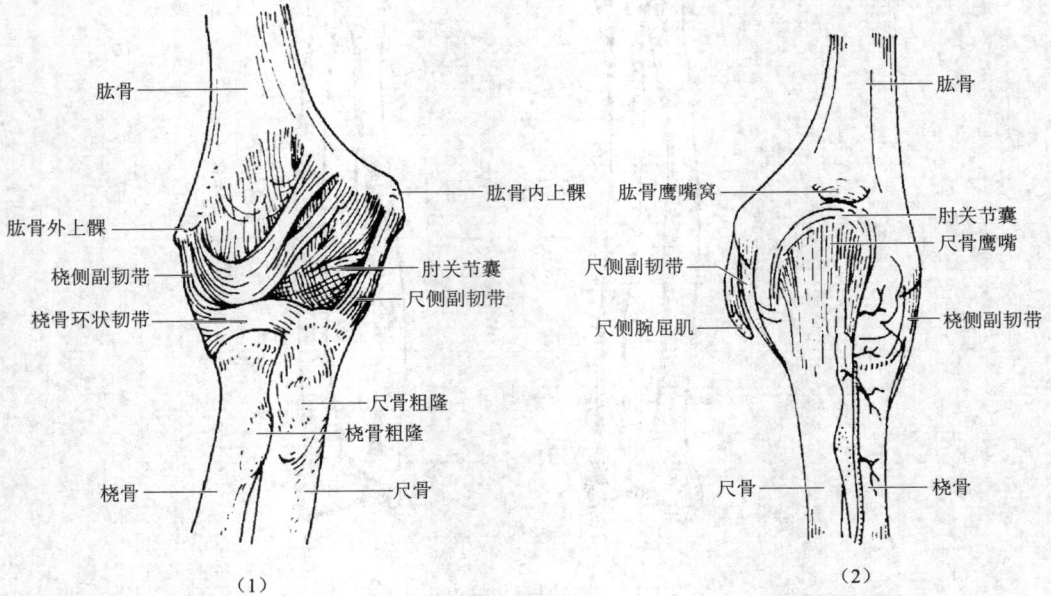

图 1-40　肘部关节囊及邻近结构

（1）前区　（2）后区

关节囊的纤维层在该关节的前后方较松弛且薄弱，在鹰嘴窝部及桡骨颈附近尤为明显，其薄弱部分在桡骨颈附近由桡骨环状韧带向下突出，构成囊状隐窝，纤维由外上向下斜行并覆盖在肘关节的前方，并以同样的走行方向覆盖在肘关节的后方。关节囊在两侧几乎紧沿肱骨滑车及头状隆起的关节的边缘，形成狭小的裂隙，并借此与前后关节腔相通。关节囊在两侧部被坚韧的韧带增强，且韧带纤维直接融入于关节囊内，从而使得关节囊的纤维在关节的两侧增厚，并形成桡、尺侧副韧带。由于肘关节囊的纤维层在其两侧比较肥厚而坚韧，而在其前、后侧则相对较薄弱，因此，当肘关节受到来自腕部的间接冲击力或来自肘前部的直接冲击力时，肱骨下端即可向前脱出，同时尺骨鹰嘴向后上方脱出，从而形成临床上常见的肘关节后脱位。反之，可形成肘关节前脱位。

（2）尺侧副韧带　尺侧副韧带，又称内侧副韧带，呈三角形，系关节囊的增厚部分。该韧带相当肥厚，以肱骨内上髁的前面和下面为起点，放射形向下分为前、后及横三束：前束，呈条索状，起自内上髁的前下方，止于尺骨冠状突的尺侧缘；后束，呈扇形，起自肱骨内上髁下方略偏后，向前方止于半月切迹中后部及鹰嘴的内侧面；横束（亦称横韧带），起自尺骨粗隆后方与半月切迹，止于鹰嘴突与半月切迹后部（即冠状突和鹰嘴突之间），其表面有一片斜形纤维束，一部分向外环绕桡侧副韧带后外侧并融入环状韧带，从而对桡侧副韧带的坚韧性起到了加强作用；另一部分纤维则连接冠状突、鹰嘴两者的边缘，称为库帕韧带。前束伸肘时紧张，后束屈肘时紧张，二者对维系与加强肘关节的稳定性起着主要作用；而横束可加深滑车切迹（滑车窝），亦加强了尺侧韧带的后束，因此，尺侧副韧带具有防止肘关节外屈、外翻的作用（图1-41）。

（3）桡侧副韧带　桡侧副韧带，又称外侧副韧带，也呈三角形，该韧带亦较厚韧，起于外上髁的粗糙面，呈扇形分为三束，它并不抵止于桡骨，而是围绕桡骨头的前、外、后三面，该韧带连接着肱骨外上髁的下部与环状韧带之间，止于尺骨的旋后肌嵴。

桡侧副韧带的前束对环状韧带前方的部分起到了加强的作用，并融入于该韧带中；中束（浅束）加强了环状韧带后方的部分，止于冠状突的外下方，该束与伸肌腱及旋后肌密切交织着；后束（深束），止于冠状突与鹰嘴之间的外缘。因此，该韧带加强了肘关节囊的外侧壁，有防止桡骨小头向外侧脱位的作用，从而稳定了肘关节的外侧部。肘关节外伤或劳损常累及尺、桡侧副韧带，而引起肘关节的不稳定（图1-41）。

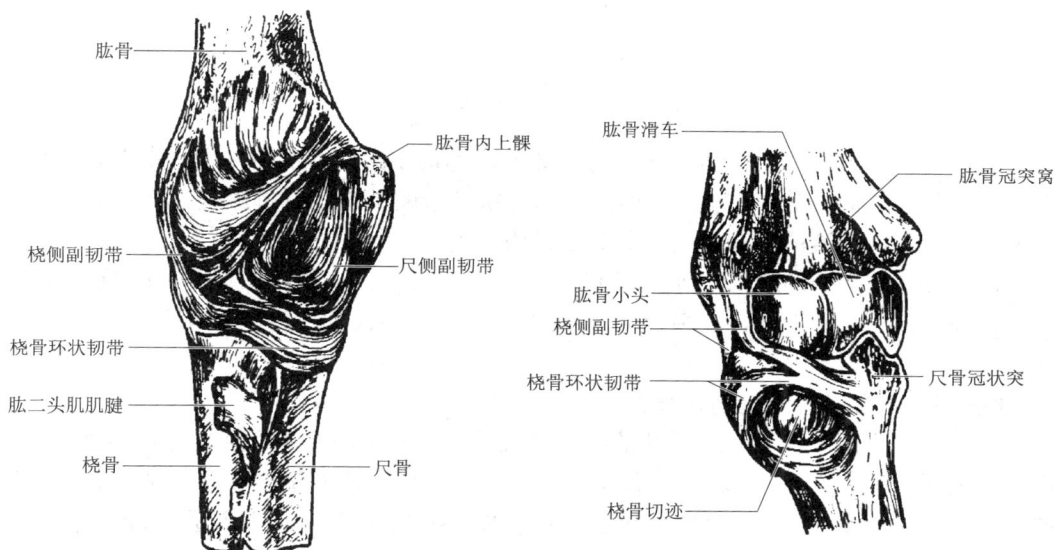

图1-41　肘部的韧带装置

（4）桡骨环状韧带　桡骨环状韧带为环绕桡骨小头的强韧的纤维带，起自尺骨的桡骨切迹前缘，止于尺骨桡骨切迹后缘，该韧带对桡骨小头4/5的关节面进行包绕，并附着于尺骨桡骨切迹的前、后缘，其内侧面有软骨做衬里，并且该韧带中有少部分纤维紧贴于桡骨切迹的下方，而继续环绕桡骨，从而构成了一完整的骨纤维软骨环。该韧带的上缘和外侧面与关节囊融合。由于环状韧带对桡骨小头的包绕，使该处形成一上口大、下口小的杯盏形结构，此种结构对桡骨小头起到了有效的固定作用，从而可防止其滑脱（图1-41，图1-42）。

儿童在4岁以下时，桡骨小头的发育尚不完全，而桡骨小头与桡骨颈的粗细相似，并且此阶段的环状韧带较松弛。所以，在肘关节伸直位而突然牵拉儿童前臂时，会造成环状韧带突然向上滑移，而卡在桡骨小头与肱骨小头之间，此即临床上常见的桡骨小头半脱位。

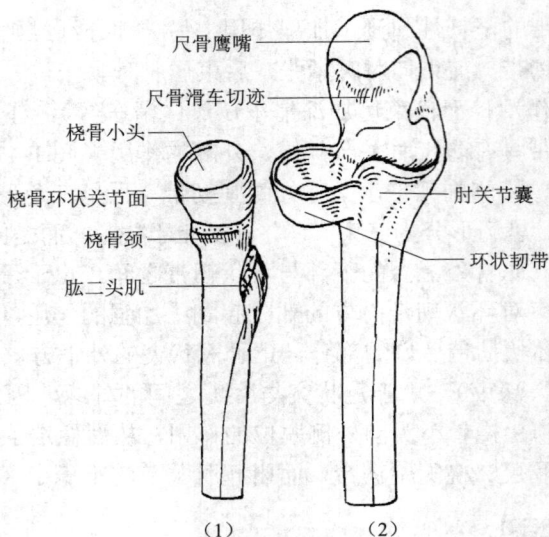

图 1-42　桡骨环状韧带及邻近解剖结构

(1) 桡骨　(2) 尺骨

（5）方形韧带　方形韧带起于尺骨上端的桡切迹下缘，止于桡骨颈。其被覆在关节下端的滑膜层表面，薄而松弛，其两侧缘由环状韧带的上缘纤维所加强。该韧带连接在桡骨颈与尺骨桡切迹的下缘之间，具有支撑滑膜的作用（图 1-41）。

（6）肱二头肌腱膜　肘前浅层有肱二头肌的下止腱，该肌腱向肘内侧呈扇形扩展，而固定于肘内侧的骨膜上，从而形成了一坚韧的肌膜层，即肱二头肌腱膜（图 1-41）。

【肘部弓弦力学单元辅助装置】

（1）皮肤　属于弓弦力学系统的辅助装置覆盖在人体表面，直接与外部环境接触。成人皮肤面积平均为 $1.6m^2$，约占人体体重的 16%。皮肤在消化、呼吸、泌尿生殖管道的开口处，与黏膜相延续，在眼睑边缘皮肤与结膜相连。都是弓弦力学系统的辅助装置，皮肤通过借皮下脂肪组织与筋膜相连，筋膜系统属于静态弓弦力学单元中的弦，皮肤具有多种感受器和丰富的感觉神经末梢分布，能感觉冷、温、痛、触和压等刺激，脂肪组织是人体的机械减震装置，可保护深层组织受到异常力学损伤，同时可增加皮肤的张力，使皮肤有一定的活动度。

（2）滑膜囊　在肘关节囊的内层，滑膜遍布于关节囊纤维层内面、鹰嘴窝、冠状窝及桡骨颈等处，但并不完全占满，凡面向关节而不覆以软骨的骨才有滑膜覆盖，如在冠状窝内与鹰嘴窝内的非软骨的部分，其均有滑膜及脂肪组织覆盖；另在桡骨头与肱骨小头的非软骨的部分亦同样如此，在关节腔内，可见滑膜皱襞，其分别位于肱桡部、肱尺部、鹰嘴窝及冠状窝等处（图 1-43）；在肘关节腔的外侧，滑膜层向下方有囊状膨出，达桡骨环状韧带的下方并包绕桡骨颈。

关节有了滑膜的存在，便可维持关节内压力的平衡，并有缓冲与散热的作用。另外，在桡骨头处的滑膜的一部分向下延续至环状韧带以下，形成袋状隐窝，此结构对桡骨头的旋转运动有协助的作用。

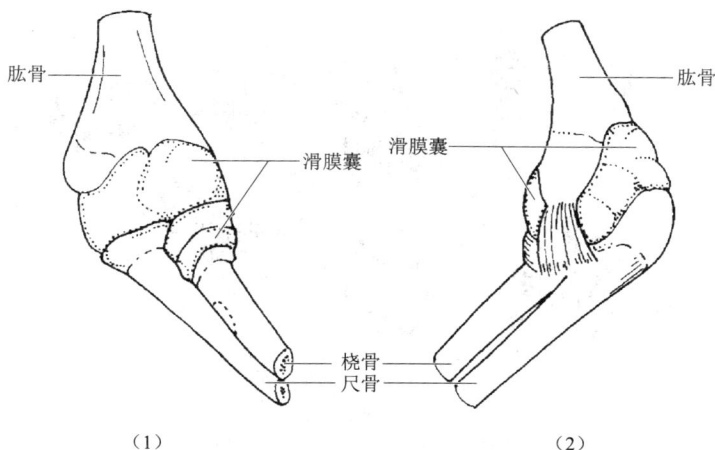

图 1-43　肘部滑膜囊

（1）前区　（2）后区

（3）滑囊　肘关节的滑囊比其他大关节较为简单，滑囊有两个，一个为尺骨鹰嘴滑囊，另一个为肱二头肌滑囊。

①尺骨鹰嘴滑囊　尺骨鹰嘴滑囊为假性滑囊，系鹰嘴部受到着地、摩擦等慢性损伤的结果，出现局部皮下渗出性积聚。在临床上，患者早期休息数周且不刺激鹰嘴部，积液将会逐渐消退，假性滑膜可黏合，滑囊可消失。若反复刺激鹰嘴皮肤与尺骨鹰嘴之间，皮下积聚起不消退的滑囊。在旧社会，由于矿工在狭窄低矮的坑道中，均以双肘支地匍匐前行，故鹰嘴滑囊肿胀多见于矿工，且难以消退，因此此类结构又称为"矿工肘"。

②肱二头肌滑囊　肱二头肌止于桡骨粗隆（又名桡骨结节），正常人体的桡骨粗隆略偏内侧，肱二头肌的止腱与桡骨粗隆外侧缘相抵处有一滑囊性结构，称为肱二头肌桡骨囊，即肱二头肌滑囊，该滑囊可防止肱二头肌腱与桡骨之间因摩擦而造成的损害。

3. 腕部静态弓弦力学单元

【弓】

（1）腕骨　共有 8 块，排成两行。所有腕骨除掌、背两面有骨膜、关节囊及韧带附着外，其余都构成关节面，很少有肌腱附着。所以，腕部血液供应较差，手术时应尽量避免损伤韧带和关节囊的附着处，以保障血管的分布，否则在临床上极易出现无菌性骨坏死。

这 8 块腕骨其大致分成远近两排，舟骨为连接两排的骨头（图 1-44，图 1-45）。

（2）桡骨下端　桡骨下端骨质疏松膨大，向上 3～3.5cm 为坚强皮质骨的桡骨干，松质骨与皮质骨之交界处为力学结构薄弱区，较易发生骨折。桡骨下端呈方形，有掌、背、桡、尺 4 个面。掌侧面光滑，有旋前方肌附着，背面稍为突起，有 4 个骨性腱沟，伸肌腱也由此通过。桡侧为桡骨茎突，是肱桡肌的止点。尺侧面有尺骨切迹，与尺骨环状面构成下尺桡关节，为前臂下端活动的枢纽关节。桡骨下端前面平坦有旋前方肌附着于其上，背面则为隆凸，尤以桡骨背侧结节最为突出，形成 3 条纵沟通向肌腱，沟间纵

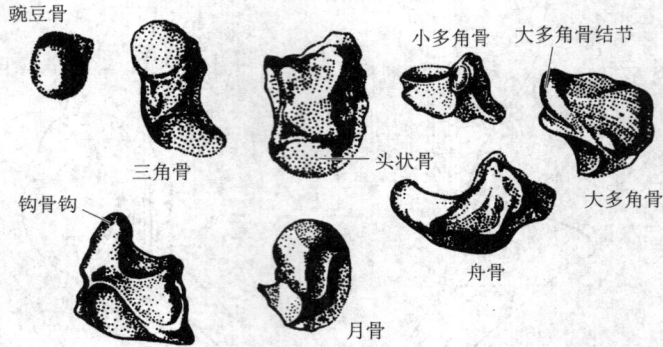

图 1-44　腕骨掌面观

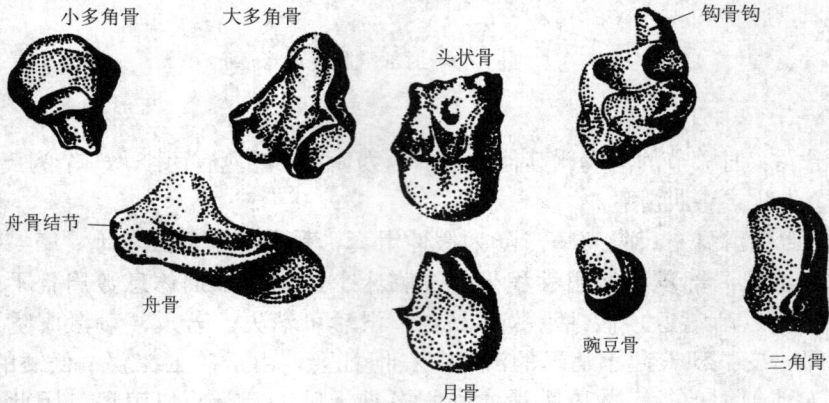

图 1-45　腕骨背面观

嵴有腕背侧韧带附着。内侧面有一凹面为尺骨切迹，与尺骨头形成关节。其外侧末端较为突出，为桡骨茎突；该茎突比尺骨茎突长 1.5cm。桡骨下端的桡腕关节在正常情况下向掌侧倾斜 10°～15°，尺侧倾斜 20°～25°（图 1-46，图 1-47）。

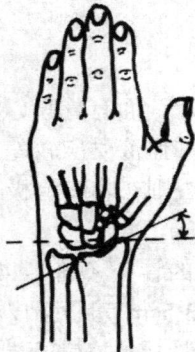

图 1-46　桡腕关节尺侧角

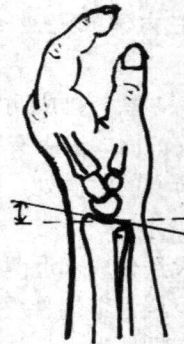

图 1-47　桡腕关节掌侧角

（3）尺骨下端　尺骨下端狭小，呈圆柱形，末端较为膨大，称尺骨头，其前、外、后缘的环状关节面与桡骨的尺骨切迹相关节。头的下面与关节盘相贴，尺骨的背内侧向下突起为尺骨茎突。尺骨头的桡侧有半环状关节面，与桡骨下端的尺骨切迹构成下尺桡关节，当桡骨围绕尺骨作 150°旋转时，尺、桡骨茎突在皮下均可以摸到，桡骨茎突比尺骨茎突长 1～1.5cm。

【弦】

（1）关节囊　腕关节的关节囊及其韧带结构在各种解剖书中都有所描述，但在临床手术或尸体解剖中却很难辨认清楚。由于掌侧关节囊被一层具有光泽的组织所覆盖，而腕背侧关节囊壁的纤维与伸肌腱间隔紧密融合在一起，只有把表面的组织去除之后，才能看到关节囊本身的结构。从外表上看到的关节囊，纤维排列都是没有规律性的。掌侧关节囊明显厚而且坚韧，但是背侧、尺侧及桡侧则是薄而松弛的

（2）腕掌侧韧带　为腕部的主要韧带，在掌侧和关节囊的内面。

桡腕韧带包括有 3 个强而深的关节囊内韧带，具体如下：①桡头韧带　最强大。其起于桡骨茎突的桡掌侧，横越舟骨腰部的沟，并止于头状骨掌侧的中央。②桡三角韧带　是腕部最大的韧带。其起于桡骨茎突的掌侧，挨着桡头韧带。越过月骨的掌侧，并止于三角骨的掌侧面，是一个单一的韧带，其作用对月骨来说相当于是一个吊腕带。③桡舟韧带　起于桡骨远端的掌侧唇，并直接进入舟月关节近端的掌侧部分。

尺腕韧带包括：①尺月韧带　其起于关节内尺骨的关节半月板，最后止于月骨。②尺三角韧带　位于尺月韧带的尺侧，其起于尺骨的三角软骨盘掌侧，最后止于三角骨。

腕骨间韧带包括：①头三角韧带　它是连接头状骨的掌侧面与三角骨之间的韧带。②月三角韧带　它是连接月骨与三角骨之间的韧带。

（3）腕背侧韧带　①背侧桡腕韧带　起于桡骨背侧的远端至三角骨背侧结节和尺侧腕伸肌腱的底部。其最坚强的肌束起自于桡骨背侧唇（即 Lister 结节和第三、四间隔的隔膜）至三角骨的背侧结节，并强而有力地附着于月骨的背尺侧缘部分。

②背侧腕间韧带　薄而窄，起自于三角骨背侧结节的桡侧，在舟骨背侧粗糙沟的表面，并止于舟骨掌远侧结节和舟大多角韧带。

③桡侧侧韧带　很薄，为 0.7～0.8mm，从桡骨茎突背侧斜向舟骨结节的远端，其掌侧纤维与桡侧腕屈肌腱鞘相混合，深层有掌侧腕横韧带，其背尺侧缘很清楚，但是桡掌侧缘则不清楚。

④尺侧侧韧带　在尺侧腕伸肌腱的底部，桡侧与腕背第五、六之间隔间相连，覆盖尺骨远端与三角骨之间的背尺侧部分，当腕桡偏时此韧带紧张度增高。

⑤舟月骨间韧带　其横切面呈三角形，并附着于舟骨、月骨的近侧以及关节的周围部分，其背侧部分最厚。

⑥三角钩韧带　位于腕背尺侧，是连结三角骨和钩骨的韧带。

⑦舟大多角韧带　其位于舟骨远侧结节和大多角骨外侧缘之间。

⑧背侧骨间韧带　在各腕骨间，其厚度约 1.5～2mm，尤其以远排的韧带较为紧密。

【腕关节弓弦力学系统辅助装置】

（1）皮肤　属于弓弦力学系统的辅助装置覆盖在人体表面，直接与外部环境接触。成人皮肤面积平均为 1.6m²，约占人体体重的 16%。皮肤在消化、呼吸、泌尿生殖管道的开口处，与黏膜相延续，在眼睑边缘皮肤与结膜相连。皮肤与脂肪都是弓弦力学系统的辅助装置，借皮下脂肪组织与筋膜相连，筋膜系统属于静态弓弦力学单元中的弦，皮肤具有多种感受器和丰富的感觉神经末梢分布，能感觉冷、温、痛、触和压等刺激，脂

肪组织是人体的机械减震装置，可保护深层组织受到异常力学损伤，同时可增加皮肤的张力，使皮肤有一定的活动度。

（2）腕部伸肌腱滑膜鞘　前臂背侧筋膜在腕背部增厚，并形成腕背韧带，它包绕所有的伸肌腱，与尺、桡骨远端构成6个间隔，由桡侧向尺侧依次为：

①第一间隔　其包含拇长展肌腱及拇短伸肌腱。拇长展肌腱在掌侧经常被分成两股，拇短伸肌腱在背侧，在此肌腱之间有时存在薄的纤维间隔。临床上常可以发生狭窄性腱鞘炎，称为桡骨茎突腱鞘炎，手术松解时则需要彻底切开并松解此间隔。

②第二间隔　其包含桡侧腕长、短伸肌腱。

③第三间隔　拇长伸肌腱单独占据此间隔，其位于桡骨下端背侧Lister结节的尺侧。拇长伸肌腱在通过此间隔后转向桡侧，Lister结节就成为了拇长伸肌腱的骨性滑车。临床上可因桡骨下端不全骨折，造成骨膜下血肿的压迫，并使肌腱缺血而发生拇长伸肌腱的自发性断裂。

④第四间隔　其包含指总伸肌腱及食指固有伸肌腱，这些肌腱在通过第四间隔后呈扇状分别到第二至五指。食指的固有伸肌腱位于食指指总伸肌腱的尺侧。

⑤第五间隔　小指固有伸肌腱单独占据该间隔，通过此间隔后其与第五掌骨纵轴的走行方向一致，远端往往分成两个束，桡侧束与小指指总伸肌腱相连。

⑥第六间隔　尺侧腕伸肌腱通过此间隔，其位于腕背尺骨茎突的尺侧。此间隔亦可发生狭窄性腱鞘炎。

上述各间隔内都有滑膜鞘包绕肌腱，滑膜鞘比腕背韧带长。腕背韧带在桡侧，绕经桡骨茎突与腕横韧带相连；在尺侧，其绕经尺骨茎突与豌豆骨及尺侧腕屈肌腱相连。

【关节】

关节是弓弦力学系统的基本运动单位，以下是腕部的关节。

腕关节为复合关节，它是由尺桡下关节、桡腕关节、中腕关节、腕掌关节和腕骨间关节所共同组合而成的（图1-48）。

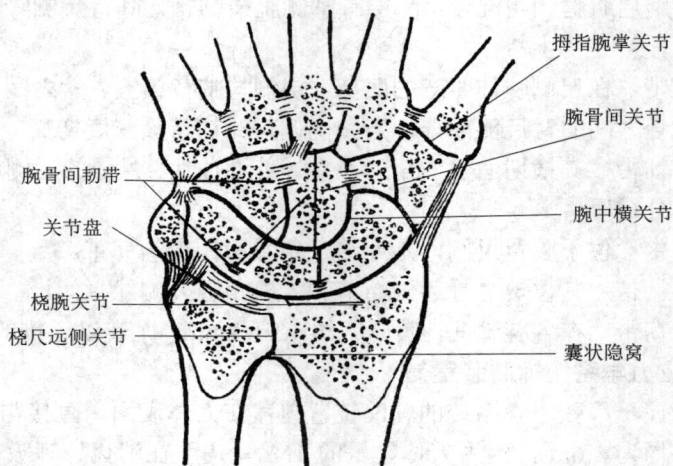

图1-48　腕部关节

（1）尺桡下关节　尺桡下关节是由尺骨小头的环状关节面和桡骨远端的尺侧切迹

共同组成的车轴关节。其内由一个三角纤维软骨盘（或称软骨板）相连接。三角形的底部附着于桡骨的尺侧切迹下缘，与桡骨远端关节面相移行；三角形的尖部则附着于尺骨茎突的桡侧基底小窝部，与腕关节尺侧副韧带相连，它的前后缘增厚，其中止于尺骨处最厚（5～6mm），中央薄（约2mm），上下呈双凹状，并被前后关节囊韧带所加强，关节囊较薄弱且松弛，其滑膜面近侧突出于尺桡下关节面约6～7mm，形成囊状隐窝，便于前臂进行回旋运动，并免受损伤。尺、桡骨远端骨骺线位于关节囊内，当骨骺分离时，可波及到关节囊，从而影响到旋转活动。尺桡下关节为双枢轴滑膜关节，外形呈倒"L"形，垂直部分位于尺桡下关节之间，横形部分则位于三角软骨盘与尺骨头下方的中间。三角软骨盘是连接尺桡骨下端的主要纽带，由于它的前后均与关节囊有纤维相连，故当前臂旋前或旋后时，该纤维既起到了固定三角软骨盘的作用，又可以将桡腕关节和尺桡下关节腔完全隔开，从而也铺平了桡腕关节。它组成桡腕关节的内侧部，除非关节盘中心穿孔或有裂隙存在，或有附着不完全等异常情况，才可使尺桡下关节腔与桡腕关节腔发生贯通。所以，三角纤维软骨盘在解剖学上具有以下4种功能：帮助尺、桡骨连结在一起，当前臂旋转时，使尺、桡骨之间保持一定的距离，以稳定关节；提供一双重关节面，即近侧为尺骨头，远侧为腕关节；将尺桡关节与桡腕关节分开；在腕关节的尺侧，起到软垫与缓冲作用。

尺桡下关节的稳定系统：由于软骨盘向远端延伸，与尺侧副韧带相互连接，并止于三角骨、钩骨和第五掌骨的基底部。因此，为了稳定尺桡下关节的内部结构，除三角纤维软骨外，还有其他的组织参于其中，解剖学上统称为"三角纤维软骨复合体"。它包括有：尺桡关节的掌、背侧韧带、尺月韧带、腕尺侧副韧带、关节盘（三角软骨）、半月板近似物和尺侧腕伸肌腱鞘。它的外部结构有：尺侧腕伸、屈肌腱，骨间膜旋前方肌等。

（2）桡腕关节　桡腕关节是腕部的主要关节，由桡骨下端关节面以及三角纤维软骨与腕舟骨、三角骨和月骨组成，呈椭圆形关节，其关节腔较大，关节囊松弛。桡腕关节为一典型的二轴性椭圆形关节。它是由近侧和远侧两个面共同组成。该关节在体表的投影为通过桡、尺骨茎突凸向近侧1cm的弧线，桡骨下端的关节面和关节盘共同围成关节窝；月骨、舟骨和三角骨共同构成的关节头，借助关节囊和侧副韧带相互连结而成。关节头主要与桡骨接触；其与桡、尺远侧关节间有关节盘相隔。一部分人由于关节盘有孔，致使两关节相通，炎症时可相互蔓延。

①桡腕关节近侧面　桡腕关节近侧面包括两个组成部分：关节盘远侧面和桡骨远端关节面。关节盘远侧面呈凹形，为软骨所覆盖，顶端附着于尺骨茎突的根部故尺骨头的掌背缘均超越它，其底部附着于桡骨下端的尺侧嵴，它是与月骨的尺侧半及部分三角骨相接触，三角骨的其余部分是与尺侧副韧带相接触；桡骨远端关节面凹陷，且被软骨所覆盖，并被一浅嵴分开，形成两个压迹，在其桡侧为舟骨压迹，尺侧为月骨压迹（即月骨的桡侧半压迹）。两者共同参与构成了桡腕关节近侧的连续面-关节窝，且共同指向远侧，并略向前内侧倾斜。在关节盘的远侧面，有一关节内半月板。此板周围附着于尺骨茎突尖和关节囊。在半月板与软骨盘的中间，恒定地存在一憩室，被称为茎突前滑膜隐窝。隐窝底达尺骨茎突前面，出口处即为半月板游离缘，但出口处有时会被滑膜绒毛所掩盖。隐窝的大小与茎突的长短有关系，隐窝的存在为茎突提供了一个关节腔结构。半

月板骨化时，可能会形成一个骨性半月板，其在 X 线上显影时，应注意与尺骨茎突骨折相鉴别。类风湿关节炎的早期，茎突隐窝的滑膜会首先受累，腕尺侧出现疼痛与肿胀，都与此有关。

②桡腕关节远侧面　其由舟骨、月骨和三角骨的近侧关节软骨面，与其相平行的 2 条窄束腕骨间韧带以及该 3 个腕骨掌侧及背侧韧带，横列于关节的前后并连结形成一体，构成一个椭圆形的连续面。该连续面与桡骨远端的关节面及三角纤维软骨盘的远侧形成的凹面相嵌合，构成一典型的髁状关节。由于豌豆骨是在三角骨的掌面附着，故不参与桡腕关节的构成。桡腕关节的关节囊相对比较松弛，关节腔也较宽广，囊的滑膜层完全独立，它与尺、桡骨远侧关节及腕骨间关节各滑膜层都没有相连的关系。该关节的前侧有桡腕掌侧韧带、尺月韧带及尺三角韧带。后侧有腕背侧韧带、桡舟头韧带、桡舟月韧带、桡月韧带及桡尺三角韧带。桡侧有腕桡侧副韧带，尺侧有腕尺侧副韧带，并能进行屈、伸、收、展以及环转的运动。

（3）腕骨间关节　腕骨间关节由远、近排腕骨所组成。关节腔呈"Z"形。近排腕骨中的豌豆骨属于关节外骨，它是尺侧腕屈肌腱的种籽骨，并不参与构成桡腕和腕骨间关节。在近侧腕骨间关节中，舟骨与月骨和三角骨之间并没有独立的关节囊，在相邻的骨之间借助 3 种韧带相连；远侧腕骨间关节中的大小多角骨及头状骨和钩骨，其相邻骨间亦借助 3 种韧带相连。

①近侧腕骨间韧带　腕骨间背侧韧带有 2 条分别连于舟月与月三角骨间的背侧面；腕骨间掌侧韧带有 2 条分别连于舟月与月三角骨间的掌侧面；腕骨骨间韧带有 2 条，其分别连于舟月与月三角骨的对侧和近侧，并与骨间的掌背侧韧带融合。以上 3 种韧带共同参与形成桡腕关节远侧圆滑的髁面，从而使腕桡关节腔与腕骨间关节腔相互分开。

②远侧腕骨间韧带　腕骨间背侧韧带有 3 条，其分别连于大、小多角骨，头状骨和钩骨之间的背侧。腕骨间掌侧韧带有 3 条，其分别连于大、小多角骨，头状骨和钩骨之间的掌侧。腕骨骨间韧带有 3 条，连于远侧列各腕骨相对关节面的中部，将远侧各腕骨间的关节腔分为近、远侧两个部分。近侧与中腕关节腔相通，远侧则与腕掌关节腔相通。

三角骨与豌豆骨之间有独立的关节腔和关节囊，但常与其他腕骨间关节相通。其上有豆掌韧带加强，并借助腕尺侧副韧带及桡腕掌侧韧带牢固地附于尺骨茎突，使尺侧腕屈肌的牵拉力能传递至远侧腕骨及掌骨等处。

（4）中腕关节　该关节也可称为腕横关节，位于远近两排腕骨之间，为一个变形的平面滑膜关节，它仍是腕骨间关节的一个组成部分。其位于近、远侧的腕骨之间，关节呈"∽"形，桡侧面半凸向远侧，尺侧面半凸向近侧，活动灵活多样。但是，豌豆骨并不参与构成该关节。各列腕骨之间，有韧带相连，所以腕中横关节与桡腕关节、腕掌关节都互不相通。

①中腕关节近侧面　即近排腕骨的远侧面（豆骨除外）。舟骨在其远端外侧有两个微凸面，一个在内与小多角骨接触，一个在外与大多角骨接触，还有一个凹面在内侧，指向内下方，与头状骨接触。月骨远端面有半月形凸，与头状骨构成关节。三角骨远端面凹向远外方，与钩骨的近侧面形成关节。

②中腕关节远侧面　即远排腕骨的近侧面。大、小多角骨近侧端与舟骨的远侧端相接。头状骨的头侧与月骨及舟骨内侧面构成关节。钩骨其近侧面的大部分与三角骨构

成关节，仅有部分与月骨接触。

中腕关节的远近两排腕骨不是平直并列，而是相互嵌合的。在近侧列腕骨中，舟骨的形态较为细长，其腰部位于两侧列腕骨间的平面，其头部位于舟状骨的中部；而远侧腕骨中头状骨的纵轴较长，超越了两排腕骨间平面，与月骨相嵌合；因而中腕关节面的形态很复杂，解剖上可以视为两个摩动关节。

若将每列腕骨当作整体来看，则中腕关节包括两个部分：髁状关节和平面关节。髁状关节，即中腕关节的尺侧半，有头状骨的头面和钩状骨面，这两个相邻的凸面共同形成一髁状，与舟骨的内半、月骨和三角骨3个近侧列腕骨的凹面相配合。平面关节，即中腕关节的桡侧半，有大、小多角骨与舟骨的平面关节相接触。这样，桡侧半运动范围小，而尺侧半运动范围大，从中腕关节的运动轴可以看出，中腕关节的关节腔甚大。该关节腔向上发出两个突，分别伸入近排的3个腕骨间；向下发出3个突，分别伸入远排的4个腕骨间。除非大、小多角骨之间的韧带缺如，中腕关节腔方能与腕掌关节相通。

对中腕关节起支持作用的掌侧与背侧韧带，位于两排腕骨之间，还有腕辐状韧带，均增强了该关节囊。中腕关节一般与桡腕关节联合运动，只是它们之间的运动幅度各有不同。

（5）腕掌关节　腕掌关节即掌骨基底关节，由远侧腕骨的远侧关节面与5个掌骨基底关节面所形成。其可以分为两个部分。

它由远侧列腕骨与1～5节掌骨底所构成。拇指腕掌关节属于鞍状关节，它使拇指和其余四指，在功能上处于对立统一的地位，完成对掌功能，其担负一半手的功能。小指腕掌关节也属于鞍状关节，关节囊松弛，因此其运动范围比第二至四腕掌关节要大。而第二至四腕掌关节则是由第二至四掌骨底与远侧腕骨镶嵌交错而成，故其运动范围较小，能适应于手的握取功能。腕掌关节线在掌背侧相当于第一、三、五掌骨底的连线，在掌侧则正对腕横韧带的远侧缘处。

①拇指腕掌关节　为拇指最重要的关节，其为人类和若干灵长类动物所特有的解剖结构。其在解剖与功能上都完全独立的，在对掌时它能起到特殊的作用。它是由第一掌骨基底的侧方凸形、前后凹形，包括大多角骨相对应的与其相反形态的关节面所共同构成的鞍状关节。其关节囊厚但较为松弛，滑膜也与其他腕掌关节不相连通。关节周围有数条韧带加强，包括桡侧腕掌韧带，掌、背侧韧带以及骨间前、后韧带所包绕。其中桡侧腕掌韧带作用是最大的。另外还有拇长展肌腱，其附着于掌骨桡侧的扩张部并使之功能有所加强。该关节既坚强又灵活，并有两个相互垂直的运动轴，能够完成内收、外展、屈伸等一系列复杂运动。

②第二至五腕掌关节　即小多角骨与第二掌骨底相连、头状骨与第三掌骨底相连、钩骨与第四、六掌骨底相连的关节。它们共有一个关节腔，分别具有关节囊和小关节面，关节腔的近侧和远侧与腕骨间远侧关节腔相连通，远侧则可以延伸至第二至五掌骨间关节腔。小指腕掌关节属于鞍状关节，具有一定的活动范围，而第二至四腕掌关节由第二至四掌骨底与远侧列腕骨镶嵌交错而成。其关节面很不规则，因而属于微动关节（又可称为摩动关节）。有8条腕掌骨背侧韧带在背侧增强关节囊，而6条腕掌骨掌侧韧带则在掌面增强关节囊。第二至五腕掌关节在力学上构成一体，共同成为手的中央支柱或称骨干结构。

4. 手部静态弓弦力学单元

【弓】

（1）掌骨　共5块，为小型长骨，由桡侧向尺侧依次为第一至五掌骨。掌骨也分一体两端，近侧端称为底，与远侧列腕骨相关节，其中第一掌骨底关节面呈鞍状，与大多角骨相关节。体呈棱柱形，稍向背侧弯曲。远侧端为掌骨小头，呈球形，与指骨相关节。

（2）指骨　拇指为两节，其余各指均有3节指骨，由近侧向远侧依次为第一节指骨（近节指骨），第二节指骨（中节指骨），第三节指骨（末节指骨）。指骨也是小型长骨，每节指骨也分底、体、小头三部。近节指骨底为卵圆形凹陷的关节面，与掌骨小头相关节。小头的关节面呈滑车形式，称指骨滑车，与中节的指骨底相关节。末节指骨的远侧端稍膨大且粗糙，名甲粗隆。

【弦】

（1）手掌侧

①浅筋膜　比较致密，特点是有很多与掌面垂直的纤维束，浅面相连于皮肤，深面则连于掌腱膜，手术切口，一般应该与掌纹相平行，以免产生瘢痕收缩，损害手的功能。

②深筋膜　分为浅、深两层。浅层位于大鱼际、小鱼际及掌心部屈肌腱的前方。深层则位于屈指诸肌腱的深面，其覆盖于骨间肌和掌骨的前面，又可称为骨间掌侧筋膜。

③掌腱膜　为掌深筋膜浅层的中央部分，呈尖向近侧的三角形，厚而坚韧，由纵横纤维所构成，为腱性结构。其近侧端经腕横韧带的浅面与掌长肌腱相连接，远端则展开，纵行纤维居于浅层，可分为4束指向第二至五指，横行纤维位于其深层。在掌骨头处，由位于指蹼深面的掌浅横韧带、腱膜纵和横纤维束，共同围成3个指蹼间隙，又名为联合孔，是手指血管、神经等出入的部位，同时又是手掌、手背与手指三者的通道。掌腱膜可协助屈指，发生外伤炎症时，可能会引起掌腱膜的挛缩，影响手指的功能（图1-49）。

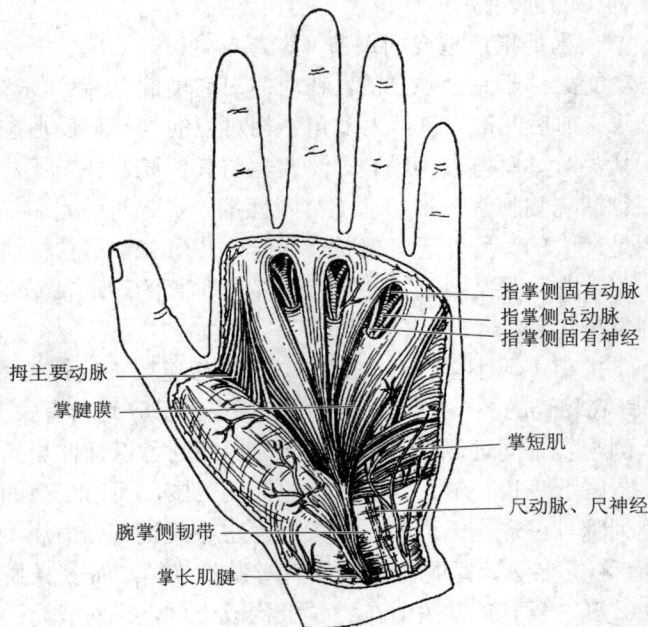

指掌侧固有动脉
指掌侧总动脉
指掌侧固有神经

拇主要动脉
掌腱膜

掌短肌

尺动脉、尺神经

腕掌侧韧带

掌长肌腱

图1-49　手部浅层结构

④前斜韧带　其起于大多角骨结节的掌侧面，从近桡侧斜向远尺侧端，止于第一掌骨基底的掌尺侧结节，并紧靠关节面。当拇指掌侧外展或对掌时，此韧带紧张度较高，但是单纯切断此韧带，并不会造成关节的不稳定（图1-50）。

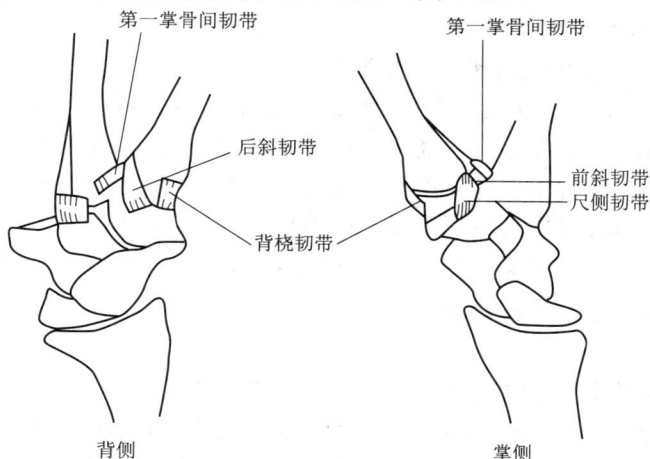

图1-50　第一腕掌关节韧带

⑤后斜韧带　其起于大多角骨的尺、背侧结节，从近桡侧斜向背尺侧，呈弧形，其与前斜韧带共同抵止于第一掌骨基底的掌尺侧结节处。在拇指高度内收和桡侧外展时，此韧带紧张度较高，但是单纯切断此韧带后，并不造成关节的不稳定（图1-50）。

⑥背桡韧带　其起于大多角骨的背桡结节，呈扇形，并止于第一掌骨基底背侧缘。它在腕掌关节活动时紧张，但切除后也不会影响关节的稳定性（图1-50）。

以上的3个韧带均能起到增强关节囊的稳定性作用。

⑦掌侧韧带　它像一个关节的副韧带，但并不能起到真正加强关节囊的作用。它起于第一掌骨基底的掌侧部，止于屈侧网状结构的桡侧和第二掌骨基底的掌侧，在高度桡侧外展或者第一掌骨掌侧外展、对掌时松弛（图1-50）。

⑧第一掌间韧带　其位于桡动脉，从第一掌间隙的背侧至掌侧段的深面，它起于第二掌骨基底，并靠近桡侧腕长伸肌腱止点的背桡侧，向前、桡方向，在第一掌骨基底尺侧可形成宽而扁的束，与后斜韧带纤维混合，呈扇形，止于第一掌骨基底的尺侧。它虽然不是真正的第一腕掌关节韧带，但起到一个重要的作用，可以防止第一掌骨基底向桡侧方移位（图1-50）。

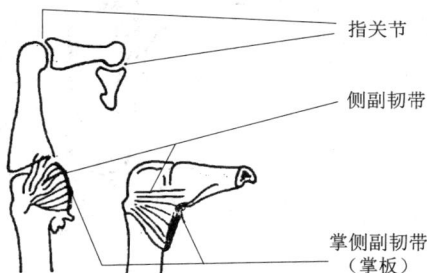

图1-51　掌指关节韧带

在稳定第一腕掌关节的作用中，掌尺侧的韧带是参与其活动主要的韧带，其中最重要的是第一掌间韧带，其次则为掌侧韧带（图1-51）。

（2）手背侧

①浅筋膜　其薄而松弛，移动性比较大，故手背炎症时则易发生肿胀。

②深筋膜及手背间隙　手背深筋膜可以分为浅、深两层。浅层是腕背侧韧带的延续，其与伸指肌腱相结合，构成了手背腱膜，其两侧分别附于第二至五掌骨。第二至五指伸

肌腱间由斜行腱束相连，叫腱间结合或腱联合。伸指时，由于协同动作，彼此牵扯，尤以中、环、小指更明显。它在掌骨的近端以纤维隔与手背腱膜相结合；而远端在指蹼处，两层筋膜彼此相互结合。

【手部弓弦力学单元辅助装置】

皮肤属于弓弦力学系统的辅助装置覆盖在人体表面，直接与外部环境接触。成人皮肤面积平均为 $1.6m^2$，约占人体体重的 16%。皮肤在消化、呼吸、泌尿生殖管道的开口处，皮肤与黏膜相延续，在眼睑边缘皮肤与结膜相连。皮肤与脂肪都是弓弦力学系统的辅助装置，皮肤通过借皮下脂肪组织与筋膜相连，筋膜系统属于静态弓弦力学单元中的弦，皮肤具有多种感受器和丰富的感觉神经末梢分布，能感觉冷、温、痛、触和压等刺激，脂肪组织是人体的机械减震装置，可保护深层组织受到异常力学损伤，同时可增加皮肤的张力，使皮肤有一定的活动度。

【关节】

关节是弓弦力学系统的基本运动单位，以下是掌指部的关节。

（1）掌指关节 是由掌骨头和近节指骨基底所组成，极少数人在第二掌指关节的掌侧有籽骨存在。关节囊的远端附着在靠近指骨基底关节软骨边缘处，在关节囊掌侧部分的附着处，两侧较厚，中间则较薄。掌指关节的关节囊松弛，但是两侧均有侧副韧带和副侧副韧带加强。侧副韧带起自掌骨头两侧并偏向背侧，斜向掌侧，最后止于近节指骨基底的侧方偏掌侧，较厚。副侧副韧带则较薄，在侧副韧带的掌侧，呈扇状，止于掌板，最后与屈指肌腱鞘相连。掌板为纤维软骨板，其远端与近节指骨的基底部坚固地相连，而近端与掌骨颈相连则较薄。当掌指关节屈曲90°时，其侧副韧带及副侧副韧带处于紧张状态，而伸直时则会处于松弛状态（图1-52）。

（2）近侧指间关节 是由近侧指骨头和中节指骨基底所组成。近节指骨头有两个髁，中间的为髁间凹，侧方有一成角的尖顶并有一平坦区，在此区的背侧为侧副韧带附着之处（图1-53）。

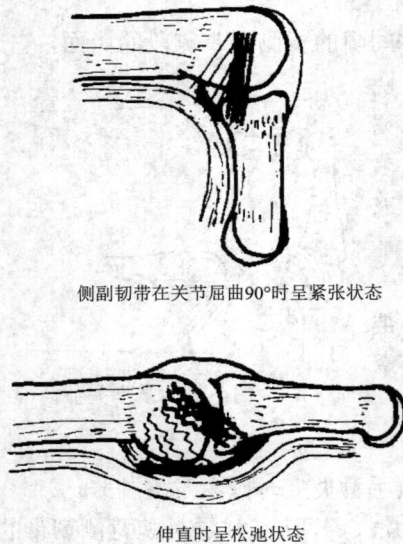

侧副韧带在关节屈曲90°时呈紧张状态

伸直时呈松弛状态

图1-52 掌指关节

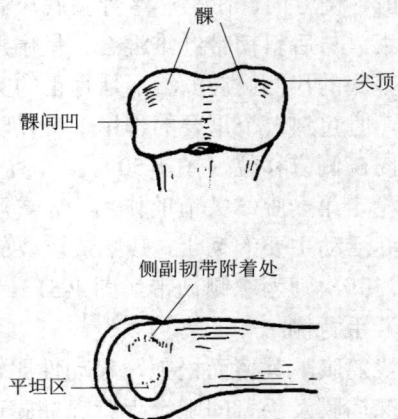

髁

尖顶

髁间凹

侧副韧带附着处

平坦区

图1-53 近节指骨解剖

在中节指骨基底关节面的中间有一近节指骨头的髁间凹及两个凹面，背侧有一结节其为中央腱束的附着点。背侧关节囊很薄，其基本上被伸肌腱的中央束所代替，它直接覆盖于滑膜，关节囊的掌侧部分有掌板，掌板的远侧附着很坚固，近侧有连接一柔软而庞大的结缔组织束至近节指骨颈，此纤维束被称为 Checkrein 韧带，掌板的前面是屈肌腱鞘，指浅屈肌腱的短腱和指深屈肌腱的长腱附着于掌板近侧的纤维组织。指浅屈肌腱附着于中节指骨近中部的掌侧，在其附着区的外侧方，为屈肌腱鞘纤维附着点。近侧指间关节的近侧，在腱鞘与指骨之间有一个几毫米宽的间隙。侧副韧带的浅纤维附着于中节指骨基底的侧结节处，中央纤维通过结节的掌侧附着于掌板稍远端的屈肌腱鞘纤维。深层纤维附着于浅层，近端附着于近节指骨头侧方的尖顶，当关节伸直时韧带在关节轴的背侧（图1-54）。

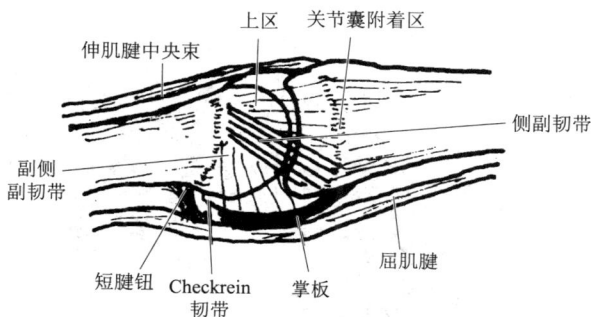

图1-54 近侧指间关节解剖

副侧副韧带的纤维较薄，斜向前至掌板，近侧指间关节的侧副韧带在伸直-10°时最为紧张，屈曲时则松弛。新的动力学研究发现，当近侧指间关节伸直时，其侧副韧带和关节囊结构之间的距离为 0.254mm；屈曲 10° 时其为 0.391mm；屈曲 20° 时其为 0.508mm；30°～70° 时其为0.635mm；80°～90° 时其为0.762mm。

（3）远侧指间关节 由中节指骨头及末节指骨基底所组成，其结构与近侧指间关节相近似。伸肌腱侧束的联合腱紧贴于背侧关节囊，止于末节指骨基底的背侧，而指屈肌腱越过背侧关节囊而止于末节指骨掌侧的近1/3处。其侧副韧带、副侧副韧带的松紧度都与关节的位置无关。

（二）上肢动态弓弦力学单元

上肢动态弓弦力学单元由上肢骨骼加上肢骨骼肌组成。上肢骨骼如上所述，下面阐述上肢动态弓弦力学单元中弦的组成及功能。

1. 肩关节前外面

（1）胸大肌 胸大肌为浅层肌肉，位于肩关节前方，是胸前壁较为宽厚的一块肌肉。胸大肌呈扇形，肌肉宽大，起端分三部分：锁骨部起于锁骨近端上面前部 1/3；胸肋部起于胸骨前面及与其相连的上 6 个肋软骨前面；腹部最窄，起自腹直肌鞘的前层。锁骨部与胸肋部在胸锁关节外会合，这两部之间有一清楚裂隙。全部肌纤维向外聚合并增粗，扭转并移形于一短粗而扁平的总腱。止端扭转成 90° 似扇柄样，即起点越靠上，止点就越低。止点分二层，前面为锁骨部及胸肋部上部纤维，后面为胸肋部下部及腹部纤维，胸大肌止于肱骨大结节嵴，其深面可有滑液囊（图 1-55）。

胸大肌的主要作用是使上臂内收和内旋，锁骨部还可使上臂外展。锁骨部与三角肌共同作用可使肩关节屈曲，而其他各部分对肩关节屈曲不起作用。呼吸困难时，其止点作为定点，能上提肋前端，协助呼吸。

（2）胸小肌 胸小肌起于第三至五肋骨，向上外斜行成一腱，止于肩胛骨的喙突。

大多数附着于喙突水平部上面与内缘，也有的仅附着于水平部上面（图 1-56）。胸小肌还可以有附加止点，止于盂上粗隆。

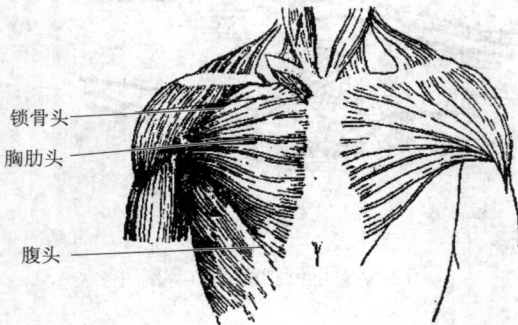

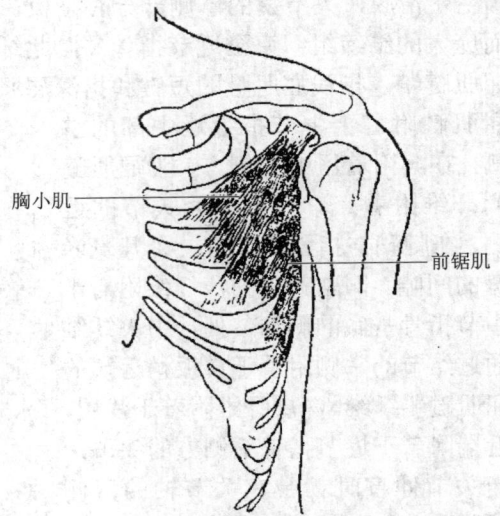

图 1-55 胸大肌

图 1-56 胸小肌

胸小肌的主要作用是使肩胛骨下降，并使其外侧角旋下。呼吸极度困难时，在肩带固定的情况下，能上牵肋骨帮助呼吸。

（3）肱二头肌 肱二头肌长头起于肩胛骨的盂上结节，通过肩关节囊，经肱骨结节间沟内穿过下降，肱二头肌短头起于肩胛骨喙突，两头向下移行为肱二头肌肌腹，共同止于桡骨粗隆。

作用：屈肘关节，当前臂处于旋前位，能使其旋后。

（4）三角肌 三角肌起自锁骨外侧 1/3 前缘和上面、肩峰外侧缘和上面及肩胛冈下缘，包绕肩关节的上、前、后和外面。向下收缩变窄成肌腱，止于肱骨三角肌粗隆（图 1-57）。神经支配：腋神经。作用：肩关节外展、前屈和后伸。

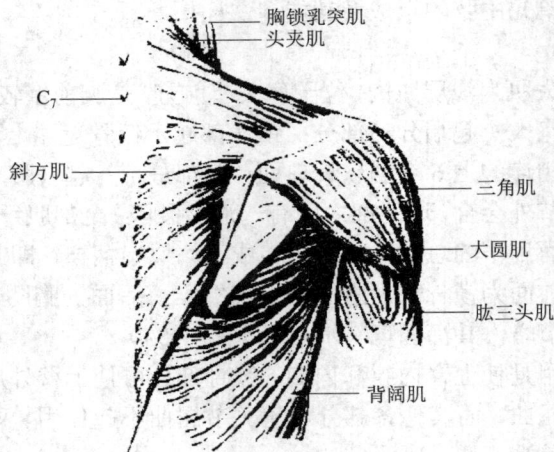

图 1-57 三角肌及邻近组织

2. 肩关节后面

（1）肩胛下肌 起自肩胛骨外侧缘和前面粗糙肌附着线。肌纤维斜向外上，移行呈一短宽的扁腱，经肩关节囊前面，止于肱骨小结节、肱骨小结节嵴的上部及肩关节囊前壁。腱与关节囊前面之间，有一肩胛下肌腱下囊，常与肩关节囊交通。神经支配：肩胛下神经。作用：上臂内收、内旋和后伸（图1-58）。

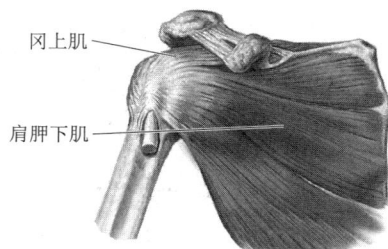

图 1-58 肩胛下肌和冈上肌

（2）冈上肌 位于肩胛骨冈上窝内，斜方肌的深面，呈长三角形双羽状。起自冈上窝及冈上筋膜，肌束斜向外上方，经肩峰及喙肩韧带的深面，止于肱骨大结节，并和肩关节囊愈着。冈上肌与肩峰深面有肩峰下滑液囊，有时与三角肌下滑液囊相交通（图 1-58，1-59）。神经支配：肩胛上神经。作用：外展肩关节。

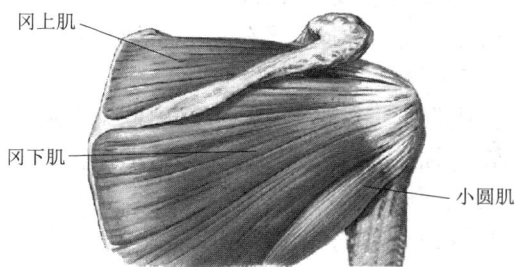

图 1-59 冈上肌、冈下肌和小圆肌

（3）冈下肌 冈下肌为三角形的扁肌，位于肩胛骨背面的冈下窝内，部分被三角肌和斜方肌遮盖，较冈上肌发达。起自冈下窝及冈下筋膜，肌纤维向外逐渐集中，经肩关节囊的后面，止于肱骨大结节和关节囊（图1-59）。其腱与关节囊之间，可能有一滑膜囊，即冈下肌腱下囊。冈下肌被包绕于冈下骨性纤维鞘中，该鞘由肩胛骨冈下窝及附着于其边缘的冈下筋膜所构成。神经支配：肩胛上神经。作用：肩关节外展，外旋。

（4）小圆肌 位于冈下肌的下方，大部分被三角肌所遮盖，为圆柱形的小肌。起自肩胛骨外侧缘的上 2/3 的背面，肌束向外移行于扁腱，止于肱骨大结节和肩关节囊（图1-59）。小圆肌亦包绕于冈下骨性纤维鞘中，与冈上间隙相交通，肌肉后方蜂窝组织在外侧沿肌腱走行，可通过冈下筋膜而与三角肌下间隙相交通。神经支配：腋神经。作用：上臂后伸。

（5）大圆肌 大圆肌有时和肩胛下肌并成一块肌，位于冈下肌和小圆肌的下侧，其下缘被背阔肌上缘遮盖，整个肌呈柱形。起自肩胛骨外侧缘下部和下角的背面及冈下筋膜。肌束向上外方集中，经肱三头肌长头的前面，移形于扁腱，于背阔肌腱的下方，附着于肱骨小结节嵴。神经支配：肩胛下神经或胸背神经。作用：使肱骨后伸、旋内及内收，与背阔肌相似。

3. 肩袖 肩袖又称旋转袖、肌肩袖或腱板，由起自肩胛骨，止于肱骨大结节的冈上肌、冈下肌、小圆肌和肩胛下肌四肌的肌腱所形成，临床上称之为肩关节肌内群。彼此交织以扁宽的腱膜形成一个半圆形成马蹄状，牢固地由前、上、后附着于关节囊，腱膜厚约 5mm，表面光滑。在肩胛下肌止端上缘与冈上肌腱之间有一肩袖间隙，有一薄层带弹性的膜，此处有喙肩韧带及关节囊加强（图1-60）。

4. 肘前区 肱肌 位于肱二头肌的深面。该肌起自肱骨前面的下半段骨面，止于尺骨粗隆。肱肌收缩时，具有屈肘的作用。肱肌受肌皮神经支配。

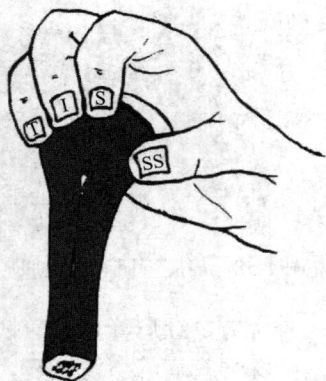

图1-60 肩袖结构示意图

SS肩胛下肌 S冈上肌 I冈下肌 T小圆肌

5. 肘内侧区

（1）桡侧腕屈肌 起自肱骨内上髁和前臂筋膜，该肌的肌纤维斜向外下方移行为细长的肌腱。此腱穿经腕横韧带下面，并沿大多角骨沟移行至手掌，止于第二至三掌骨基底部的掌侧面。桡侧腕屈肌除有屈腕作用外，因其止点略向外侧偏斜，故还可使前臂作旋前运动及使手作外展运动。桡侧腕屈肌受正中神经支配。

（2）尺侧腕屈肌 该肌的起点分为两头：一头起自肱骨内上髁和前臂筋膜，称为尺侧腕屈肌的肱骨头；另一头起自尺骨鹰嘴和尺骨上2/3段的背侧缘，称为尺侧腕屈肌的尺骨头。尺神经恰通过两头之间。该肌肌纤维向下方移行为短肌腱，并经腕横韧带深面，止于豌豆骨，继续移行为豆沟韧带和豆掌韧带。尺侧腕屈肌收缩时，主要使腕关节作屈曲运动，此外，还可使肘关节作屈曲运动。尺侧腕屈肌受尺神经支配。

（3）掌长肌 起于肱骨内上髁和前臂筋膜，该肌肌腹较小，其肌纤维斜向下方移行为细长的肌腱，并经腕横韧带，止于掌腱膜。掌长肌的主要功能是协助相关的肌肉作屈腕的运动，但也有使前臂旋前的作用。掌长肌受正中神经支配。

（4）指浅屈肌 该肌的起始端宽大，分为两头：一头起自肱骨内上髁和尺骨鹰嘴窝，称为指浅屈肌的肱骨头；另一头起自桡骨上1/2的掌侧面区域，称为指浅屈肌的桡骨头。两头的中间相互融合形成一腱弓。正中神经、尺动、静脉通过该腱弓的深面，该肌肌纤维向下移行为四条肌腱，分别附着于第二至五指的中节指骨底。指浅屈肌收缩时，除可屈指外，还可协助相关的肌肉作屈肘和屈腕运动。指浅屈肌受正中神经支配。

（5）指深屈肌 该肌的起点与旋前方肌的起点相同，即尺骨下1/4的前缘部和尺骨前缘、内侧面和邻近的骨间膜，止于第二至五指末节指骨底的掌侧。指深屈肌收缩时，具有屈指和屈腕的作用。指深屈肌的第二至三指的肌腹由正中神经支配，而其第四至五指的肌腹则由尺神经支配。

（6）旋前圆肌 该肌的起点分为两头：一头起自肱骨内上髁、臂内侧肌间隔和前臂固有筋膜，称为旋前圆肌的肱骨头（图1-61）；另一头起自尺骨鹰嘴窝，称为旋前圆肌的尺骨头。在两头之间有正中神经通过，而两头继续向下移行，并在正中神经的前面汇合，其肌束斜向外下方，先于肱肌和肱二头肌腱的浅面走行，后于桡骨的掌侧面移行为扁平的肌腱，止于桡骨中1/3段的背侧缘及外侧缘。旋前圆肌收缩时，前臂作旋前运动而肘关节作屈曲运动。同时该肌还参与构成肘窝的内侧界的构成。旋前圆肌受正中神经支配。

（7）拇长屈肌 起自桡骨前中部的指浅屈肌的起点与旋前方肌的止点之间及邻近的骨间膜，有时还可有一束肌肉起自肱骨内上髁和尺骨。该肌肌纤维向远侧移行为长腱，并经腕管行至拇指末节指骨基底的掌侧。拇长屈肌收缩时，具有使拇指屈曲的作用，并能协助相关肌肉使腕关节作屈曲运动。拇长屈肌受正中神经支配。

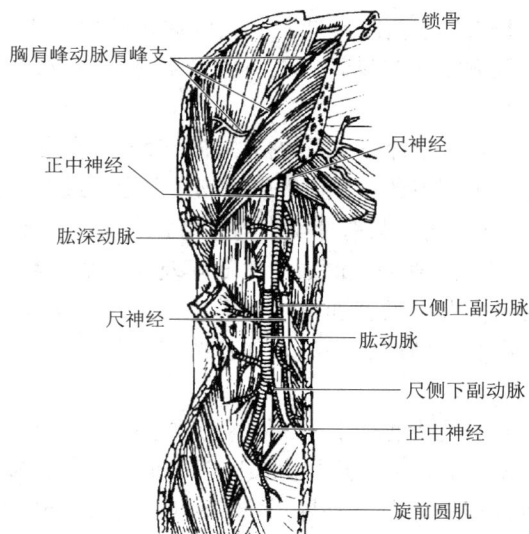

图 1-61　旋前圆肌起点及其周围结构

（8）旋前方肌　起自尺骨下 1/4 段前缘，该肌肌纤维斜向外侧，并微向下方止于桡骨掌面的下 1/4 段的骨面及其前缘。旋前方肌虽然不是肘部肌肉，但其具有使尺桡近侧关节旋转的作用，因此，旋前方肌收缩时，具有使前臂旋前的作用。旋前方肌受正中神经支配。

6. 肘外侧区

（1）肱桡肌　起自肱骨外上髁上方和外侧肌间隔。于此肌内侧，自上而下分别为肱肌、旋前圆肌和桡侧腕屈肌，其深层为桡侧腕长伸肌。肱桡肌肌腹向下移行为肌腱，肌腱的末端的外侧部分被拇长展肌与拇短伸肌腱所掩盖，止于桡骨茎突的基部。肱桡肌跨越了肘关节，因此能够起到良好的屈肘作用；当前臂旋前时该肌有旋后作用；而当前臂旋后时该肌又有旋前作用。肱桡肌受桡神经支配。

（2）旋后肌　起自肱骨外上髁及指总伸肌腱，与尺侧腕伸肌起点愈着，并且该肌肌腱还与桡骨环状韧带及尺骨旋后肌肌嵴相连。该肌肌纤维斜向下外方移行，绕桡骨上端，止于桡骨上 1/3 段的前缘。旋后肌自前而后被肱桡肌、桡侧腕长伸肌、桡侧腕短伸肌、指总伸肌、尺侧腕长伸肌及尺侧腕短伸肌所遮盖。旋后肌收缩时，具有使前臂旋后的作用。旋后肌受桡神经支配。

（3）桡侧腕长伸肌　起自肱骨外上髁、外侧髁及臂外侧肌间隔。该肌肌纤维向下移行为长腱，于拇长展肌腱，拇长、短伸肌腱的深面与上述肌腱斜行交叉，并经腕背韧带的深面行至手背，止于第二掌骨底的背侧。桡侧腕长伸肌收缩时，主要起伸腕的作用，还可协助相关的肌肉进行屈肘、手外旋及使前臂旋后等运动。桡侧腕长伸肌受桡神经支配。

（4）桡侧腕短伸肌　起于肱骨外上髁和前臂骨间膜，该肌肌束向下移行为长而扁的肌腱，于桡侧腕长伸肌背面的内侧，止于第三掌骨底的背侧。桡侧腕短伸肌收缩时，主要起伸腕和外展手部的作用。桡侧腕长伸肌受桡神经支配。

（5）指总伸肌　起于肱骨外上髁及前臂筋膜，该肌肌纤维向下移行，并分裂为四条长肌腱，于腕背韧带的上方与示指固有伸肌腱共同通过腕背韧带深面的骨性纤维管行至手背，分别抵止于第二至五指末节指骨底的背面。指总伸肌收缩时，具有伸指和伸腕作用。指总伸肌受桡神经支配。

（6）小指固有伸肌 起自肱骨外上髁的指总伸肌腱上（实际上，该肌仅仅是指总伸肌腱的一部分）。该肌在指总伸肌腱的内侧，于腕背韧带深面穿过，止于小指中节及末节指骨底的背面。小指固有伸肌收缩时，具有伸小指的作用。小指固有伸肌受桡神经支配。

（7）尺侧腕伸肌 起自肱骨外上髁、前臂筋膜及尺骨的后缘，该肌肌纤维向下移行为长肌腱，行经尺骨的后面及前臂背面最内侧的皮下，最后穿经腕背侧韧带的深面，止于第五掌骨底的背侧。尺侧腕伸肌收缩时，具有伸腕及使手内收的作用。尺侧腕伸肌受桡神经支配。

（8）拇短伸肌 起自桡骨背面上拇长展肌起点的下方及邻近的骨间膜，该肌肌纤维紧贴拇长展肌腱的外侧向下方移行，并与拇长展肌腱同行，止于拇指近节指骨底的背侧。拇短伸肌收缩时，具有伸拇指近节及外展拇指的作用。拇短伸肌受桡神经支配。

（9）拇长伸肌 起自尺骨中 1/3 段的后缘及邻近的骨间膜，该肌肌纤维在指总伸肌腱的外侧向下方移行为长肌腱，并跨过桡侧腕短伸肌腱和桡侧腕长伸肌腱的浅面，最后经腕背韧带深处斜向拇指面，止于拇指末节指骨底的背侧。拇长伸肌收缩时，具有使拇指内收伸直以及使前臂旋后的作用。拇长伸肌受桡神经支配。

7. 肘后区

（1）肱三头肌 该肌肉因其具有近侧的长头、外侧头及内侧头而得名。长头位于该肌肉的中间，起自肩胛骨的盂下粗隆，沿其肌束下行，经小圆肌的前面、大圆肌的后面，然后在外侧头的内侧与之相融合，并掩盖部分内侧头；外侧头起自肱骨后上方外侧桡神经沟以上的区域及外侧肌间隔的上部，其上部居于长头的外侧，其下部遮盖了内侧头的一部分；内侧头起自肱骨后面桡神经沟以下的区域及内、外侧两个肌间隔。肱三头肌的三个头中，以内侧头的位置最深，仅其下部在长头的内侧和外侧头的内侧居于皮下。三个头向下移行而相互融合，并于肱骨后面的下 1/2 段移行为扁肌腱，抵止于尺骨鹰嘴上缘和两侧缘，在肌腱与鹰嘴之间有鹰嘴腱下囊，肌腱的外侧有起于外上髁的前臂伸肌群。

肱三头肌内侧头深面的少量肌纤维抵止于肘关节囊，正是基于此结构，该肌才可起到伸肘的作用。又因其长头越过肩关节的后面，故肱三头肌还可以同时使肱骨后伸及内收。肱三头肌受桡神经支配。

（2）肘肌 该肌位于肘关节后面的外侧皮下，系一三角形的短肌，上缘与肱三头肌的内侧头相结合。肘肌起自肱骨外上髁及桡侧副韧带，该肌肌纤维呈扇形向内移行，止于尺骨上端（上 1/4）的背面及肘关节囊处。肘肌收缩时，具有协助伸肘及牵引肘关节囊的作用。肘肌受桡神经支配。

（3）拇长展肌 该肌于肘肌及旋后肌止点处的下方起自尺骨和桡骨中部的背面及邻近的骨间膜，该肌肌纤维行经于尺侧腕伸肌、指总伸肌的深面，在拇短伸肌上方，向下外方移行为长肌腱，与桡侧腕短伸肌腱及桡侧腕长伸肌腱斜行交叉，并行于上述两块肌肉的深面，最后经腕背韧带深处行至手部，止于第一掌骨底的外侧。拇长展肌收缩时，具有外展拇指及全手的作用，并具有使前臂旋后的作用。拇长展肌受桡神经支配。

肘部各肌肉于各骨面上的附着区域见图 1-62。属于肘部的独立肌肉甚少，几乎每一块肌肉都与肩、腕及手部相关，但正是基于这种连接方式，及各肌群的协调运动，人体才能完成肘关节的屈伸运动及前臂的旋转运动。肘关节的过伸运动，也是肱尺关节扣合深邃及强力伸肘作用的结果。换而言之，各肌肉组群只有在跨越肘关节的前提下才能完成屈伸肘运动；也只有在跨越前臂纵轴线的情况下才会实现前臂的旋前、旋后运动及腕关节的屈伸和手指的各种功能运动。

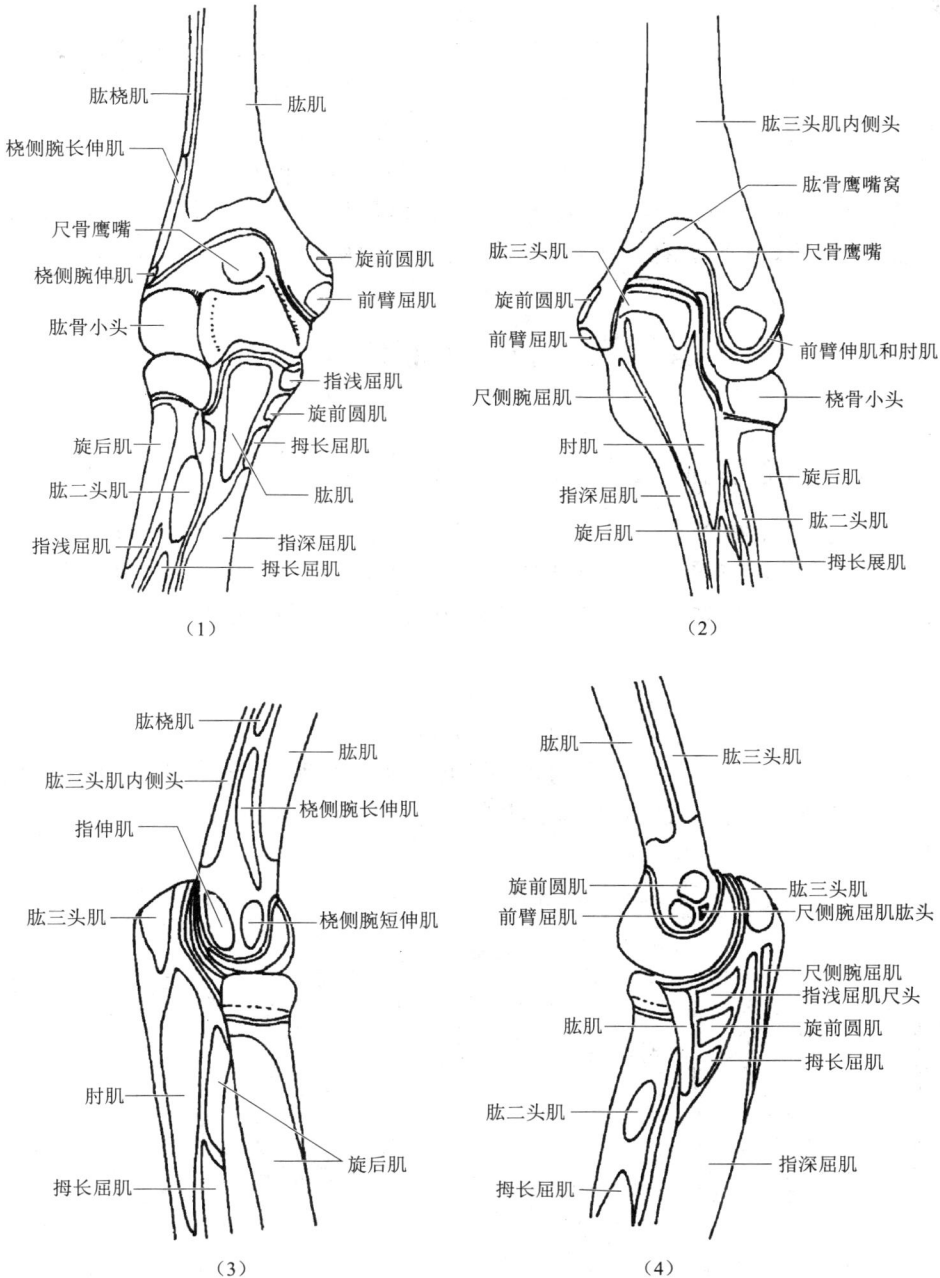

图（1）标注：
- 肱桡肌
- 肱肌
- 桡侧腕长伸肌
- 尺骨鹰嘴
- 桡侧腕伸肌
- 旋前圆肌
- 前臂屈肌
- 肱骨小头
- 指浅屈肌
- 旋前圆肌
- 旋后肌
- 拇长屈肌
- 肱二头肌
- 肱肌
- 指浅屈肌
- 指深屈肌
- 拇长屈肌
（1）

图（2）标注：
- 肱三头肌内侧头
- 肱骨鹰嘴窝
- 尺骨鹰嘴
- 肱三头肌
- 旋前圆肌
- 前臂屈肌
- 前臂伸肌和肘肌
- 尺侧腕屈肌
- 桡骨小头
- 肘肌
- 旋后肌
- 指深屈肌
- 肱二头肌
- 旋后肌
- 拇长展肌
（2）

图（3）标注：
- 肱桡肌
- 肱肌
- 肱三头肌内侧头
- 桡侧腕长伸肌
- 指伸肌
- 肱三头肌
- 桡侧腕短伸肌
- 肘肌
- 拇长屈肌
- 旋后肌
（3）

图（4）标注：
- 肱肌
- 肱三头肌
- 旋前圆肌
- 肱三头肌
- 前臂屈肌
- 尺侧腕屈肌肱头
- 尺侧腕屈肌
- 指浅屈肌尺头
- 肱肌
- 旋前圆肌
- 拇长屈肌
- 肱二头肌
- 指深屈肌
- 拇长屈肌
（4）

图 1-62　肘部各肌肉的附着情况

（1）肘前区　（2）肘后区　（3）肘外侧区　（4）肘内侧区

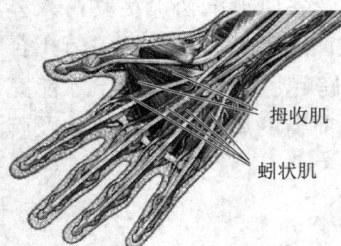

图 1-63　手部肌肉

6. 手部

（1）蚓状肌　起于指深屈肌腱的桡侧，向远侧可移行绕到第二至五指的第一节指骨的桡侧，并止于第二至五指的指背腱膜。其作用为屈掌指关节和伸指间关节（图 1-63）。

（2）拇收肌　其呈三角形，位于第一至三掌骨及骨间肌前面，肌纤维横行走向拇指处。该肌的远侧缘紧贴于第一掌骨间隙的皮肤和筋膜的深面，切开浅层结构后即可暴露出来（图 1-63）。

（3）骨间掌、背侧肌　骨间掌侧肌共有 3 块，骨间背侧肌共有 4 块，都位于掌骨间隙内，前面有掌深弓和尺神经深支共同被骨间掌侧筋膜所覆盖。所有的 7 块肌均在掌骨间隙下行，经过掌深横韧带的背侧，最后止于指背腱膜。

第三节　下肢解剖

一、下肢表面解剖

（一）髋部表面解剖

由于髋关节周围有较为丰厚的肌肉覆盖，并且肌肉又有一层皮下脂肪覆盖，对触诊造成了一定的难度。因此，了解髋关节的表面解剖对于针刀的诊断、治疗以及康复治疗都有相当重要的指导作用。

1. 骨性标志

（1）髂骨上的骨性标志（图 1-64，图 1-65）

①髂嵴　髂骨位于皮下，其上增粗而肥厚的部分即为髂嵴。因髂嵴上无肌肉或肌腱覆盖，故通常其全长一般易于所系腰带下缘的皮下触及，并且有深筋膜直接附着于其上。

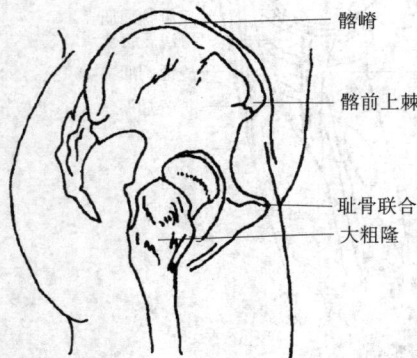

图 1-64　髋部骨性标志（外侧）

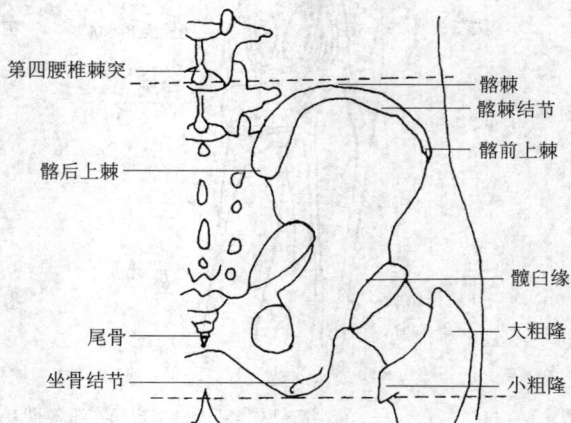

图 1-65　髋部骨性标志（后面）

从侧面观，双侧髂嵴的最高点的连线相当于第四腰椎棘突的水平，而髂嵴的最外侧部又被称为髂嵴结节，一般也可于皮下触及。

②髂前上棘　位于髂嵴的前端，为下肢长度测量的重要标志。

③髂后上棘　位于髂嵴的后端。

（2）耻骨上的骨性标志　耻骨结节位于腹股沟内侧，并向内移行为耻骨嵴。在正中线处，两侧耻骨嵴之间有纤维软骨使之相互连接，称为耻骨联合。通常，在偏瘦的人体上可以触及耻骨结节（图1-66）。

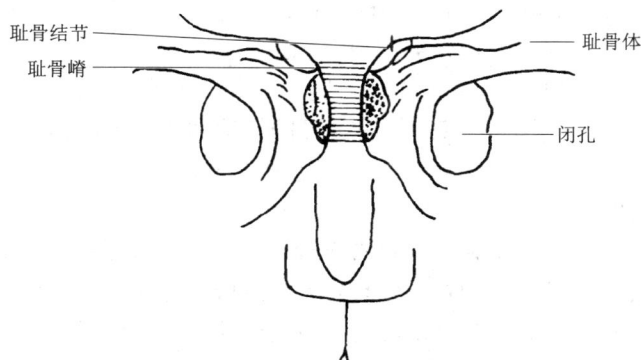

图 1-66　耻骨上的骨性标志

（3）坐骨上的骨性标志

①坐骨结节　在坐骨上，位于髂后上棘的下方。当髋关节处于伸直位时，由于被臀部的脂肪层以及臀大肌覆盖，坐骨结节不能被触及；当髋关节处于屈曲位时，臀大肌向外侧滑移，因此，能够清楚地触及坐骨结节。沿坐骨结节向上可以触及坐骨以及耻骨的下肢。

②尾骨尖　可于两臀部皱襞间触得该结构，约位于肛门后一寸半的地方。该结构位于坐骨结节平面稍上的地方（图1-65）。

（4）股骨上的骨性标志　用力按压腹股沟韧带的中点下约 2 cm 处，同时使下肢作旋转运动时，可于指下感觉到股骨头的滚动。

2. 对比关系　利用以上骨性标志可以画出几条有临床意义的线段来。

（1）Nelaton 线　从髂前上棘至坐骨结节作一条直线，即为 Nelaton 线。此线可用来确定股骨头的位置是否正常。在正常情况下，当髋关节屈曲 90°～135° 时，股骨大转子的顶端恰位于此线上。而当出现髋关节脱位或股骨颈骨折等异常情况时，股骨大转子的顶端会越过此线。

（2）Kaplan 点　当被检查者仰卧，并且两大腿伸直并拢，从而使得两侧的髂前上棘保持在同一水平时，在人体两侧分别沿股骨大转子顶端至同侧髂前上棘作延长线。当髋关节结构正常时，两延长线的交点可位于脐部或脐上某处，该交点即称为 Kaplan 点。当出现髋关节脱位或股骨颈骨折等异常情况时，该交点会移至脐下，并向健侧偏移。

（3）Bryant 三角　当被检查者仰卧时，由髂前上棘至股骨大转子顶端作一条直线；并由髂前上棘作一条垂直于水平面的直线；再经股骨大转子顶端作一条平行于水平面的直线，使三条直线相交，从而构成一直角三角形。在临床上，通常会测量两侧三角形的底边的长度，并进行对比，一般当某侧髋关节结构出现异常时，该侧三角的底边的长度会较健侧缩短。

（4）颈干角 由股骨颈与股骨干共同形成的一开口向内的钝角，即通常所称的颈干角。在正常人体上，该角角度比较恒定，在成人，此角一般为 127°，其浮动范围一般在 110°～140° 之间；一般男性的颈干角要较女性的小，这可能是由于男性股骨颈的负重要较女性的为大所造成的；此角在儿童时期要较成人的大，一般可达 160° 左右，以后会随着年龄的增长而逐渐减少，最终达到成人的角度。该角度对下肢运动的灵活性有非常重要的意义；该角度可增加下肢的活动范围，并可使躯干上半身的重力由髋关节较窄的负重部向股骨颈较宽广的基底部传递。

在临床上，若股骨颈干角小于 110°，则称其为髋内翻；若股骨颈干角大于 140°，则为髋外翻（图 1-67）。当髋内翻时，股骨颈的长度要较正常的短，而大转子的位置也较正常的高，此时股骨干向上移位。当髋外翻时，股骨颈的长度则较正常的长，而此时大转子也较正常的低。

（5）前倾角 股骨内、外侧髁之间的连线所在平面与经过股骨头、颈的轴线之间所构成的角，即前倾角；有学者认为，前倾角为经过股骨头、颈的轴线，相对于经过股骨髁或膝关节、踝关节的横轴线向前扭转所形成的角度，故此角又称为扭转角。此角一般朝向前方（图 1-68）。

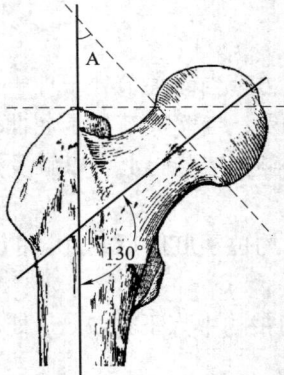

图 1-67 股骨颈干角　　　　　图 1-68 股骨颈前倾角

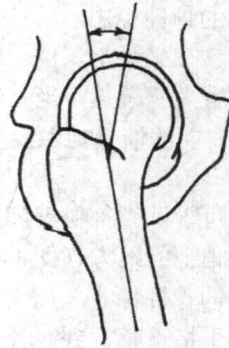

大多数研究者认为，由于髋关节外旋肌的力量比髋关节内旋肌的力量要大，该角的形成是由肌力不均而造成的牵拉所导致的，亦有人认为此角系由妊娠后期子宫对胎儿的压力作用而形成。

股骨颈前倾角的平均值为 13.14° 左右，其中男性约为 12.20°，女性约为 13.22°，女性前倾角的值要比男性的前倾角稍大，可能与女性骨盆的倾斜度几乎接近水平位、股骨干向前的弯曲度大以及腰椎曲度较大等因素有关。前倾角极少会成负值。一般对该角的测量方法不同，会对该角造成一定的误差，但结果相差不会太大。

同颈干角一样，在新生儿时期，前倾角的值要较成人的大，随着生长发育，该角的值会逐渐地减少，并最终达到成人的范围。在正常人体上，当股骨旋内时，此角可以消失；当股骨旋外时，此角则又可以增大。

对 X 线片的测定结果进行研究发现，前倾角特别大的人，其股骨可有明显的内旋趋势，行走时可能呈现人们通常所指的"内八字"型步态；股骨颈后倾特别明显的人，其行走时可能呈现人们通常所指的"外八字"型步态。

了解颈干角及前倾角的大小对治疗髋部的疾患有很大帮助。作为针刀工作者应当对此有一定的了解，以适应临床的需要。

（6）耻骨联合横线 经耻骨联合的最高点作一条水平线。当髋关节结构正常时，该线恰经过两侧股骨大转子的顶端。而当一侧或双侧髋关节脱位或股骨颈骨折等异常情况时，患侧的股骨大转子的顶端可向此线上方移位，高于此线。

（7）股骨大转子线 经过两侧股骨大转子顶端的连线与经过两侧髂前上棘的连线相平行。当一侧或双侧髋关节结构异常时，患侧的股骨大转子会上移，两连线将不再平行。

3. 体表投影

（1）臀上动脉、静脉及神经 臀中肌与梨状肌位于臀大肌的深面，而在臀中肌后缘与梨状肌之间有臀上动脉穿行，而该动脉又与同名静脉及相关的神经由梨状肌上孔穿出骨盆。从髂后上棘至股骨大转子作一条连线，该连线的上、中的 1/3 交界处，即为臀上动脉、静脉及相关的神经出骨盆处的体表投影。

（2）臀下动脉、静脉及神经 于梨状肌下缘，臀下动脉及神经由梨状肌下孔穿出，其内侧有阴部内动脉、静脉及神经，而后方又有坐骨神经及股后皮神经穿行。从髂后上棘至坐骨结节作一条连线，该连线的中点即为臀下动脉、静脉及相关的神经出骨盆处的体表投影。

（3）坐骨神经 从髂后上棘至坐骨结节作一条连线；并从股骨大转子至坐骨结节作一条连线；再作股骨内外侧髁的连线；三条连线中点的连线即为坐骨神经在臀区及股后区的体表投影（图 1-69）。

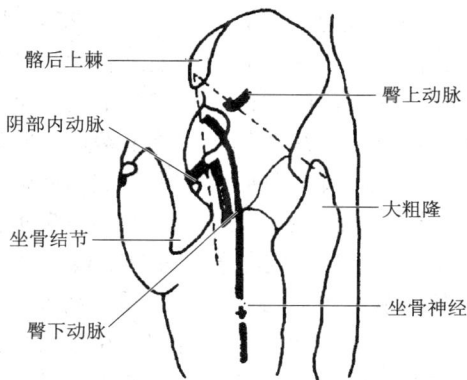

图 1-69 坐骨神经与臀上、下动脉的体表投影

（4）股动脉 当髋关节屈曲并稍向外侧旋转时，从髂前上棘至耻骨联合的连线的中点，作一条直线至股骨内收肌结节，该直线的上 2/3 部分，即为股动脉的体表投影（图 1-70）。

（二）膝部表面解剖

1. 骨性标志

（1）髌骨 髌骨是人体最大的籽骨，位于膝关节前方皮下，股四头肌腱扩展部内，其表面界限极为明显，可摸清其下方的髌尖及上方的髌底。当股四头肌松弛时，髌骨可向上、下及左、右作适当的活动，当股四头肌收缩时，髌骨可随之向上、向下移动，且较固定。

（2）股骨内侧髁与外侧髁 股骨的下端膨大，形成内侧髁与外侧髁，两髁几乎全部位于皮下，外侧髁较内侧髁尤为显著，于下关节的内上方和外上方均易触及。在膝关节屈曲时能摸到股骨髁接触髌骨的关节面，该面的外侧缘在皮下有一隆起的骨嵴。

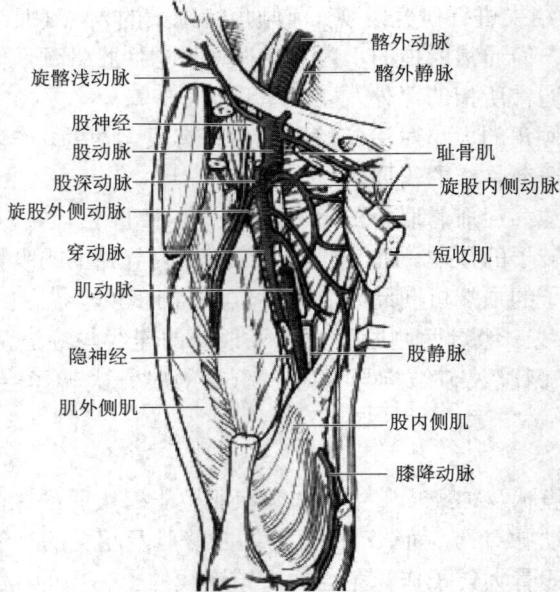

图 1-70　股动脉走行示意图

（3）股骨内上髁与外上髁　在股骨内侧髁的内侧面及外侧髁的外侧面均有一粗糙的凸隆，分别称为股骨内上髁和股骨外上髁。股骨内上髁较大，为膝关节胫侧副韧带附着部，内上髁的顶部有一三角形的小结节，为收肌结节，有大收肌腱附着，收肌结节相当于股骨下端骺线的平面，用指尖沿股部的内侧缘向下，首先摸到的骨性隆起即是收肌结节。股骨外上髁较小，有膝关节腓侧副韧带附着。

（4）胫骨内外侧髁　胫骨内外侧髁为胫骨上端内外两侧的膨大处，位于膝关节内外侧的下方，并分别与股骨内外侧髁相对，内侧髁较大，外侧髁较突出，均易在皮下触及。在外侧髁的表面可触及一明显的结节，为髂胫束的主要附着处。

（5）胫骨粗隆　胫骨粗隆位于胫骨上端与胫骨体连接处的前方，为一呈三角形的粗糙的骨性隆起，在膝关节的前下方可清楚地观察到，因为胫骨粗隆是髌韧带的抵止点，顺着髌韧带向下（或顺着胫骨前缘向上）很容易触及该结构。

（6）胫骨前缘和内侧面　从胫骨粗隆向下触摸，可扪及胫骨前缘或前嵴，其上部较锐，至小腿下 1/3 段则变钝。胫骨的内缘不如前缘显著，但仍可触及，特别是下段较为明显。在胫骨前缘与内缘之间，为胫骨内侧面。自缝匠肌及半腱肌止点以下，胫骨的内侧面仅覆盖有皮肤和浅筋膜，故容易触及。

（7）腓骨头　腓骨头为腓骨上端的锥形膨大，又称为腓骨小头，体表位于胫骨外侧髁后外稍下方，与胫骨粗隆处于同一平面上。当膝关节屈曲时，可在膝关节的外侧下方看见腓骨头形成的隆起。腓骨头的顶部呈结节状，称为腓骨头尖，有股二头肌腱及腓侧副韧带附着，腓骨头及股二头肌腱均易触及。

2. 体表投影

（1）腓总神经　腓总神经位于股二头肌腱的下方，下行至腓骨头，在其下 2.5cm 处，绕小腿前外侧分为浅及深支：①浅支主要为感觉神经，沿小腿外侧向下，绕过足背外侧及前侧；②深支为肌支，穿过肌层，于足背 1、2 趾间穿出至皮下。

（2）腘动脉　平股部的中下 1/3 交点作一环线，此线与股后正中线相交处内侧约 2.5cm 处为起点，该点至腘窝中点的连线，即为腘动脉斜行段的投影；经腘窝中点向下的垂线，即为腘动脉垂直段的投影。

（3）胫前动脉　胫骨粗隆与腓骨头连线的中点，该点与内外侧髁经足背连线的中点的连线，为胫前动脉的体表投影。

（4）胫后动脉　腘窝中点下方 7～8cm 处为起点，该点与内髁后缘和跟腱内缘之间连线的中点的连线，即为胫后动脉的投影。

（三）踝足部表面解剖

（1）内外踝　胫骨皮下内侧面相当于小腿平坦的前内侧面。远端与胫骨内踝可见的隆凸相延续。腓骨外踝在踝部的外侧面形成一显著的凸出，它比内踝下行至更远的水平且位于更靠后的平面，外踝外侧面在上部与腓骨体下部伸长的、皮下的、三角形区相延续。

（2）足背部　在足背部，外踝稍前面可确定跟骨上面前部。当足被动内翻时，胫骨远端前面 3.0cm 处可见并触摸到距骨头上部和外侧部；当趾背屈时因伸肌腱使其不明显。距骨体背侧面或多或少可清楚地扪到，虽然趾伸肌腱使其趋向于不明显。第五跖骨粗隆形成明显的突出，沿足部外侧缘的中部可见并触摸到。

（3）足外侧　跟骨平坦的外面在足跟的外侧面可扪到，并可延伸到外踝下，该处其被腓骨长肌和腓骨短肌掩盖。当腓骨结节足够大时，在外踝顶端 2.0cm 下可以触摸到。外踝正前面一个可触摸的凹陷通向跗骨窦外侧端。

（4）足内侧　在足内侧，内踝垂直向下 2.0cm 可触到跟骨的载距突。在载距突的后下面可触摸到（不是很明显）跟骨内侧面。足内侧最显著的骨性标志是足舟骨，其常常可见并在载距突前 2.5cm 总是可扪到。在足舟骨前，追踪胫骨前肌腱可识别内侧楔骨，因该腱止于此。内侧楔骨和第一跖骨间关节的上部和内侧部可触之为一狭窄的沟。

（5）足底　当足着地时，它依靠跟骨后部的下面和距骨头，在较少程度上依赖足外侧缘。足背相当于足内侧纵长弓从地面升起。在跟骨下面的后部可辨别跟骨内、外侧结节，但强厚的纤维脂肪垫覆盖于上使其模糊不清。

二、下肢弓弦力学系统

下肢弓弦力学系统由静态弓弦力学单元和动态弓弦力学单元及辅助装置（副骨、籽骨、滑囊、脂肪及皮肤）组成，下肢静态弓弦力学单元由弓（下肢骨骼）和弦（关节囊、韧带、筋膜）组成，下肢动态弓弦力学单元由下肢骨骼加上下肢骨骼肌组成。

（一）下肢静态弓弦力学单元

1. 髋部静态弓弦力学单元

【弓】

（1）髋骨　髋骨为一个不规则的扁板状骨。其主要由上方的髂骨、前下方的耻骨以及后下方的坐骨等 3 块不同形态的骨骼组合而成，上述 3 块骨骼于前外下方相汇聚形成髋臼。

两侧髋骨于躯体前下方，借助耻骨联合而相互连接（图 1-71）。髋骨位于躯干和下肢之间，担负着类似桥梁的任务，从而能够将躯干的重力传达至下肢。该骨的内侧面与骶骨以及尾骨共同构成骨盆，对盆腔内的脏器起着保护的功能。

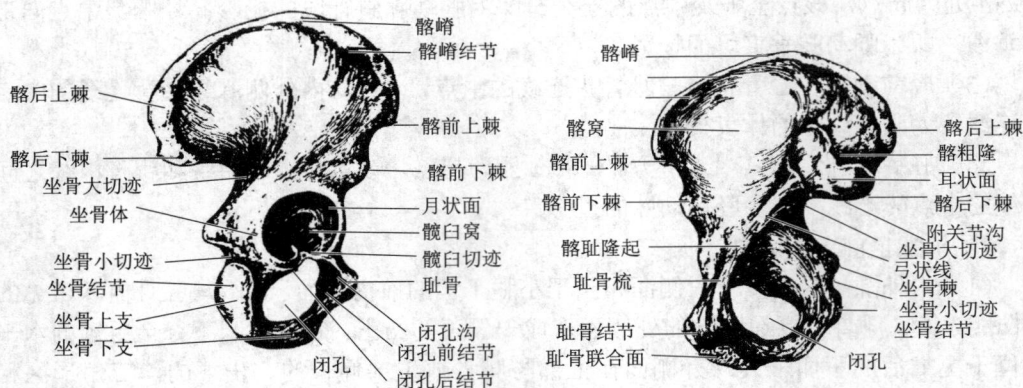

图 1-71　髋骨

在髋臼的前下方，耻骨下支与坐骨下支的缩窄部分相互连接而形成一近似椭圆形的孔，即闭孔。活体上闭孔的大部分则由闭孔膜所覆盖。闭孔切迹上部留有一小缺口，闭孔神经与相关血管即由此穿过。髂骨体与耻骨上支在前面结合处的上面有一明显的突出结构，即为髂耻隆起。相对而言，坐骨与髂骨连接的部分不是十分显著。

现将 3 块骨骼的形态结构的特点分述如下：

①髂骨　髂骨为髋骨的后上方的部分，一般将其分为体与翼两部分。该骨形态略显不规则，类似一把展开的扇子，该"扇子"的"扇柄"朝下与坐骨及耻骨相互连接，其"扇面"向上。"扇子"的"扇柄"即为髂骨体，髂骨体较肥厚，参与髋臼的上 2/5 的部分的构成；而"扇子"的"扇面"即为髂骨翼，髂骨翼向上展开而扁阔，其上缘增厚而形成呈"S"形的髂嵴。

a. 髂骨翼的两面　包括外侧面和内侧面。

髂骨翼的外侧面分为前后二部（图 1-72）：髂骨翼外侧面的前部向外突出，此面有 3 个条状隆起，分别为臀前线、臀后线及臀下线。这 3 条臀线将髂骨外区的臀面分为 4 个区域：位于臀后线之后的狭窄区域，为臀大肌肌腱与骶结节韧带的起点；位于臀前线与臀后线之间的区域，为臀中肌肌腱的起点；位于臀前线之下与髋臼之间的区域，为臀小肌肌腱的起点；位于臀小肌附着处与髋臼缘之间的狭长区域，为股直肌反折头肌腱以及髂股韧带的起点。髂骨翼外侧面的后部向内凹陷，参与骶髂关节的构成。在一部分骨标本上，其后外侧可出现圆锥形的骨性突起，称为髂骨角。通常两侧髂骨呈对称性出现，亦可单独出现。

髂骨翼的内侧面同其外侧面一样，也被分为前后二部：髂骨翼内侧面的前部，即髂窝，光滑而凹陷，构成大骨盆的后外侧壁。该部的上界为髂嵴内侧唇，下界为弓状线，后界为耳状面与髂粗隆前缘，此处有髂肌附着。髂骨翼内侧面的后部，即粗糙不平的耳状关节面，其恰与骶骨的耳状关节面构成骶髂关节。髂骨耳状面的周围有关节囊与骶髂前韧带附着，位于其后上方的粗糙面为髂粗隆，为竖脊肌与多裂肌肌腱以及骶髂骨间韧带与骶髂背侧短韧带的附着处。髂骨内侧面的下方有弓状线，该线可作为髂骨翼与髂骨体的分界线。

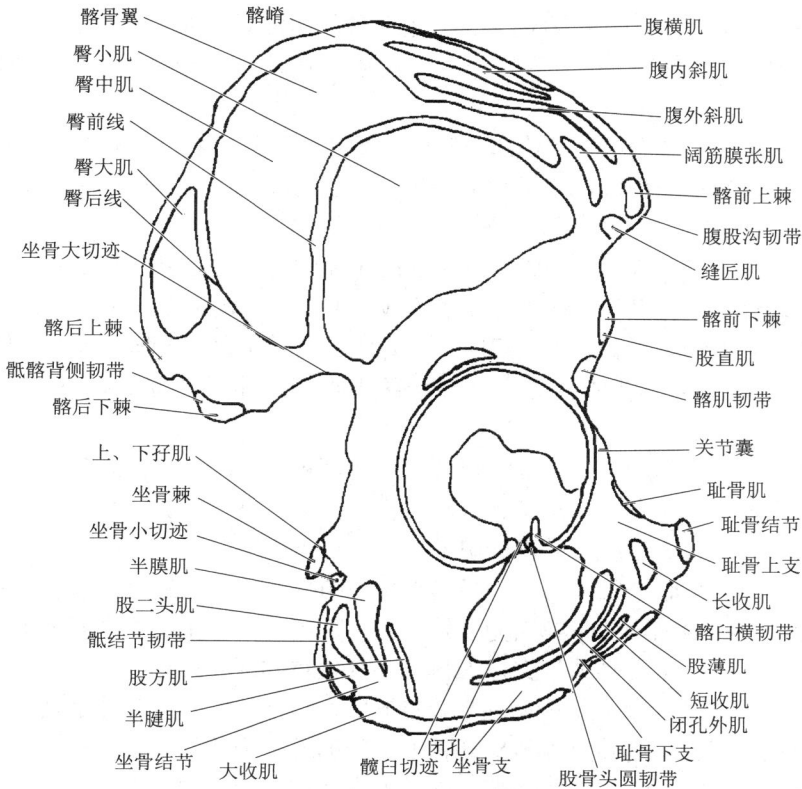

图 1-72 髋骨外侧面

标注（左侧，自上而下）：髂骨翼、臀小肌、臀中肌、臀前线、臀大肌、臀后线、坐骨大切迹、髂后上棘、骶髂背侧韧带、髂后下棘、上、下孖肌、坐骨棘、坐骨小切迹、半膜肌、股二头肌、骶结节韧带、股方肌、半腱肌、坐骨结节

标注（中下）：髂嵴、大收肌、髋臼切迹、坐骨支、闭孔、股骨头圆韧带、耻骨下支

标注（右侧，自上而下）：腹横肌、腹内斜肌、腹外斜肌、阔筋膜张肌、髂前上棘、腹股沟韧带、缝匠肌、髂前下棘、股直肌、髂肌韧带、关节囊、耻骨肌、耻骨结节、耻骨上支、长收肌、髂臼横韧带、股薄肌、短收肌、闭孔外肌

b. 髂骨翼的髂嵴 髂嵴的内外缘比较锐利，又分为内、外唇。内唇的前部为腹横肌及腰方肌的肌腱附着处。外唇为背阔肌、阔筋膜张肌、腹外斜肌以及臀中肌肌腱的附着处。内、外唇间的中间线为腹内斜肌腱的附着处。在上述肌肉附着处，存在着许多滋养孔，营养上述肌肉的血管由滋养孔进入骨内，参与对骨组织的血供。

髂嵴的前后两端均有一个比较明显的隆起部分，一般易于皮下触及。

髂嵴前端隆起的部分，称为髂前上棘。此棘隆起非常显著，为缝匠肌与阔筋膜张肌一部分肌腱的起点，亦为腹股沟韧带的止点。在此棘下约 5cm 处，有股外侧皮神经的后支越过。

髂前上棘下方，适对髂骨前缘的中点处存在另一个隆起，即髂前下棘，为股直肌直头肌腱的起点。髂嵴的最高点处，其外唇向外隆起形成髂结节，该结节在髂前上棘的后上方 5～7cm 处。股骨大转子在髂结节的下方约 10cm 处。

髂嵴后端隆起的部分，为髂后上棘。此棘位于臀后部的一个小凹陷内，髂后下棘位于此棘的下方，相当于骶髂关节的最后部分。在髂后下棘的上面，距离后正中线不到一手掌宽的地方，有一恒定的微小凹陷性结构，该结构对应骶髂关节的中点，相平于第二骶椎以及脊髓蛛网膜下腔隙底部的平面。髂后上棘亦为部分骶结节韧带的起点。

髂骨的后缘在髂后下棘以下移行为坐骨大切迹，参与坐骨大孔的构成。

②坐骨 坐骨为髋骨的后下方的部分，类似匀勺的形状，分为坐骨体与坐骨支两部分。

a. 坐骨体　坐骨体位于坐骨的上部，主要参与髋臼后下部约 2/5 部分的构成，为坐位时支持人体上半身体重的主要部分。其近似三棱柱状，分为内、外二面以及前、后二缘。

坐骨体的内、外二面：坐骨体的外侧面为闭孔外肌的附着处；其内侧面壁光滑，参与一部分小骨盆侧壁的构成，为闭孔内肌的附着处。坐骨体的后面为髋关节囊的附着处，其下方为闭孔切迹。

坐骨体的前、后二缘：前缘较锐利，形成闭孔的后界；后缘则较肥厚，并向上方移行为髂骨的后缘，参与坐骨大切迹下部的构成。坐骨大切迹下有一个向后内方突出的三角形突起结构，称为坐骨棘。为肛提肌、尾骨肌、上孖肌肌腱及骶棘韧带的附着点，并作为坐骨大孔与坐骨小孔的分界点。该棘的下方形成坐骨小切迹，并向下移行为坐骨结节。

坐骨结节：为坐骨体与坐骨支会合处的肥厚而粗糙的隆起，其外观呈卵圆形，横截面呈三角形。横嵴又将该结节分为上、下二部，上部为半膜肌的附着点；下部为半腱肌、股二头肌长头以及股内收肌坐骨部的附着点。坐骨结节的下端与股骨小转子处于同一平面，该平面同时又是股方肌与内收大肌在坐骨上的分界线。此外，该结节的外侧缘为股方肌肌腱的起点；内侧缘的下部则为骶结节韧带的附着点；上缘为下孖肌肌腱的起点。当人体处于坐位时，坐骨结节为支撑人体上半身体重的重要结构。

b. 坐骨支　坐骨上支：呈三棱柱形，向下后方移行并终于坐骨结节处。坐骨上支的前缘形成闭孔的后界，而其后缘与坐骨棘下之间的部分形成坐骨小切迹。

坐骨下支：起于坐骨上支的下端，向前上内方移行而弯曲并连接于耻骨的下支。

③耻骨　耻骨为髋骨前下方的部分，分为耻骨体与耻骨支两部分。当人体处于坐位或站立时，耻骨有固定与支撑的作用。耻骨体参与髋臼前下 1/5 部分的构成。其与髂骨连接处所形成的粗糙隆起，称为髂耻隆起。髂耻隆起向前内方伸出移行为耻骨上支，其内侧端则急转向下方移行为耻骨下支。

a. 耻骨上支　自耻骨体移向前内下方，其内侧端则以锐角的形式进行转折，并移行为耻骨下支。依据耻骨上支的形态，可将其分为三缘与三面。

三缘：上缘形态比较锐薄，为耻骨梳，并向前方移行为耻骨结节。耻骨梳为腹股沟镰、反转韧带以及腔隙韧带的附着处，耻骨梳向后方移行于弓状线处，并向前方移行而止于耻骨结节处。该结节为腹股沟韧带内侧端的起点，该缘的内侧为腹直肌以及锥状肌肌腱的附着处。前缘为闭孔嵴，其前方止于耻骨结节处，后方止于髋臼切迹处，此处为耻股韧带的附着处。下缘主要参与闭孔的构成。

三面：前面呈三角形，为长收肌及闭孔外肌肌腱的附着处；后面表面光滑，主要参与小骨盆前壁的构成，并为肛提肌等肌肉的附着处；下面其结构不完整，其上有由后外向前内方通行的闭孔沟，沟的两侧即为闭孔前结节与闭孔后结节。闭孔血管及相关的神经在此沟内通行。

b. 耻骨下支　其形态略显扁薄，可分为前、后二面与内、外二缘。其前面为长收肌、短收肌、股薄肌以及闭孔外肌肌腱的附着处；其后面为闭孔内肌肌腱的附着点；内侧缘与对侧相合而构成耻骨弓，外侧缘则参与闭孔的构成。

在耻骨上、下支移行处的内侧面，有一长圆形的关节面，即耻骨联合面，其与对侧耻骨的相同结构共同构成耻骨联合。

耻骨体和耻骨支为5块股内收肌肌腱的起始处，这5块肌肉的肌纤维向下放射，并最终止于股骨嵴等处。

④髋臼　髋臼位于髋骨外侧面的中部，并居于髂前上棘与坐骨结节连线之间的区域内。髋臼为一半球形的深窝状结构，呈倒置的杯形，约占球面的170°～175°，直径平均为3.5cm。由髋臼的周缘与其开口所形成的平面与躯干的矢状面形成了一个开口向后的40°的夹角；此平面又与躯干的水平面形成一个开口向外的60°的夹角。因此，髋臼的开口是向前、向外以及向下倾斜的。

髋臼边缘呈堤状，其前部下方及后部均有隆起，且非常坚实。其下部有一深且宽的缺口，称髋臼切迹。该切迹向上移行并与髋臼窝底部一粗糙部分相连，该粗糙面即为股骨头圆韧带的附着处。在髋臼切迹的缺损部，有一髋臼横韧带横过，该韧带恰好将髋臼的边缘围成一个完整的圆环。同时，其周边还附着一圈由软骨构成的盂缘。上述结构加深了髋臼的深度，而使得髋臼面积超过了股骨头球面面积的一半，从而使股骨头被深深地包裹在髋臼之中。

髋臼顶部肥厚而坚实。人体负重时的受力线，由骶髂关节向下传递至坐骨大切迹之前，再传至髋臼的顶部，髋臼顶部为一个强劲的负重点。当人体直立或行走时，髋臼顶部又将体重向股骨头传递。髋臼后下部至坐骨结节的部分为人体的另一负重点，其主要负责坐位时的体重传递。

髋关节面呈蹄铁形，其形状类似月牙形，故又称为月状面。该关节面位于髋臼的周围，为透明软骨所覆盖，因承受巨大的应力，其上部与后部肥厚而宽大，而前后部略窄。

髋臼底部的凹陷略显粗糙，移行至髋臼切迹处，称为髋臼窝。其上无关节软骨覆盖，主要由股骨头韧带所占据。因该部不与股骨头相接触，故又称为非关节部分。髋臼窝位于"Y"形软骨的下方，正对股骨头的中心。直立时，股骨头的上部关节面突出于髋臼边缘之外。髋臼窝底部的壁非常薄弱，在标本上，其骨板几乎透亮。

在髋关节生长发育中，当髋关节髋臼软化时，作用于髋臼的压力，特别是来自股骨头的压力超过了髋臼的承受能力时，股骨头深入髋臼，髋臼呈弧形突入骨盆腔，形成Otto氏骨盆，为一种先天性发育异常性疾病。

⑤闭孔　闭孔为坐骨与耻骨共同围成的大孔，多数呈三角形，少数为卵圆形。闭孔的上界为耻骨上支的下缘；其下界为坐骨下支的上缘；外界为坐骨上支与坐骨体的前缘以及髋臼切迹的边缘；其内界为耻骨下支的外侧缘。闭孔边缘比较锐利，在活体上有闭孔膜附着其上将其封闭。

闭孔由骨盆前壁斜向前、下、内方延伸，形成了一纤维性的管道，其最终止于耻骨肌的深面，该管即为闭孔管，其长约2～3cm。该管的上界即为耻骨上支下缘的闭孔沟；其下界即为硬而无弹性的闭孔膜。其中，闭孔动、静脉及闭孔神经均在此管内穿行。

当闭孔神经通过闭孔管之后，又分为前、后两支，主要负责对股内侧肌群的支配；其另有关节支，主要负责髋关节、膝关节的支配；并有感觉支，以负责对大腿与小腿内侧及膝关节内侧的感觉支配。

（2）股骨上端

①股骨头　股骨头除顶部有特殊结构而使之略扁平外，其整体上还呈现为一球形。该

球体的直径约为 4～5cm，体积约占一相同大小球体体积的 2/3。股骨头的几何学中心为髋关节的垂直轴、水平轴以及前后轴所贯穿。位于股骨头顶部稍后方有一小的凹陷性结构，即为股骨头凹。此凹为股骨头韧带的附着处，于其内有少量的细小血管穿行，股骨头可由此获取少量的血供。股骨头的上半部除股骨头凹外，其余大部分完全为关节软骨所覆盖。所覆盖的关节软骨的厚度并非全部一致，因为股骨头的中央部几乎承载了上半身的最大负荷，故该处的软骨较其他地方肥厚；而股骨头周边所承担的重力较小，故此处的软骨较薄。

相对而言，股骨头的关节面要比髋臼的大一些，因而可以增加髋关节的活动范围。并且覆盖髋臼的软骨也相对较少，多呈倒置的马蹄形，两臂间为髋臼窝。其内又包含有脂肪垫并覆以滑膜，因此在任何位置上，股骨头上总有一部分表面与髋臼窝内的软组织相接触，而并不与髋臼窝上的关节软骨相接触。因此，当髋关节在传递关节应力时，股骨头的下内面因不与关节软骨相接触而不参与关节应力的传递。

股骨头一直为髋臼所包罩，主要在股骨头的赤道线以外，但位于股骨头前部、上部以及后部边缘上的一小部分关节软骨则显露于髋臼唇的外方。这种情况主要是由髋臼轴指向前外下方，而股骨颈轴却指向前内上方而造成。只有在髋关节屈曲 90°或处于外展或外旋时，位于股骨头周围的软骨才会完全与髋臼上的软骨相接触。髋臼与股骨头两关节面能否精确地对合，对于关节粘附的牢固性起着至关重要的作用。

②股骨颈 股骨颈为股骨头下方一处较细的部分，该结构位于股骨头的外下方。其略向前方凸出，而中部较细（图 1-73）。股骨颈的上下两缘呈圆形，其上缘几乎呈水平，微向上突出，并向外移行为大转子；其前上缘在靠近股骨头处有时会形成股骨颈窝；其下缘则向后下外方移行，并与股骨干相续于股骨小转子附近。

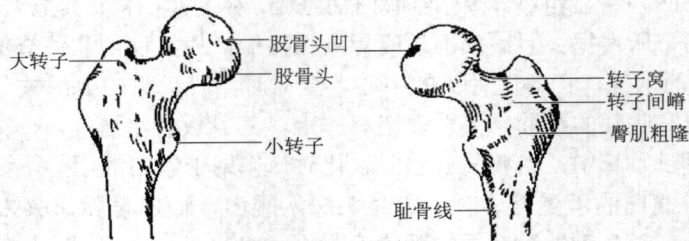

图 1-73　股骨上段

③在股骨颈的下方有两个明显隆起，即位于外侧的股骨大转子以及位于内侧的股骨小转子，上述两个隆起的结构为许多肌肉附着处（图 1-74）。

a. 大转子　为一长方形的隆起，位于股骨颈、体相连接处的后上部，大转子的位置比较表浅，易于皮下触得，故为临床上常用的骨性标志。

大转子的上缘游离、肥厚，该缘的后面为梨状肌的附着处；该缘与髋关节的中心几乎处于同一水平面；上缘的后部向内上方突出，明显地高耸于股骨颈的后方。大转子内侧面的前方为闭孔内肌以及上、下孖肌肌腱的抵止处。大转子的下缘呈嵴状隆起，即股外侧肌嵴，为股外侧肌肌腱的附着处。

大转子的上部存在一粗糙的深窝状结构，即转子窝。为闭孔外肌肌腱的附着处，其内下部主要以松质骨的结构与股骨颈及股骨干相连；其外侧面比较粗糙，该处有一自后上向前下方移行的嵴状隆起，为臀中肌以及臀小肌肌腱的附着处。

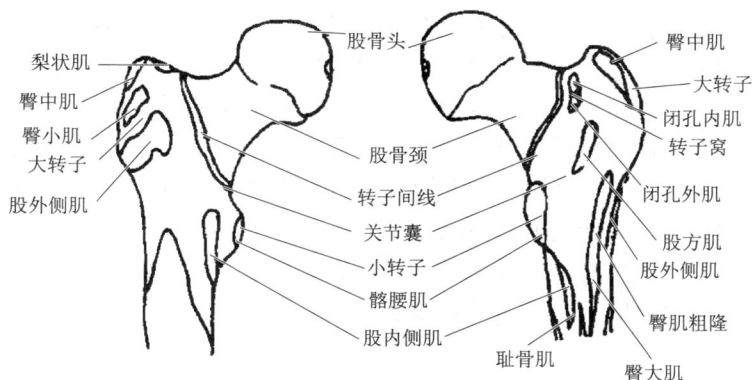

图 1-74　股骨上端肌肉附着点

b. 小转子　为一呈圆锥状突起的结构,其位于大转子的平面以下股骨干后上方的内侧,由股骨颈后下缘与股骨体的连接处向内后上方突出。小转子尖及其前面比较粗糙,为腰大肌的附着处;小转子的后面比较平滑,为大收肌所覆盖,有时会有一滑液囊附着于其上;小转子的底面与其宽阔的内侧面以及前面为髂肌附着处。

在大转子后下方,相当于小转子的平面,有时会见一骨性的突起,即第三转子,为人体的正常变异。

④转子间线　在股骨颈的前面,位于股骨颈、体间的相连接处有一略隆起的粗线状结构,即转子间线。转子间线比较平滑,起自股骨大转子前缘的上内部并向下内方移行至股骨小转子的下缘,向下方移行为耻骨肌线。转子间线处有相应的关节囊前壁附着于其上;转子间线的上端为股外侧肌最上方部分的肌纤维的起点,而转子间线的下端为股内侧肌最上方部分的肌纤维的起点;转子间线的外侧部与内侧部则分别为髂股韧带上、下束的抵止处。

⑤转子间嵴　在股骨颈的后面,位于股骨颈、体间的连接处有一圆形的嵴状结构,即转子间嵴,该嵴较转子间线粗糙。转子间嵴起自股骨大转子的后上角,并向下内方移行而最终抵于股骨小转子。位于转子间嵴的中部处有一结节,为股方肌肌腱的抵止处;该结节的上部、下部以及股方肌本身,皆由臀大肌所覆盖。

【弦】

(1)髋关节囊　髋关节囊的附着处有远近的不同:髋关节囊的远侧,其前面止于小转子间线处,后面止于转子间嵴的内侧约 1.25cm 的地方,此处相当于股骨颈的中、外 1/3 交界处;而髋关节囊近侧则附着于髋臼盂缘、髋臼边缘以及髋臼横韧带等处。股骨颈前面全部被包裹在髋关节囊内;股骨颈后面有 1/3 的部分没有被包裹在髋关节囊内;股骨头、颈之间的横形骨骺板亦被包裹在髋关节囊内。

髋关节囊纤维主要由深层的横行以及浅层的纵行两种纤维所构成,其中横行纤维主要参与轮匝带的构成,并环绕于股骨颈处。由于人类最终进化为直立行走的状态,所以部分髋关节囊的纤维也逐渐进化而呈现出螺旋形以及斜行,以加强对髋关节囊的固定,从而适应这种进化的需要。

在髋关节囊的前后均有相关韧带对其加强。位于髋关节囊前侧的髂股韧带最为强劲,即使在其两支间的薄弱处,也有髂腰肌腱对其覆盖以补充。在该肌肌腱浅面内侧有股动脉经过，而股静脉位于股动脉的内侧，并附于耻骨肌上；在髂腰肌腱的外侧则有股神经经过，并沿髂肌的前面向下移行，被髂筋膜所覆盖，其与髂肌同样位于肌间隙之中。

髋关节囊后部的纤维的走行方向朝向外，并由股骨颈的后面横过，而闭孔外肌的肌腱则由股骨颈的下方越过。髋关节囊的所有部分的厚度并非一致，譬如，在髂股韧带的后面，髋关节囊显得特别的坚厚，而在髂腰肌腱下方则显得较薄弱，甚至存在部分缺如的现象，但有髂腰肌的肌腱对其加强。

（2）髂股韧带　髂股韧带位于髋关节囊之前，并紧贴于股直肌深面，呈一倒置的"Y"形。该韧带与髋关节囊的前壁紧密地相接触，其长度较长并较坚韧。该韧带为全身最大的韧带。

髂股韧带起自髂前下棘及其后方2cm处的髋臼缘，该韧带的纤维方向是朝向外下方移行的，呈扇形。在向下方移行时分为二支：外支抵止于转子间线的上段；内支抵止于转子间线的下段（图1-75）。髂股韧带的外支可以限制大腿的外展与外旋；内支可以限制大腿的外展。髂股韧带的内侧部与外侧部均较肥厚而甚为坚固，有时即使是髂前下棘发生撕脱性骨折时，该韧带都可能不被撕裂。但位于该韧带的二支之间的部分却甚为薄弱，有时该处会形成一孔样结构。

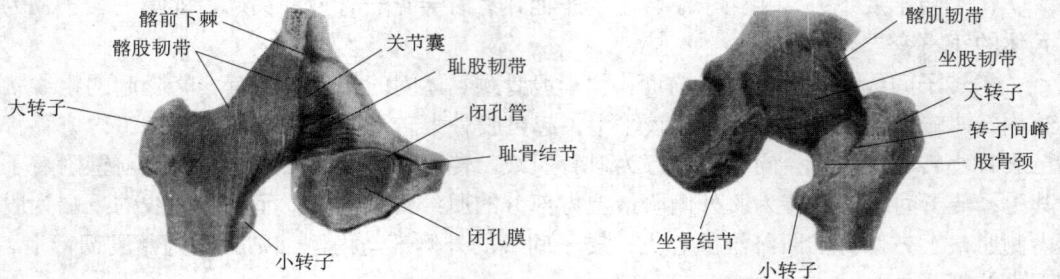

图 1-75　髋关节韧带

当人体处于直立位时，躯干的重心移向髋关节后方，此时，髂股韧带对髋关节的后伸有限制作用。当人体站起时，髂股韧带能保证人体躯干于髋关节上保持一定的稳定性；当体重落于股骨头上时，髂股韧带能与臀大肌起协同作用，而使得髋关节伸直，并以此将躯干拉直，从而使得躯干保持直立的姿势。除屈曲之外，在髋关节的所有运动中，髂股韧带均能保持一定的紧张度；特别是在髋关节伸直与外展、外旋时，该韧带显得尤其紧张。

（3）耻股韧带（图1-75）　耻股韧带位于髋关节囊的前下方，呈三角形。起自耻骨上支、耻骨体、髂耻隆起、闭孔嵴以及闭孔膜上，而斜向下外方移行，并通过股骨头的前方而向外下方至股骨颈处，其行于髋关节囊的内侧部而与髋关节囊以及髂股韧带内支的深面相合并，最终该韧带抵止于转子间线的下部。

耻股韧带与上述由髂股韧带分出的二支形成一"N"字形的结构，该结构能够限制髋关节的外展运动。

（4）轮匝带　该韧带为髋关节囊位于股骨颈处深层纤维的呈环形增厚的部分。

该韧带环绕股骨颈的中部，能够约束股骨头，并防止其向外方脱出。该韧带的纤维在股骨颈后部较表浅，但尚具有一定的扶持力。

（5）坐股韧带（图 1-75） 坐股韧带包括三角形的纤维囊，其位于髋关节囊后面，略呈螺旋样而较薄弱。起自髋臼的后下部，其纤维向外上方经股骨颈的后面移行至髋关节囊的轮匝带，最终抵止于大转子的根部。该韧带的纤维与髋关节深层处的关节囊的环状纤维相合并，其上部的纤维呈水平样跨越髋关节并与髂股韧带相合。该韧带能够防止髋关节的过度内旋与内收。

（6）股骨头韧带 为髋关节囊内的纤维带。该韧带呈三角形而略显扁平，起于髋臼横韧带与髋臼切迹处，最终抵止于股骨头凹处，在移行过程中一直为滑膜所包裹。

股骨头韧带虽位于髋关节囊内，但并不被包裹在滑膜之内，主要为一个滑膜管所包绕，并向下移行，在髋臼切迹处才开放。其主要与覆盖于髋臼横韧带的滑膜以及覆盖于髋臼窝内脂肪的滑膜相延续。位于髋关节下方的脂肪垫在髋关节屈曲时，可被吸入髋臼窝内；当在髋关节处于半屈曲位或作内收、外旋运动时股骨头韧带会变得紧张，从而能够对股骨头稳定性具有一定的维持作用。

一般认为，股骨头韧带为人类在退化时所残留的结构。也有一部分学者认为，该韧带是由髋关节囊或耻骨肌的一部分结构衍化而来。

（7）髋臼横韧带 髋臼横韧带位于髋关节腔之内，实际上是属于髋臼缘的一部分。该韧带系由强有力的扁平的纤维韧带所组成，并呈桥状横跨髋臼切迹的两侧，而形成一孔道，其内有血管及神经通过，该韧带与关节囊以及股骨头韧带的基底部的两个束状带相互融合。

从髋骨关节周围韧带的分布情况来看，髋关节囊的内下方与后下方的区域比较薄弱，尤其当髋关节处于内收、屈曲或轻度内旋位时，最为松弛。

（8）髂胫束 髂胫束为大腿外侧的阔筋膜所增厚的部分，位于髂嵴外唇前部以及胫骨外侧髁之间的区域内，该结构显得非常紧张。

股骨大转子平面，阔筋膜张肌以及臀大肌的肌腱移行进入髂胫束中，而阔筋膜张肌恰位于髂胫束上 1/3 部分的前后两层之间。

臀大肌向后上方牵引髂胫束，阔筋膜张肌向上方牵引髂胫束，二者共同收缩，从而能沿大腿的纵轴向上反复牵引胫骨并使得膝关节伸直。

髂胫束主要穿经髋关节横轴前外侧以及膝关节横轴后外侧的区域。因此，该结构对人体直立的维持起着甚为重要的作用。

【髋部弓弦力学系统辅助装置】

（1）皮肤 髋部的皮肤较厚，富含皮脂腺以及汗腺。

（2）脂肪组织 臀部有丰富的脂肪组织，为人体的机械减震装置。

（3）滑膜囊 臀区滑膜囊比较丰富（图 1-76）。

①臀大肌坐骨囊 位于臀大肌下面

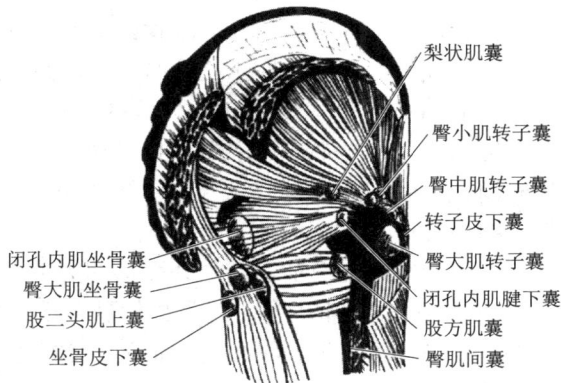

梨状肌囊
臀小肌转子囊
臀中肌转子囊
转子皮下囊
臀大肌转子囊
闭孔内肌腱下囊
闭孔内肌坐骨囊
臀大肌坐骨囊
股方肌囊
股二头肌上囊
臀肌间囊
坐骨皮下囊

图 1-76 臀区的滑膜囊

与坐骨结节之间的区域内。

②臀肌间囊　为臀大肌抵止于股骨臀肌粗隆深面时所形成的 2～3 个滑液囊。

③臀中肌转子囊　通常有 2 个：位于前方的一个居于臀中肌止腱与股骨大转子之间的区域内，而位于后方的一个则居于臀中肌的止腱与梨状肌之间的区域内。

④臀小肌转子囊　位于臀小肌的止腱与股骨大转子之间的区域内。

⑤梨状肌囊　位于梨状肌的止腱与股骨大转子之间的区域内。

⑥闭孔内肌腱下囊　位于闭孔内肌抵止处的深面。

⑦闭孔内肌坐骨囊　位于闭孔内肌腱与坐骨小切迹的软骨面之间的区域内。

⑧转子皮下囊　位于股骨大转子与皮肤之间。

⑨臀大肌转子囊　位于臀大肌肌腱与股骨大转子之间的区域内。

⑩坐骨皮下囊　位于臀大肌坐骨囊下方，当人体处于坐位时，该囊则居于坐骨结节与皮肤之间。

2. 膝部静态弓弦力学单元

【弓】

（1）股骨　股骨是人体最长、最粗的长骨（图 1-78）。其长度约为体高的 1/4，分为一体及上、下两端。

①股骨体　股骨体略弓向前，上段呈圆柱形，中段呈三棱柱形，下段前后略扁。股骨体后面的纵形骨嵴，称为粗线，此线上端分叉，向上外侧延续为粗糙的臀肌粗隆，为臀大肌的附着处；向上内侧延续为耻骨肌线。粗线下端也分为内、外两线，二线间的骨面，称为腘面。在粗线的中点附近，有开口朝下的滋养孔。

②股骨近端　股骨近端有朝向内上方的股骨头，其与髋臼组成关节。股骨头顶端的中部，有小的股骨头凹，股骨头韧带附于此凹。股骨头下方缩细的部分，称为股骨颈。股骨颈与股骨体连接处的上外侧的粗糙隆起，称为大转子；而内下方的隆起，称为小转子，均有肌腱附着。大、小转子之间，前面为转子间线，后面为转子间嵴。大转子是重要的体表标志，可在体表扪及。

③股骨远端　股骨远端为许多韧带及肌腱的附着部位，解剖外形也较为复杂。股骨远端向两侧及后方膨大，分别形成半球形的股骨内侧髁与外侧髁。两髁关节面于前方连合，形成一矢状位的浅凹，即关节软骨髌面，伸膝时可容纳髌骨。

无论从外形和大小来看，股骨内、外侧髁并不对称。股骨内侧髁较大，且矢状面上前后曲率较为一致，较外侧软骨面更向后凸，面积比外髁小而且低。关节面的矢状线与关节面横轴呈 120° 交角，较外侧髁的 100° 为大。故内髁不但有前后向的屈伸活动，还有旋转活动。而股骨外侧髁则较小，矢状面上自前向后的曲率逐渐增大。股骨外髁扁平，但髌面较大而高起，比内侧髁高起约 0.5cm，以容纳关节面较大的髌骨外侧部，并防止髌骨向外脱位。

两髁末端侧向及前后向均为弧形的关节面。从股骨远端轴向观察，可发现股骨外侧髁轴线较内侧髁者稍短，且股骨外侧髁轴线与矢状面的夹角比股骨内侧髁轴线与矢状面的夹角要小，后者与矢状面的夹角可达 20° 左右。以股骨髁间窝为中点，股骨外侧髁较内侧髁稍宽大。股骨内、外髁前方由一沟槽（即股骨滑车）所分隔（图 1-77）。股骨滑车的最深部称为滑车沟，滑车沟较内、外髁之间的正中平面稍偏向外侧。

股骨内外髁的远端与后方被髁间窝分隔。髁间窝的外侧壁较平坦，前交叉韧带近端即起于此，后交叉韧带则起于髁间窝内侧壁。髁间窝与腘平面之间有一条髁间线，有腘斜韧带及关节囊附着。腘平面为股骨粗线内外唇及髁间线所围成的三角形平面，位于股骨体下端的后面。髁间窝狭窄，可导致前交叉韧带损伤。有研究表明，前交叉韧带损伤则极可能是继发于韧带与狭窄髁间窝的撞击。

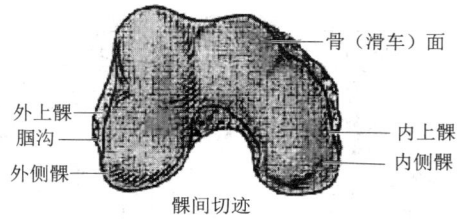

图 1-77　髁间切迹

腘肌腱起于股骨外侧髁关节面近侧的一浅沟，称为腘肌腱沟，它将外上髁与关节间隙分隔开。腘肌腱由此经过，腓肠肌外侧头附于后上方，腘肌腱位于前下，腓侧副韧带位于其间，并越过腘肌腱。股骨外上髁较小但较为突出，是腓侧副韧带的起点。股骨内侧髁上有较为隆起的收肌结节，大收肌即止于此。

股骨内上髁位于收肌结节的前远方，为一"C"形的嵴状隆起。内上髁中央凹为胫骨结节，为髌韧带在胫骨上的附着点。胫骨结节外侧 2～3cm 处的结节样突起，称为 Gerdy 结节，为髂胫束的附着点。

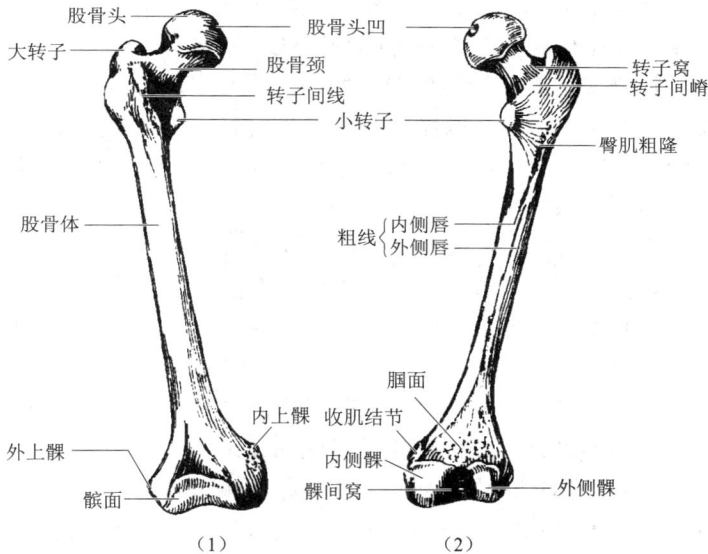

（1）　　　　　　　（2）

图 1-78　股骨整体观

（1）前面观　（2）后面观

（2）胫骨　胫骨位于小腿的内侧，是粗大的长骨。胫骨分为体及上、下两端（图 1-79）。

①胫骨体　胫骨体呈三棱柱形，其较锐的前缘及内侧面直接位于皮下，故易于皮下触及；外侧缘称为骨间缘，为小腿骨间膜的附着处。后面上份有斜向下内的粗糙的比目鱼肌线。胫骨体上、中 1/3 交界处的附近，有开口向上的滋养孔。

②胫骨远端　胫骨远端的下面有下关节面。胫骨远端向内下方突出的部分，称为内踝，可在体表扪到。内踝外侧有内踝关节面，与胫骨的下关节面共同与距骨组成关节。胫骨远端的外侧面有腓切迹与腓骨相接。

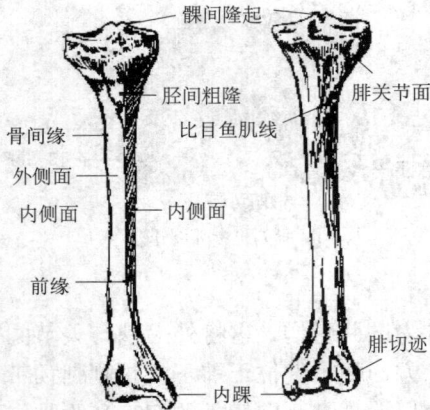

图 1-79　胫骨

（图中标注）髁间隆起　脊间粗隆　腓关节面　骨间缘　比目鱼肌线　外侧面　内侧面　内侧面　前缘　腓切迹　内踝

③胫骨近端　胫骨近端宽厚，称为胫骨髁，横切面呈三角形。其上面称为胫骨平台，向后倾斜约20°，并且向两侧膨大形成胫骨内外侧髁，与股骨下端内外侧髁分别对应，以增加膝关节的稳定。股骨与胫骨内外髁的关节面并不完全吻合，胫骨内侧平台较外侧平台宽大且平坦，平台的后部向胫骨干后方悬出。与此相反，胫骨外侧平台较内侧平台窄小且向上方隆起。

由于半月板的存在，胫股关节的吻合程度较单纯骨性的胫股关节要好。半月板显著改善了胫股关节间吻合程度并增加了胫股关节间的接触面积。胫骨两髁之间有髁间隆起，由两个胫骨髁间结节构成，又称为内外髁间嵴，呈圆锥状，其高低常有变异。前髁间凹内自前向后分别有：内侧半月板前角、前交叉韧带、外侧半月板前角附着。前髁间凹后方为内侧与外侧髁间嵴，内、外侧髁间嵴间，为嵴间沟。

胫骨髁间嵴的功能并非为交叉韧带及半月板提供止点，而是通过对股骨内、外髁内、外侧面的阻挡作用，以提供膝关节内外方的稳定性。隆起的前后形成平坦的粗面，是髁间的前后区，为前后交叉韧带及半月板的附着处。髁间嵴后方为后髁间凹，自前向后，后髁间凹内分别有：外侧半月板与内侧半月板后角附着。后交叉韧带止于胫骨内外髁间的胫骨后上缘。胫骨前方最为突起的三角形结构，为胫骨粗隆，是髌韧带在胫骨上的附着点，它们之间有髌下滑液囊。

胫骨后面的上部有粗糙的线样结构，称为腘线，该线由腓关节面向下、向内侧斜行，正好将腘肌与比目鱼肌分开。该线下方有较大的滋养孔，其营养血管由此进入，走向远侧。胫骨结节外侧的 Gerdy 结节上有髂胫束附着。胫骨外髁之后外侧面有一个小的圆形腓骨关节面，与腓骨小头相接。胫骨近端主要为松质骨，是关节内骨折易发处。内侧髁骨小梁较外侧髁稀少、疏松，内侧平台又呈凹陷形，主要承接圆凸的股骨内髁，又因为内侧半月板耐磨损能力不如外侧，故随年龄老化而易形成膝内翻。

（3）髌骨　髌骨是人体内最大的籽骨，位于股四头肌腱中，与股骨滑车相关节。髌骨前后扁而不规则，呈不对称的卵圆形，顶点指向肢体远端，其上缘圆平而厚为髌底，髌骨下端尖窄称为髌尖。髌尖薄而锐，其后为粗面；髌骨前面粗糙，两者均为髌韧带的主要起点，为股四头肌腱膜所覆盖。股四头肌腱向下延伸，包裹髌骨的前方，并与髌韧带相融合（图 1-80）。髌骨与股骨滑车相关节，形成髌股关节室，又称为膝关节前侧室。

髌骨关节面以纵行嵴分为内外两部分，再由横嵴等分为上中下三区，加上髌骨内缘的小关节面，共分为 7 区。髌骨内外侧各有 3 个接触面，第七个接触面位于髌骨内侧缘。总的来讲，髌骨的内侧关节面较小且呈凹陷形，髌骨外侧关节面较大，约占整个髌骨的2/3，在矢状面上呈后凸形，冠状面上则仍呈凹陷形。

髌骨的形态可以分为 6 种类型（图 1-81），其中 1 型与 2 型为稳定型髌骨，其他 4 型为不稳定型，可能是由于髌骨半脱位后在不平衡应力作用下导致的。覆盖髌股关节面的软骨是全身最厚的透明软骨，最厚处可达 6.5mm 左右。

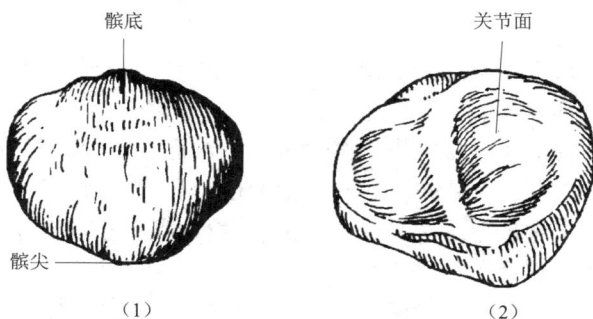

图 1-80　髌骨

（1）前面观　（2）后面观

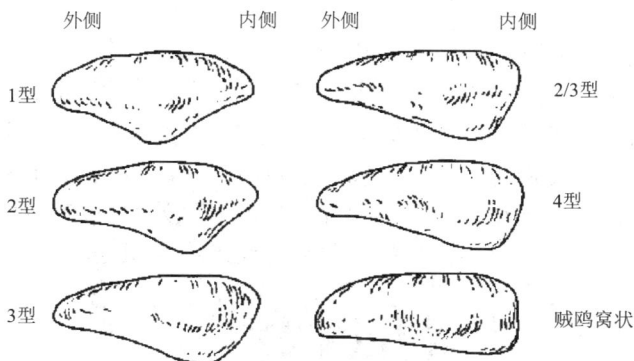

图 1-81　髌骨的不同外形

　　股骨滑车向内外侧延伸，通过一隆起的嵴与股骨内外髁相连接。髌骨并非完全落于股骨滑车内，在股骨滑车内滑行的过程中，髌股关节间的接触面不断发生变化。伸膝角度不同则有不同的髌股接触面。伸膝 30°时，下区与股骨滑车相接触，120°时或以上时髌骨内侧小面与股骨髁相接触。膝关节屈曲 10°～20°时，髌骨下端内外侧关节面同时与股骨滑车相接触，接触面成一横行的窄条状。

　　随着膝关节屈曲度数的增加，髌骨与滑车的接触面逐渐向近侧和外侧移行。当膝关节屈曲 45°时，髌股关节接触面积达最大值，髌骨对应股骨的内外侧接触面经中间嵴相互连接而成椭圆形分布。当膝关节屈曲 90°时，髌骨对应股骨的接触面移行到髌股关节面的上部。膝关节屈曲达 90°后，随着屈曲度数的进一步增加，髌骨对应股骨的内外侧接触面逐渐分离，并相互独立。髌骨内侧缘的奇面只有在膝关节极度屈曲时，才与股骨相接触。

　　髌骨的主要生物力学功能在于增加股四头肌的力臂。随着膝关节屈曲度数的增加，髌股关节间的应力也逐渐加大。与此同时，髌股关节间的接触面积也逐渐增大，使得接触应力分布于较大的接触面积。与上述情况相反，当膝关节由屈曲位对抗应力伸直时，髌股关节间应力逐渐增大而接触面积变小。因此，对于相应的膝关节的病变，让患者自屈曲位对抗应力伸直膝关节，可引出髌股关节疼痛的症状。当膝关节完全伸直时，髌股关节已脱离相互接触的状态，所以直腿抬高动作可以消除髌骨关节内的应力。

【弦】

（1）膝关节囊 膝关节囊是一独立的纤维膜性结构，由纤维层和滑膜层构成，狭义的关节囊仅指纤维层而言。

在膝关节前部，关节囊深层纤维将半月板前缘与胫骨髁以纵行纤维相连，称为冠状韧带。在近端，膝关节囊在髌骨以上 3～4 指的近股骨髁关节面边缘处附着于股骨髁间窝和股骨后部，纤维束被供血管和神经通过的孔隙分割；在远端，除了腘肌腱通过裂缝进入关节之外，膝关节囊附着于胫骨周缘。

在膝关节后部，膝关节囊包含起于股骨髁和髁间窝壁的垂直纤维。在此区域，膝关节囊被起于半膜肌腱的腘斜韧带加强。腘斜韧带构成腘窝底的一部分，腘动脉从其上通过。在腘裂缝处，膝关节囊移行向下，正对股骨头，形成外侧半月板和腓骨茎突之间的弓状韧带。

（2）前交叉韧带 起于股骨外侧髁内面的后部，韧带的平均长度为38mm，平均宽度为 11mm（图 1-82，图 1-83），以一种半环形片段的形式与髁间切迹相连。韧带附着点前边界平直，后边界为凸形。韧带向前、远侧及向内侧走行，止于胫骨。在它的整个行程中，韧带的纤维轻度向外旋转。在股骨止点下方大约 10mm，韧带呈直立状态，韧带的胫骨止点呈宽阔下陷区域，位于髁间窝胫骨棘的前外侧。韧带的胫骨止点呈斜向，比股骨止点更牢固。它与外侧半月板的前角之间通过小束相连。

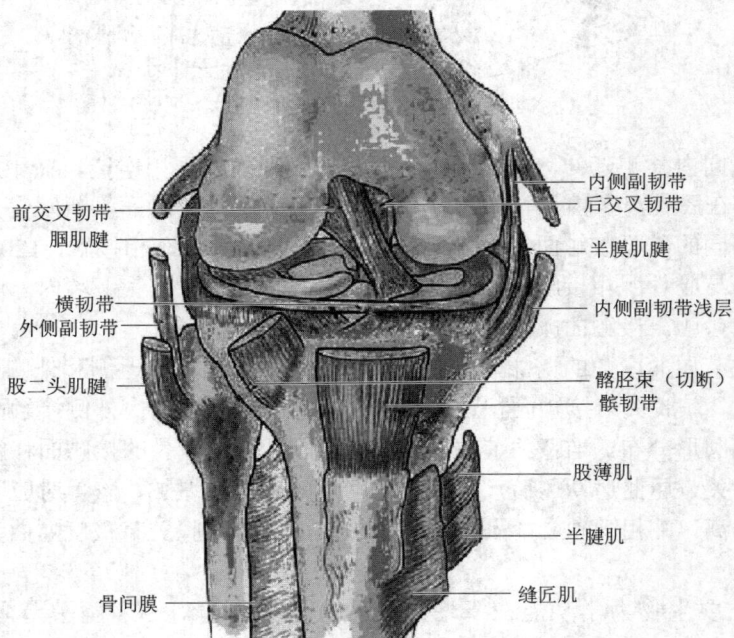

图 1-82　前交叉韧带（前面观）

前交叉韧带可以限制胫骨在皮骨上向前滑动。伸膝时，它与关节囊、两侧副韧带及后交叉韧带一起限制侧方及旋转运动；屈膝时，则与胫侧副韧带、关节囊及后交叉韧带一同限制侧方运动及旋转运动（图 1-84），与后交叉韧带一同限制过度屈曲，与后交叉韧带、两侧副韧带、关节囊及腘斜韧带共同限制过度伸直。当伸膝达最后阶段时，可限制胫骨旋转。前交叉韧带的最大牵张力约为 1725N±270N，这远小于许多剧烈体育活动所产生的应力。

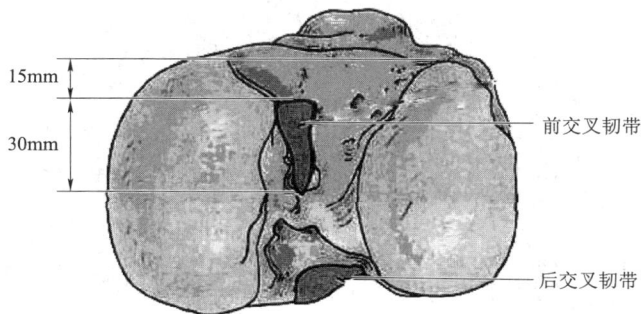

图 1-83 前后交叉韧带（水平面观）

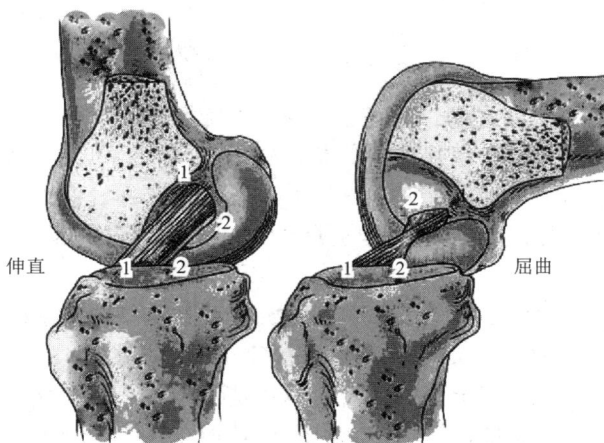

图 1-84 前交叉韧带伸直和屈曲位解剖位置

膝关节的稳定性需要一些动态稳定结构，如肌肉通过膝关节产生稳定力，可使肌肉能辅助稳定膝关节。前交叉韧带分布有大量的本体感受器和游离神经末梢，发挥重要的本体感觉功能。前交叉韧带运动由胫后神经的分支来支配。

（3）后交叉韧带 起于股骨内髁外面偏前无关节面处，平均长度为 38mm，平均宽度为 13mm。与前交叉韧带一样，其起点也呈半环状，水平走向，附着点的上边界平直，下边界呈凸形。其中部最窄，呈扇形向两边延伸，上部比下部稍宽。韧带纤维以内外方向止于胫骨，以前后方向附着于股骨。韧带在胫骨的附着点位于关节内胫骨上关节面后部的凹处。胫骨附着点向远端延伸至相邻胫骨后面达 1cm 处。在紧靠胫骨附着点处，后交叉韧带发出一小束与外侧半月板的后角混合在一起。

后交叉韧带能提供限制胫骨相对股骨向后滑移的大部分限制力。当膝关节屈曲时，其可被最大程度地拉紧，当膝关节内旋时则变得更紧张（图 1-85）。后交叉韧带由前部纤维和后部纤维组成，前部纤维组成下韧带的主体，在膝关节屈曲时紧张，在膝关节伸直时松弛。后部纤维较薄弱，组成韧带较细部分。后交叉韧带与侧副韧带及腘肌腱共同起到稳定膝关节的作用。一旦断裂，可产生胫骨向后不稳。切断试验表明，单独切断后交叉韧带时，膝关节屈曲时的后移位明显增加。

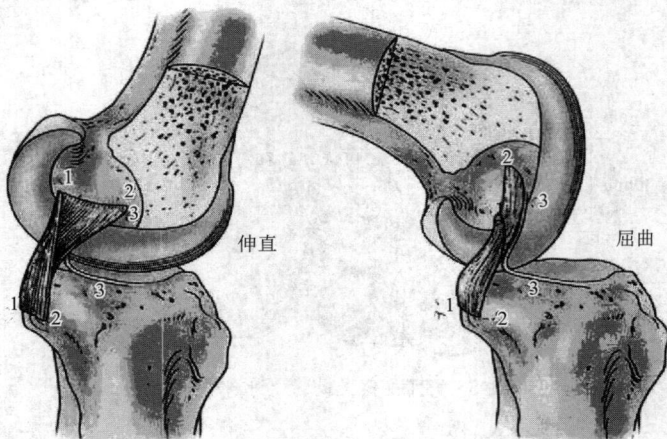

图 1-85　后交叉韧带伸直和屈曲位解剖位置

后交叉韧带损伤比前交叉韧带损伤较少见，损伤多发生于膝关节屈曲位或过屈时前方受击打的情况下。这类损伤很少导致症状性的不稳定，但可能导致慢性疼痛。膝关节内侧间室显著退变的患者，往往会发生慢性后交叉韧带损伤。交叉韧带上部附着点的特点，可导致韧带屈曲时沿纵轴扭转。前交叉韧带与后交叉韧带附着在相对面上，所以会沿相反方向扭转。

（4）胫侧副韧带　胫侧副韧带呈扁宽三角形，基底向前，为内侧关节囊纤维层加厚的部分。胫侧副韧带分为浅、深两层，两层密切结合无间隙。

①深层　较短，构成关节囊的一部分，即内侧关节囊韧带。又分为前、中、后三部分。其后 1/3 又称为后斜韧带。深层纤维附着于股骨及胫骨内侧关节面之边缘，前后与关节囊相续，紧密附着于内侧半月板上。后斜韧带起于前部纤维后上方 1cm 处的内收肌结节，向后下分为三束止于胫骨、关节囊及腘斜韧带。

胫侧副韧带与半膜肌腱纤维相连，当屈膝 60° 时，韧带松弛，但可由半膜肌牵拉而使之紧张，同时也牵拉内侧半月板后移，以免受到股骨和胫骨关节面的挤压，所以后斜韧带具有动力性和静力性双重稳定作用。

②浅层　纤维较长，位于深层之外，是坚强扁平的三角形纤维带。它起于股骨内上髁内收肌结节附近，止于胫骨上端的内面，位于胫骨关节面之下 2～4m 处。部分纤维较长，远端止点可达胫骨内侧髁关节面下 7cm 处。前部纤维纵行向下，长约 1cm，亦称为前纵部，止于鹅掌下 2cm 处。前纵部与胫骨上端之间有滑液囊，关节活动时有利于韧带前后滑动。

胫侧副韧带浅层后部由短纤维组成，分为后上斜部及后下斜部。后上斜部起于前纵部浅层上端后缘，斜向后下，止于胫骨内侧髁后缘，并向后延伸，附着于内侧半月板后缘。后下斜部起于前纵部下端后缘，斜向后上，越过半膜肌腱，止于胫骨内侧髁后缘，并附着于内侧半月板后缘。

胫侧副韧带具有保持关节稳定和调节关节活动的功能，其紧张度随关节位置的不同而改变。膝关节完全屈曲时，韧带的前纵部紧张，后上斜部和后下斜部松弛；半屈位时，大部分韧带松弛，膝关节可以轻度外翻及旋转活动。膝关节完全伸直时，全部韧带紧张，通过神经调节可使膝关节周围肌群发生反射性收缩而加强关节的稳定。膝在全屈或全伸位时相对稳定而不易损伤；而在半屈位时比较松弛，易受损伤。

胫腓侧副韧带的位置均偏于膝关节的后方。屈膝时侧副韧带松弛，胫骨可有稍许旋转活动，不能限制内收、外展或旋转活动；伸膝时侧副韧带紧张，膝关节变得稳定，可防止膝过度伸直。

（5）腓侧副韧带　腓侧副韧带呈圆条状，长约5cm。其近端附着于股骨外上髁，位于腘肌沟的近侧，向下后方止于腓骨头尖稍前处。它将股二头肌腱分为两部分，与外侧半月板之间被关节囊和腘肌腱隔开，该韧带后方的关节囊较肥厚。腓侧副韧带可分为深、浅两部，深部为外短韧带，浅部为腓骨长肌向上的延长部分。腓侧副韧带与外侧半月板被腘肌腱分开。小腿外旋时，腓侧副韧带松弛，有时可扭转、卷曲或突出。

（6）髌韧带　髌韧带为强壮扁平的韧带，长约5cm。它在近端起于髌骨下极，在远端它止于胫骨结节：其位于髌骨前面的浅层纤维与股四头肌腱的纤维相连续。股四头肌腱内、外侧部分别从髌骨的两侧通过，止于胫周结节近端的两边。这些纤维性增宽部分与关节囊融合，形成髌骨内外侧支持带。髌韧带正常情况下在 MRI 上显示为低信号，但在它与髌骨及胫骨的附着处可以呈现中等密度的影像。与其他部位一样，肌腱局灶性的不连续或高信号影像表明该韧带的破裂或撕裂。

髌韧带连接髌骨下缘与胫骨结节。因为股骨干有一倾斜角，因此股四头肌与髌韧带不在一条直线上。所形成的角度经常为外翻角，在男性平均为14°，在女性17°。这个角称为股四头肌角（Q 角），在股骨内旋时角度的大小增加。所导致髌骨的外脱位趋势，能被股骨滑车的外侧唇、股内斜肌的水平纤维及髌内侧支持带所对抗。

髌韧带后表面通过一个较大的髌下脂肪垫与关节的滑膜囊分开；通过一个滑囊与胫骨分开。脂肪垫填充了股骨髁和髌韧带之间的空隙。在运动时这个潜在性空腔的大小随膝关节活动的变化而改变形状。这个脂肪垫被无数的源于膝动脉的血管所贯穿。髌韧带在股骨髁间切迹和脂肪垫之间形成一不完全的间隔。

【膝关节弓弦力学系统辅助装置】

（1）皮肤、脂肪　皮肤属于弓弦力学系统的辅助装置覆盖在人体表面，直接与外部环境接触。成人皮肤面积平均为 1.6m²，约占人体体重的 16%。皮肤在消化、呼吸、泌尿生殖管道的开口处，与黏膜相延续，在眼睑边缘皮肤与结膜相连。皮肤与脂肪都是弓弦力学系统的辅助装置，借皮下脂肪组织与筋膜相连，筋膜系统属于静态弓弦力学单元中的弦，皮肤具有多种感受器和丰富的感觉神经末梢分布，能感觉冷、温、痛、触和压等刺激，脂肪组织是人体的机械减震装置，可保护深层组织免受到异常力学损伤，同时可增加皮肤的张力，使皮肤有一定的活动度。

（2）髌下脂肪垫　位于髌韧带与膝关节囊的滑膜之间，是一个三角形的脂肪组织，对髌韧带起减少摩擦的作用，对膝关节起稳定作用。

（3）膝关节内滑膜　膝关节滑膜是人体关节中面积最广，最复杂的，所形成的滑膜腔也是人体最大的滑膜腔。滑膜包裹膝关节内面向上延展至髌骨之上的髌上囊。

髌上囊通过脂肪层与股骨前面分开，其最上部分附着于股骨干前面的膝关节肌。膝关节周围的肌肉可阻止髌上囊内陷入髌骨之下，在关节内，滑膜覆盖交叉韧带和腘肌腱。

在关节囊后外侧以上，滑膜围绕腘肌腱形成一个滑膜隐窝。在半月板之下的冠状隐窝也衬垫着滑膜，在前部滑膜覆盖位于髌韧带和关节囊后方的脂肪垫。滑膜比关节囊更丰富，滑膜常形成许多皱褶。正常情况下，皱襞通常为胚胎发育期被吸收的滑膜隔的残余部分。最常见的滑膜皱襞位于髌下（黏膜韧带），髌上和髌内。

后滑膜腔与腘窝囊相连，腘窝囊位于半膜肌腱和腓肠肌腱之间，在膝关节中注入染料，可使此腘窝囊膨胀，当发生关节内渗出时，此囊也可以变大，形成腘窝囊肿。此滑膜腔正常情况下不与膝关节周围的任何其他囊腔相通。

（4）滑液囊　滑液囊又称为滑膜囊、滑囊，为纤维组织囊袋，形扁壁薄，内衬有滑膜或细胞。囊内含有少量黏液以减少相邻组织之间的摩擦。滑囊多位于肌腱与骨面相接触之处，或相互摩擦的组织之间。膝关节周围肌腱较多，关节表浅，活动度大，因此摩擦劳损及创伤机会多，因而滑液囊也较多。其中有 3 个滑囊常与关节腔相通，即髌上囊、腘肌囊及腓肠肌内侧囊。有 5 个囊与关节腔不相通，分别为髌前囊、浅层髌下囊、深层髌下囊、鹅足囊、半膜肌囊（图 1-86）。

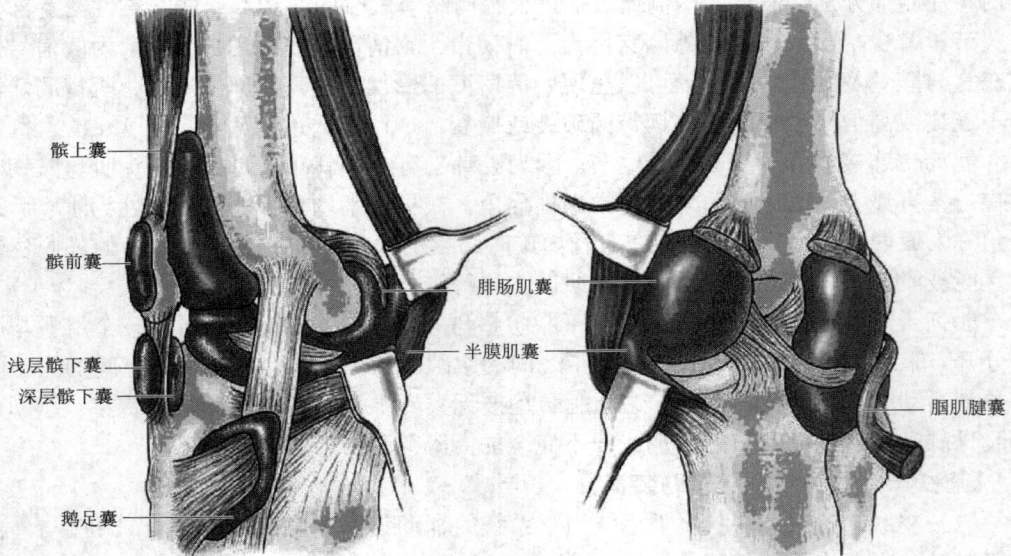

图 1-86　膝关节滑囊

①髌上囊　位于股四头肌腱深面，髌底之上方，为膝部最大的滑膜囊。往往与膝关节腔相通，而被视为膝关节滑膜腔的一部分。该滑囊与股骨之间有一层脂肪，可避免髌上囊与股骨粘连。起于股骨下端之膝肌附于髌上囊。屈曲时髌骨向下移则髌上囊随之下移；伸膝时膝肌可拉髌上囊向上。膝关节腔的上界大约在髌骨上缘上方 3cm 处，但如果与髌上囊相连则可高出髌骨上缘达 7~8cm。

②腘肌腱囊　腘肌腱囊与膝关节外髁腔相通，位于腘肌腱和外侧半月板、胫骨外髁、胫腓近侧关节之间，能减缓腘肌腱和其他坚硬结构间的摩擦及撞击。有时该囊与胫腓近侧关节相通，从而使膝关节腔也与胫腓近侧关节相交通。

③腓肠肌囊　腓肠肌囊位于腓肠肌内侧头深面，通常与内侧髁腔相通。该囊还与位于半膜肌深面的一个囊交通，因而它可以使半膜肌囊与膝关节交通。

④髌前囊　髌前囊在髌骨前面，位于深层皮下组织内，在髌骨下半及髌韧带上半与皮肤之间，有时其范围可高过髌骨。髌前皮下囊的存在可以允许膝前的皮肤自由活动，该囊可分为两个：浅层位于阔筋膜与股四头肌腱之间为髌前筋膜下囊；深层在股四头肌腱与髌骨骨膜之间为髌前腱下囊。受伤后肿起，有时髌前皮下囊可分成两部分，不要误以为骨折。

⑤浅层髌下囊（髌下浅囊）　浅层髌下囊介于皮肤与髌韧带、胫骨结节之间，可与髌前皮下囊相通连。可减少跪位时的摩擦。多次跪位摩擦导致该囊发炎时，称为侍女膝。

⑥深层髌下囊（髌下深囊）　深层髌下囊介于髌韧带深面与胫骨上端前面之间，为固有滑囊。

⑦鹅足囊　鹅足囊位于缝匠肌腱、股薄肌腱、半腱肌腱的深面与胫侧副韧带之间，此囊大而恒定，临床发病机会较多。

⑧半膜肌囊　半膜肌囊位于半膜肌与腓肠肌内侧头浅部之间。

3. 踝部静态弓弦力学单元

【弓】

（1）胫骨下端　胫骨外观呈三棱柱形，下端（图1-87）逐渐扩大，呈四边形，其终末端称为平台，即胫骨远端关节面，是踝关节的主要负重关节面。内侧面向下延伸，形成一坚强的钝锥状骨突，称为内踝。内踝的关节软骨与胫骨远端关节面的软骨相连。内踝可分为前丘部和后丘部，两者以球部结节间沟为界，前球部明显低于后球部。大隐静脉从其前侧通过，内踝处行针刀治疗时要注意勿刺破大隐静脉。胫骨下端的外侧面有一切迹，称为腓切迹。其下方粗糙的凹陷面为下胫腓韧带附着处。切迹前后缘隆起，前方隆起称为胫骨前结节，后方隆起称为胫骨后结节。腓切迹的后面粗糙，有浅、深两沟，外侧为浅沟，有踇长屈肌腱通过；内侧沟较深，称为踝沟，有胫骨后肌与趾长屈肌腱通

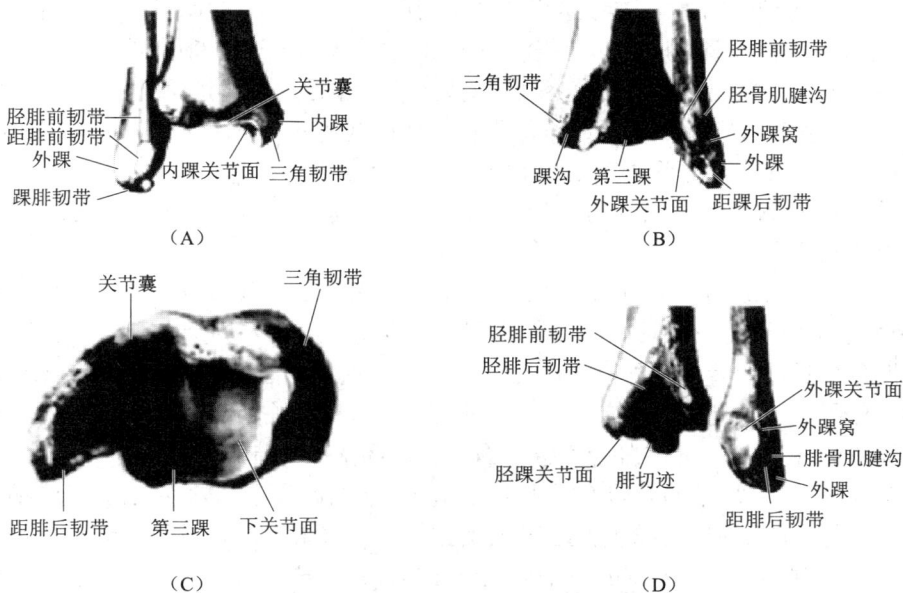

图 1-87　胫骨下端

（A）前面观　（B）后面观　（C）下面观　（D）相对面

过。胫骨下端关节面自前向后凹成弧形，后缘骨突形成一骨性突起，称为后踝，有些学者称其为"第三踝"。胫骨下端的前缘形成的骨突，有少数学者称其为前踝，是构成踝穴的前侧部分。

胫骨下端关节面的骨嵴，与距骨滑车上关节面中间的凹陷部分构成关节。若距骨发生侧向移位，距骨滑车上关节面中间的凹陷部分不能与胫骨下关节面的骨嵴相对应，则两骨之间有效接触面积必然减少，日久将导致踝关节损伤性关节炎的发生。

胫骨下端的冠状面与胫骨上端的冠状面不在同一平面上。国外有学者通过测量，发现胫骨下端向外扭转约 $0°\sim40°$，使得踝关节的矢状面与人体冠状面所成的角度为 $120°$。

胫骨下端的骨化中心一般出现在 $1\sim2$ 岁时，男性到 $16\sim19$ 岁，女性到 $15\sim18$ 岁时此处骨骺和骨干愈合。在儿童，内踝处常有一附加骨化中心，临床易将此骨化中心误认为骨折，特别当该处外伤后更要注意鉴别。胫骨下端骨骺未愈合前，骺板不整齐，X线表现为波浪形。踝关节周围大部分韧带均附着于骨骺上，这常是骨骺分离的原因之一。临床上，骨骺分离多发生于 $9\sim14$ 岁之间，且多合并有骨干边缘的骨折。通常骨骺分离发生于骺板的骨干侧，合并的骨干骨折块常常影响骨骺分离的复位。

（2）腓骨下端　虽然腓骨的重要性不如胫骨，但其下端向下突出的部分，即外踝，是构成踝关节不可缺少的部分，其外形呈锥形，约低于内踝1cm。腓骨下端在临床上是容易发生撕脱性骨折的常见部位，也对踝关节的稳定性起着辅助地加固作用。腓骨下端内侧面的前上部有微凹的关节面，称为踝关节面，与距骨相关节。其关节面多数呈梨形或三角形，少数呈菱形，外踝关节面的后下方为外踝窝，为胫腓后韧带及距腓后韧带的附着部。外踝的外侧面及其上方延长的三角区直接位于皮下，其前方有第三腓骨肌通过；后缘呈浅沟状，称为踝沟，有腓骨长短肌通过。外踝的前面较粗糙，有距腓前韧带，外踝前韧带及跟腓韧带附着。腓骨体有许多肌肉附着，上 1/3 有比目鱼肌附着，下 2/3 有蹈长屈肌、腓骨长肌和胫后肌包绕，而下 1/3 因接近于体表，所以很少有肌肉附着。这样上中 1/3 交界处及中下 1/3 交界处，均为两组肌肉附着区的临界区，承受的张力较大，在外力的作用及肌肉强力收缩下，腓骨容易在这两处骨折。这也是踝关节在遭受扭转暴力损伤时，多合并腓骨中下 1/3 及中上 1/3 交界处骨折的原因。

腓骨下端开始和骨干愈合的年龄与胫骨大致相同。但腓骨下端骨骺的发生较胫骨早，愈合则较胫骨晚。

由于腓骨下端参与踝关节的组成，构成踝穴的外侧壁，其本身的轴线与腓骨干纵轴之间相交成向外的 $10°\sim15°$ 角，另外腓骨可以传导 1/6 体重，所以近年来人们认为凡涉及外踝部位的腓骨骨折，外踝处均应正确对位，防止发生侧方、前后、旋转或重叠移位，并要作固定，才能保持踝穴的稳定。即使在切取腓骨作游离移植或植骨时，也需保留下段腓骨8cm以上，并与胫骨作融合固定，以保持踝关节的稳定。

（3）距骨　距骨（图1-88）位于胫骨、腓骨下端与跟骨之间的踝穴内，分为距骨头、距骨颈、距骨体3部分，距骨体的上部称为滑车，与胫骨下端构成踝关节，内侧的半月形关节面与内踝相关节，外侧的三角形关节面与外踝构成关节。下方的3个关节面分别与跟骨上相应关节面形成距下关节，前方与舟骨相关节。距骨75%的表面为软骨覆盖，无肌肉附着，仅有小部分覆盖以骨膜，借以维持血供，其血液供应较差，故临床距骨骨折时，不易愈合，易形成骨坏死。

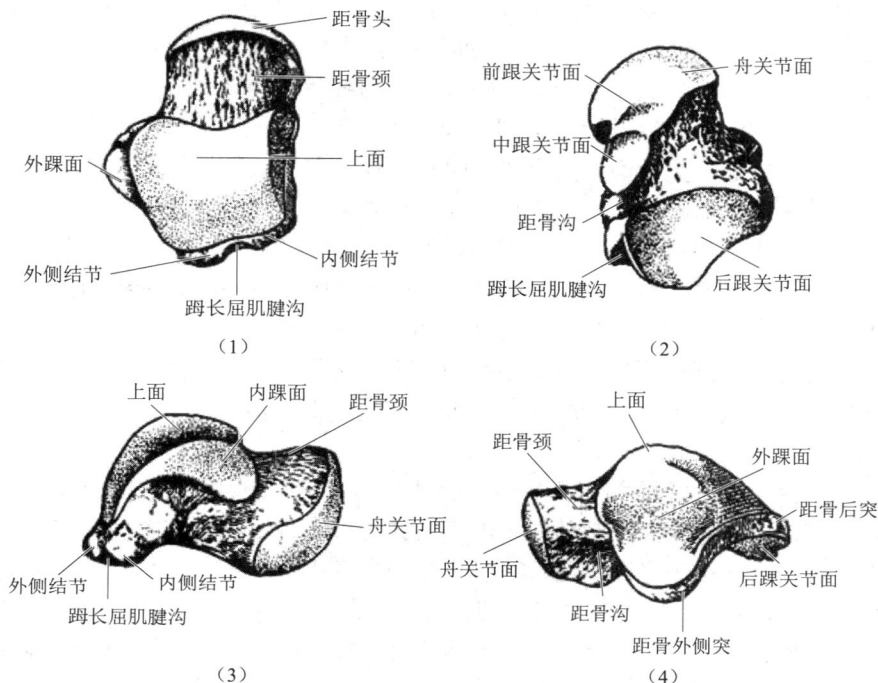

图 1-88 距骨的形态

（1）上面观 （2）下面观 （3）内侧面观 （4）外侧面观

距骨头位于距骨前部，斜向前内下方，远端凸向前，其关节面呈长卵圆形，为舟关节面，与足舟骨相关节。底面有前跟关节面和中跟关节面，分别与跟骨的相应关节面相关节。

距骨颈是介于距骨头与距骨体之间的缩窄部分，上面粗糙，为距舟韧带所附着。颈的下面有一深沟，称为距骨沟，此沟与跟骨沟之间形成跗骨窦和跗骨管，有距跟骨间韧带和血管通过。

距骨体呈不规则立方形，两边突出呈鞍形，前宽后窄。其上、下、内、外 4 个关节面均与邻近骨相关节。距骨体的前面连接距骨颈，后面为上面向后的延续。上方覆以滑车关节面，前宽后窄，与胫骨下关节面相关节。上面自前向后隆起，上关节面中央前后方向凹陷，形成滑车沟，与胫骨关节面中央隆起之嵴形成关节。距骨体的外侧面向上与上关节面相接，其下方向外突出形成距骨外侧突，有距跟外侧韧带附着。外侧结节如果未和距骨体融合即成为游离的三角骨。内侧面的上半部是半月形的内踝关节面，其前部较深，与内踝相关节。下半部粗糙为三角韧带的深层纤维附着，此处有较大的滋养孔。距骨体的后端较小，有一粗糙的向后突起成为距骨后突。距骨后突被一斜行的沟分为两个结节，斜沟内有踇长屈肌腱通过。该肌腱向远侧延伸，直至载距突下面的沟中。外侧结节通常较大，内侧结节不太隆突，正好位于载距突的后面。距骨后突的内侧部有时与跟骨载距突形成骨桥，或以纤维软骨相连。距骨体长轴伸向远侧并向外倾斜，与正中面构成 45° 角。外侧结节是距腓后韧带的附着处，其足底缘为距跟后韧带的附着处。内侧结节是三角韧带浅层、胫距后韧带的附着点。内侧结节的下面附着有距跟内侧韧带。体的下面自前向后的深沟称为距骨沟，与跟骨的跟骨沟合成跗骨窦。有距跟骨间韧带和颈韧带附着，并有血管通过。有人将跗骨窦前部的扩大部分称为跗骨窦，后部狭细的部分称为跗骨管。距骨沟的外侧有大的后跟关节面，与跟骨相关节。

经过距骨体的轴线与经过距骨头的轴线不在一条直线上，两者相交成20°夹角。距骨滑车是由距骨体的上关节面、内踝关节面和外踝关节面共同组成的。当足在中立位或背伸位时，距骨的宽部进入踝穴，与胫腓骨下端的关节面正好形成嵌合，此时踝关节最稳定。但当足处于跖屈位时（如下楼时），距骨体的宽部滑出关节之外，而较窄的后部进入踝关节，此时踝关节不再稳定，所以在此位置时踝关节最容易受到损伤。距骨头呈圆隆的半球形，与舟骨构成关节，距骨体与距骨颈相交成160°的交角，儿童时稍小为150°。两侧的距骨无肌肉附着，而主要负担体重的传导，所以距骨滑车关节面向下的骨小梁向前后作放射状。距骨的骨化中心一般在产生之前即出现。

【弦】

（1）关节囊　踝关节的关节囊前侧由胫骨下端前缘至距骨颈，后侧由胫骨下端后缘至距骨后结节。关节囊前后松弛软弱，前侧的韧带只有少量纤维，后侧关节囊韧带最薄弱，仅有少量纤维连接于胫骨后面、下胫腓后韧带及距骨后面。关节囊左右两侧坚实紧张，附于关节软骨的周围，内侧与三角韧带纤维相连，并得到加强，外侧由距腓前韧带、距腓后韧带加固。虽然跟腓韧带位于关节囊之外，如同膝关节的侧副韧带一样，但可使踝关节囊更加坚强。其后部也有少量纤维，起自内、外踝后缘并向中央集合，再向下止于距骨后突的后内侧结节，充填于胫距后韧带及腓距后韧带的间隙内，在下面与前面附于距骨头之后，使距骨颈位于关节囊内。

在整复踝关节骨折脱位或固定踝关节周围骨折时，应注意将关节置于前后中立位（0°），以避免关节囊挛缩而产生踝关节活动受限。后侧关节囊挛缩，恢复起来相当困难，容易产生跖屈畸形。

（2）韧带　踝关节的韧带非常丰富，主要有以下几组：

①前、后侧韧带　即关节囊的前、后部，较薄弱，这样便于踝关节前后的屈伸运动。

②内侧韧带　踝关节内侧主要为内踝韧带，又称三角韧带，位于胫后肌腱的深面，由深、浅两部分组成。三角韧带的浅层纤维呈三角形，近端起于内踝之前丘部，远端止于舟骨、弹簧韧带、载距突的上部，小部分止于距骨；三角韧带的深层主要起于内踝之后丘部及前后丘部间沟，呈尖朝上底朝下的扇形分布，止于距骨滑车的内侧缘，由后部的内侧结节至距骨颈，并有少量纤维达舟骨粗隆。三角韧带被胫后肌穿过，并为胫骨后肌及趾长屈肌所加强。该韧带根据附着点的不同分为4束，分别是胫跟韧带、胫舟韧带、胫距前韧带及胫距后韧带（图1-89）。

a. 胫跟韧带　是三角韧带的浅层部分，与胫距韧带相融合。此韧带肥厚而强韧，起于内踝尖向下止于距骨颈，并向下附着于载距突、舟骨及跟舟跖短韧带。此韧带甚为坚强，其下部止点很少会发生撕脱，它从内侧加强踝关节，受到向外的暴力时，其前部、内踝附着点处可发生撕裂。

b. 胫舟韧带　是三角韧带的浅层纤维，起于内踝前面，斜向前下方，止于舟骨粗隆与跟舟足底韧带的内侧缘。

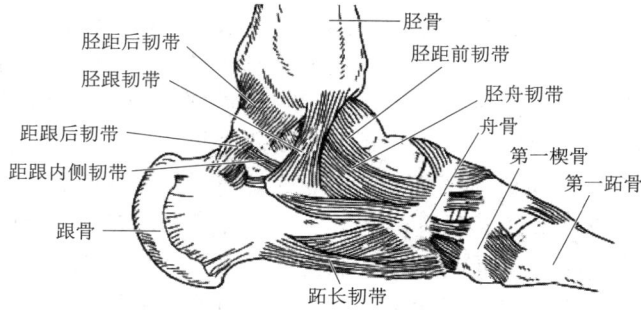

图 1-89 踝关节内侧主要韧带

c. 胫距前韧带 是三角韧带的前部纤维,位于胫舟部的内侧,起于内踝前面的骨端,向前下行走,止于距骨颈后部,与胫跟韧带融合。

d. 胫距后韧带 此韧带较短,略斜向后方,与外侧的距腓后韧带相对应。起于内踝后丘部及内踝内面的窝,止于距骨的内侧面及后面的内侧结节,靠近踝关节的运动轴,正常运动时维持紧张状态。

三角韧带除了前部的纤维限制足的跖屈外,主要是限制足的背伸及过度的外翻。由于解剖学的特点,三角韧带还限制了距骨向外侧移位,当三角韧带完整时,距骨向外移位不超过 2mm。三角韧带十分坚固,并与踝关节囊紧密相连,当踝关节受到外翻、外旋暴力时,常发生内踝骨折,而很少发生三角韧带的断裂,但其前部纤维可出现撕裂。当三角韧带完全断裂时,X 线显示踝关节处于外翻位,因为此时距骨向外旋转,距骨上关节面与胫骨下关节面之间呈向内开放的角度。

③外侧韧带 踝关节的外侧韧带又称腓侧副韧带,不如内侧的三角韧带坚强,该韧带可分为前、中、后 3 束,即距腓前韧带、距腓后韧带、跟腓韧带,分别起自外踝的前、后及尖部,止于距骨和跟骨 (图 1-90)。

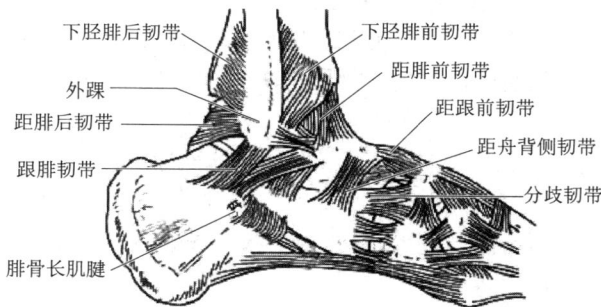

图 1-90 踝关节外侧主要韧带

a. 距腓前韧带 该韧带甚为薄弱,几乎成水平方向,起自外踝前缘,向前内方止于距骨颈的外侧面,近跗骨窦处,紧贴外踝关节面的前方。其主要作用是在踝关节跖屈位时,限制踝关节的内旋及跖屈,而在踝关节中立位时,有对抗距骨向前移位的作用。当该韧带完全断裂时,踝关节前抽屉试验可出现阳性。

b. 距腓后韧带 为踝关节外侧 3 束韧带中最坚强的韧带,起自外踝内侧面的外踝窝,呈三角形水平向后,经距骨后面,止于距骨后突外侧结节,并与姆长屈肌腱相融合。

该韧带有限制踝关节过度背伸的作用,可阻止踝关节内收、内翻。正常情况下,由于距腓后韧带在外踝上的附着点十分坚强,以致距骨与外踝很难分离,因而胫骨和腓骨能连成一个单位。而当此韧带完全断裂时,可使距骨与腓骨分离而无骨折,其间距可达3cm,并伴有距骨向前运动。但临床上该韧带单独损伤较少见。

c. 跟腓韧带 为一强韧的圆形纤维束,位于腓骨长、短肌的深面。该韧带起自外踝尖前凹陷处,斜向后下,止于跟骨外侧面的一个小隆起处,其形状类似于膝关节的腓侧副韧带。该韧带为一强韧的圆形纤维索,长约1.2cm,宽约0.5cm。跟腓韧带位于踝关节运动轴线之后,越过踝关节及跟距关节,有限制距骨倾斜及内收的作用。由于解剖关系,仅在背伸时紧张,在跖屈时则松弛。当踝关节处于中立位时其有限制足内翻的作用。当该韧带完全断裂而被动足内翻时,距骨在踝穴内发生倾斜,可引起关节脱位,因此临床上一旦该韧带发生断裂损伤,应及时修补,以免影响踝关节的稳定。

在腓侧副韧带中,跟腓韧带最易发生断裂。当踝关节受到内翻暴力时,跟腓韧带首先断裂,踝关节外侧关节囊也可部分或全部撕裂,若暴力继续则可使下胫腓关节出现分离倾向。临床上距腓前韧带单独损伤则较少见,跟腓韧带与下胫腓前韧带的损伤多同时存在,即跟腓韧带损伤的同时,多伴随有距腓前韧带损伤。这种情况下可引起踝关节的不稳、习惯性扭伤等。当踝关节脱位、内翻骨折或踝关节内侧发生挤压骨折时,腓侧副韧带可发生断裂。

④下胫腓韧带 或称为胫腓联合韧带。下胫腓韧带紧连胫腓骨下端,加深由胫腓骨下端所形成的关节窝,是维持下胫腓关节乃至踝关节稳定的重要韧带。该韧带十分坚强,由以下四部分组成,分别是:下胫腓前韧带、下胫腓后韧带、骨间韧带和下胫腓横韧带。

a. 下胫腓前韧带 是一坚韧的三角形韧带,上起于胫骨下端的边缘,向外下附着于外踝的前面及附近的粗糙骨面上,止于胫骨及腓骨的前结节。其纤维与胫骨骨膜相融合并向上至胫骨前面约2.5cm处(图1-91)。

b. 下胫腓后韧带 与下胫腓前韧带位置相当,是一条强韧的纤维束,其中含有弹性纤维,其纤维斜行,有使接受距骨的窝加深的作用。下胫腓后韧带的深部由胫骨下关节面的后缘延伸至外踝内侧后部,与内、外踝的关节面合成一腔,以容纳距骨,形成与距骨相接触最深部的韧带。

c. 骨间韧带 为小腿骨间膜的延续,最为坚实,由胫骨向腓骨斜行,方向由内上向外下。其作用是使胫腓骨下端紧紧连在一起,以加强腓骨的稳定性,防止距骨脱位。

d. 下胫腓横韧带 是横行于胫骨后面的下缘与外踝内侧面的胫腓骨滑膜延长部,其作用主要是防止胫腓骨在距骨面上的向前脱位(图1-92)。

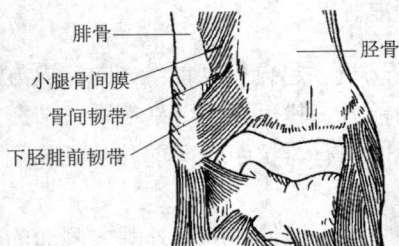

图1-91 下胫腓前韧带(右踝关节前面观)   图1-92 下胫腓横韧带(左踝关节后面观)

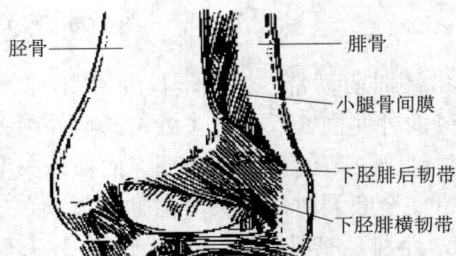

下胫腓关节及连接该关节的下胫腓韧带是维持踝穴完整，保持踝关节稳定的重要因素之一。下胫腓韧带除了加固下胫腓关节的稳定外，还能够防止胫腓骨前脱位及距骨的向外侧移位，临床上踝关节骨折时，常常合并有下胫腓韧带的损伤，因此在处理骨折的同时还要兼顾下胫腓韧带的处理，防止出现下胫腓关节分离。能引起下胫腓关节的分离的因素有外旋与外翻暴力，但尤以外旋暴力最为重要。当踝关节受到外旋暴力时，下胫腓前韧带首先变得紧张，若暴力继续，下胫腓前韧带所受的牵引力也逐步加大，从而引起韧带撕裂。有时也会伴有胫腓骨结节的撕脱骨折。

【踝关节弓弦力学系统辅助装置】

（1）皮肤　由表皮、真皮和皮下组织组成。皮下组织为软组织与疏松结缔组织，使皮肤与深层的组织相连。皮肤具有一定的松动性及稳定性是因为皮下的浅筋膜、深筋膜、腱膜及纤维索等组织将皮肤与肌肉、骨膜联结起来的缘故。

（2）脂肪组织　踝部的脂肪组织，为人体的机械减震装置。

4. 足部静态弓弦力学单元

【弓】

（1）跟骨　跟骨位于距骨下方，为足骨中最大者，其前部窄小，后部宽大，呈不规则长方形（图1-93，图1-94）。

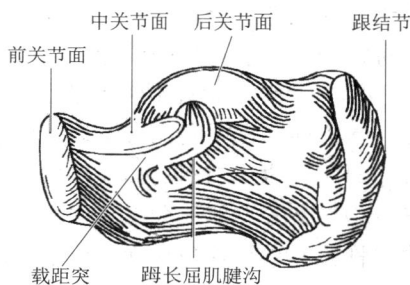

图1-93　跟骨内侧面观　　　图1-94　跟骨外侧面观

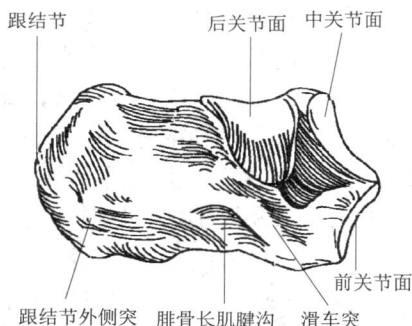

跟骨后部宽大部分为跟骨体，体的后端突出，称跟骨结节，为跟腱的附着部。跟骨结节的内侧突较大，有𧿹展肌、趾短屈肌附着，外侧突较内侧突小，有小趾展肌附着。跟骨内侧面呈中凹形式，有一宽厚的向内隆起，称为载距突，支持距骨颈，为跟舟距侧韧带或弹性韧带附着处，其下有𧿹长屈肌腱通过。跟骨外侧面也有一突起，称为滑车突，下方有腓骨长肌腱沟，有腓骨长肌腱通过。跟骨共有四个关节面，包括三个距下关节面和跟骰关节面。三个距下关节面位于跟骨的上面，分别与距骨的三个关节面相关节，它们彼此互成一定角度由后向前排列，后1/3最大，称后关节面；中1/3位于载距突之上，向前下倾斜，称中关节面；前1/3较小，呈鞍形，为前关节面，与骰骨相关节。跟距关节关节面与跟结节成30°～45°的角度，称为Bohler角，为距跟关系的重要标志。当跟骨骨折时，此角常减小甚至消失，甚至成负的角度，影响足弓后臂，从而削弱了小腿三头肌的力量及足的弹簧作用，因而对足的负重功能也造成了影响。此三个关节面与距骨的相应关节面构成距下关节。跟骨的距骨关节面常有变异，最常见的是前、中关节面愈合为一连续的关节面。也有三个关节面愈合为一个连续的关节面者。

跟骨的上面后关节面的前内方有跟骨沟，和距骨沟相对组成一条漏斗形隧道称跗骨管，其外侧开口较大称为跗骨窦。窦口位于外踝的前下方，窦内有跟距骨间韧带，该韧带连接于距骨颈下外侧和跟骨上面之间，呈向上、向内、向前斜行走向，其前部的外侧部分较内侧坚强，不仅有稳定距下关节、防止足过度内翻的作用，也是距骨围绕跟骨的旋转中心。跗骨窦内含有脂肪、滑膜等组织，其间的韧带损伤后可引起脂肪垫增厚、滑膜嵌顿或无菌性炎症等病理改变，此时可伴有小腿的感觉异常等表现，称为跗骨窦综合征。

跟骨主要由松质骨组成，外面仅有薄层皮质骨。骨小梁结构是按跟骨所承受的压力和张力的方向而排列的，可分成两组二束。第一组为压力骨小梁，分为前后两束。前束从跟骨沟部厚的皮质层发出，向前下方走行。后束从跟骨后关节面后的皮质层发出，作扇形向后方跟骨结节走行。第二组为张力骨小梁，薄且长，沿跟骨两侧和下面分布。其两端呈扇状向上扩散，大部分停止于前两束骨小梁的远端，少部分入跟骨结节和跟骰关节面的皮质层。在跟骨前下部有骨小梁稀少的三角区，尖端向上，位于跟骨沟下部，为血管进入髓腔区，足跟骨的构造薄弱处，故临床在处理跟骨骨折时，要注意保护该区，而勿使其受到感染。

跟骨的血供来自于多支动脉，其上面前部的血液供给来自于足背动脉的动脉弓，上面后部的血供来自腓动脉和胫后动脉之间的跟骨上吻合支。跟骨内侧面的血供来自胫后动脉和外侧足底动脉的分支。下面来自外侧足底动脉的跟骨下分支。外侧面则由腓动脉的侧支供应。跟骨血液供应非常丰富，骨折后容易愈合但由于其为松质骨，且被骨小梁分成了多个小格，一旦细菌感染，容易大量繁殖，引起骨髓炎，且不易治愈。

（2）距骨 距骨分为头、颈、体三部分。其骨骼解剖特点前面已有论述，由于距骨在临床上外伤后最易发生缺血性骨坏死，在此叙述一下距骨的血供特点。

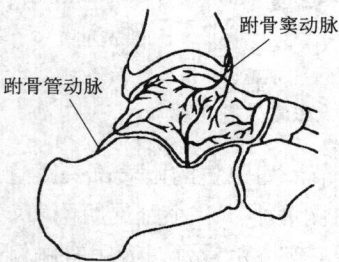

图 1-95 距骨的主要血供来源

距骨的血供来自：①小腿下部三个主要动脉，借骨膜血管网供给所有非软骨面。②跗骨窦动脉，可起自足背动脉、外踝动脉或腓动脉穿支，经跗骨窦至跗骨管，在该处与跗骨管动脉吻合，共同为距骨提供血供。③跗骨管动脉，约在踝关节下方 2cm 处起自胫后动脉，向前经三角韧带，分支至距骨内侧面，最后至跗骨管与跗骨窦动脉吻合，一起供应距骨的营养（图 1-95）。

距骨的血供主要靠后两条血管供应。由于距骨的血管孔位于距骨的上、外、下面及距骨体的内面，其中距骨颈下面最多、最大，在距骨颈处骨折并伴有显著脱位时，距骨最容易发生缺血性坏死。所以在临床上遇到此类情况时，要尽可能在第一时间使骨折解剖对位，并做有效的固定，以避免距骨缺血坏死的发生。

（3）足舟骨 介于距骨头和三块楔骨之间，呈前凸后凹形。前面有三个大小不同的关节面，分别与第一、二、三楔骨相接，后面有关节面与距骨头相接。舟骨位于足内侧纵弓的中央部分，其内缘有一向下垂的舟骨粗隆，为胫后肌腱的附着部，此处常易因胫后肌的猛烈收缩引起撕脱骨折，需与副舟骨鉴别。

舟骨的血液供应主要来自足背动脉的分支。足背动脉在舟骨的背面，分为 3～5 支，并与足底内侧动脉相吻合，在舟骨粗隆处形成弓，供应舟骨大部分的血供。而舟骨距面的血供则来自足底内侧的动脉。

（4）楔骨　有 3 个，均呈楔形，分别位于足舟骨与第一至三跖骨之间。各楔骨之间分别有关节形成。第一楔骨最大最长，第三楔骨次之，第二楔骨最小。第一楔骨内侧面粗糙，有一浅沟，为胫骨前肌腱通过；其上面狭窄，为韧带附着部；下面粗糙有腓骨长肌、胫前肌及部分胫骨后肌腱附着。第二跖骨底与楔骨相接部分较第一、三楔骨位于较后的平面，最为固定。各骨上下面的大小并非一致，第一、三楔骨的宽面朝上，窄面朝下，第二楔骨正好相反，三者互相嵌合。

（5）骰骨　呈不规则形，后面紧接跟骨，有跟骰关节面；前面与第四、五跖骨相接，内侧接第三楔骨与舟骨。骰骨的下面有一沟，有腓骨长肌腱通过，其后有一圆形隆起称为骰骨粗隆，位于跟骨平面以下。骰骨的骨化中心出现年龄男女均为出生后 1～6 个月。骰骨有稳定足弓，限制跟骨旋前的作用。

（6）跖骨　跖骨位于跗骨和趾骨之间，为短管状骨，共有 5 个。第一跖骨短而粗，但最坚强，在负重上也最重要。第一跖骨头的跖面常有并行排列的两籽骨。在第一跖骨底的下面有一粗隆，为腓骨长肌及部分胫前肌的附着部。第五跖骨底大致呈三角形，并向外下方突出，形成粗隆，超越骨干及相邻的骰骨外面，是足外侧的明显标志。在其背外侧有坚强的腓骨短肌腱附着，粗隆远侧骨干有第三腓骨肌附着，在第五跖骨底的下面，有一浅沟，为小趾展肌腱通过，所以，在临床上第五跖骨基底易发生撕脱骨折。第一跖骨在某些方面与第一掌骨近似，底呈肾形，与第二跖骨底之间无关节，亦无任何韧带连接，故具有相当大的活动性。而其余四块跖骨间均有关节相连，并借背侧、跖侧及侧副韧带相连接，比较固定，其中尤以第二、三跖骨最为稳定，所以在足部外伤时，易发生第二、三、四、五跖骨同时脱位。第四跖骨底呈四边形，与第三、五跖骨相连。

正常第五跖骨的骨骺线越过第五跖骨基底的粗隆，与骨干平行，此骨骺线向近侧不至跖跗关节，向内不至第四、五跖骨间关节，此为其与骨折的鉴别点。

（7）趾骨　趾骨位于足骨的最末端，除𧿹趾为 2 节外，其他各趾均为 3 节，共 14 节。趾骨与指骨近似，每节趾骨也分底、体、滑车三部分。近节趾骨底与跖骨头相关节，滑车与第二节趾骨底相关节，第二节趾骨滑车与第三节趾骨底相关节。第三节趾骨前端较宽且粗糙，称甲粗隆。

【弦】

（1）距下关节周围韧带

①距跟前韧带　位于跗骨窦入口的后侧，起于距骨颈，止于跟骨上面。

②距跟后韧带　起自距骨后突及𧿹长屈肌腱沟的下缘，止于跟骨后关节面的后侧。

③距骨内侧韧带　强韧但细小，起自距骨后突的内侧，斜向前下方，止于跟骨载距突的后部。此韧带与内侧韧带融合，并构成𧿹长屈肌腱沟底壁的一部分。

④距跟外侧韧带　扁而短，位于跟腓的前上方，起自距骨外突，行向后下方，止于跟骨的外侧面。此韧带有防止足向后脱位的作用。

（2）距舟关节周围韧带

①跟舟跖侧韧带　该韧带又称弹力韧带，强韧而肥厚，由纤维软骨构成。该韧带与踝关节的内侧三角韧带前部相连，起于跟骨载距突前缘，止于舟骨的下面和内侧面，对距骨头有重要的支持作用。外缘与分歧韧带跟舟部融合；该韧带上面有三角形的软骨关

节面，构成距跟舟关节窝的一部分；该韧带是支持足弓的重要结构，其下面部分被胫骨后肌腱支持加强。在胫后肌瘫痪的病人，由于距骨体位于足内侧纵弓的顶点，胫后肌失去作用后，距舟跖侧韧带的负担加大，而其又没有胫后肌的强度，所以日久会引起柔性平足症。

②分歧韧带　为一强韧的韧带，该韧带后方起于跟骨前关节面的外侧，向前分为两歧，分别止于舟、骰二骨，内侧部称为跟舟韧带，斜向前内侧，止于足舟骨的外侧面，此韧带的上、下方分别与跟舟背侧韧带及跟舟跖侧韧带相融合；外侧部称为跟骰韧带，行向前方止于骰骨的上面。此外尚有距舟背侧韧带的参与，该韧带宽而薄，起自距骨颈上面和外侧面，止于足舟骨的上面。

（3）跟骰关节周围韧带

①分歧韧带：位于跟骰部的部分。

②跟骰背侧韧带：连结跟、骰骨的上面。

③足底长韧带：强韧而肥厚，起自跟骨下面的跟结节外侧突的前方，其另一部分纤维则向前内方，跨过骰骨腓骨长肌腱沟，止于第二至四跖骨底。此韧带对维持足的外侧纵弓起着重要的作用。

④跟骰足底韧带：为短宽而强韧的纤维带，起自跟骨下面的前端，斜向前内方，止于骰骨的下面。此韧带也有维持足外侧纵弓的作用。

⑤跖长韧带：起于跟骨结节内、外侧突的前方，深部纤维止于骰骨；浅部纤维行于深部纤维的前部止于第二、三、四跖骨底，深浅二部纤维之间形成一条沟，腓骨长肌腱由此沟通过。该韧带有支持足外侧纵弓的作用。

⑥跖短韧带：起于跟骨下面前端的圆形隆起，止于骰骨沟。呈扇形，被跖长韧带所覆盖。

（4）楔舟关节周围韧带

①楔舟楔背侧韧带为 3 条细而强韧的韧带，起自足舟骨背面，行向前外方，止于 3 个楔骨的上面。

②楔舟楔足底韧带位于足的跖侧，连结在足舟骨与 3 个楔骨之间。此两条韧带虽然细小，但坚强牢固，共同维持舟楔关节的稳定。

（5）舟骰关节周围韧带

①舟骰背侧韧带起自足舟骨的上面，斜向前外方，止于骰骨的上面。

②舟骰足底韧带为一强韧的韧带，起自足舟骨的下面，向外方止于骰骨的内侧面及下面。

③舟骰骨间韧带为一强韧的横行韧带，连结足舟骨、骰骨的相对面之间。其后部纤维延伸至足跖下面，并斜向后方，与跟骰足底韧带相融合。

（6）跗跖关节周围韧带

①跗跖背侧韧带由一些扁宽的纤维束组成，分别连结内侧楔骨的外侧缘与第二跖骨底之间、中间楔骨与第二跖骨底之间、外侧楔骨与第二至四跖骨之间及骰骨与第四至五跖骨之间。

②跗跖足底韧带为一强韧纤维束，分别连结内侧楔骨与第二、三跖骨底之间。

③楔跖骨间韧带共有 3 条，分别连结内侧楔骨外侧面与第二跖骨底的内侧面之间。

中间楔骨与第二跖骨底之间及外侧楔骨底与第三、四跖骨底之间。

（7）趾间关节周围韧带

①侧副韧带位于关节的两侧，连结趾间关节近、中节趾骨滑车侧面与中、远节趾骨底侧面。

②背侧韧带为关节上面的膜状韧带，两侧与侧副韧带融合。

③足底韧带为关节面下面的纤维软骨板，两侧与侧副韧带融合，与骨面之间有短纤维相连。

【足部弓弦力学系统辅助装置】

皮肤、脂肪 皮肤属于弓弦力学系统的辅助装置覆盖在人体表面，直接与外部环境接触。成人皮肤面积平均为 $1.6m^2$，约占人体体重的 16%。皮肤在消化、呼吸、泌尿生殖管道的开口处，与黏膜相延续，在眼睑边缘皮肤与结膜相连。皮肤与脂肪都是弓弦力学系统的辅助装置，借皮下脂肪组织与筋膜相连，筋膜系统属于静态弓弦力学单元中的弦，皮肤具有多种感受器和丰富的感觉神经末梢分布，能感觉冷、温、痛、触和压等刺激，脂肪组织是人体的机械减震装置，可保护深层组织免受到异常力学损伤，同时可增加皮肤的张力，使皮肤有一定的活动度。

【足弓】

足弓是个非常典型又很形象的弓弦力学单元，详述如下。

（1）足弓的构成 在人类进化的过程中，为了负重、行走和吸收震荡，足骨的跗骨、跖骨及其连接的韧带，形成了突向上方的弓，此称为足弓。人的足弓是一个富有弹性的的结构，可随姿势的改变而有所不同。足弓可分为内侧纵弓、外侧纵弓和横弓。

①内侧纵弓（图1-96） 内侧纵弓较高，自前至后由第一跖骨、内侧楔骨、足舟骨、距骨、跟骨构成。距骨是足弓顶，于直立姿势时，足弓的两端与地面接触，前为第一跖骨头，后为跟骨结节下面。足舟骨是内侧纵弓顶端，距地面15～18mm。体重负荷在内侧纵弓上造成的应力线汇合在距骨上，负重应力线在内侧纵弓诸骨上的配合与骨小梁的排列方向是一致的。体重的应力传递到距骨后，其应力线分为前后两组：前组由胫骨下端后部皮质发出，斜行走向前下方经足舟骨、楔骨在第一跖骨头处传达到地面；后组应力线起自胫骨下端前部皮质，斜行向后下，经跟骨体后端与地面接触。

内侧纵弓主要由胫骨后肌、踇长屈肌、趾长屈肌、足底的小肌、跖腱膜及跟舟跖侧韧带维持，此弓曲度大、弹性强，故有缓冲震荡的作用。

②外侧纵弓（图1-96） 自前向后由第四、五跖骨、骰骨及跟骨构成。其中第四、五跖骨头为弓的前部着地点，跟骨结节后外侧为后部着力点。骰骨位于足弓的顶部，骰骨底一般距地面垂直距离为3～5mm。外侧纵弓的应力也分为前后两组：前组应力线起自胫骨下端后部皮质，呈扇形经骰骨与第五跖骨，由第五跖骨头传达到地面；后组应力线起自胫骨下端前部皮质，经踝关节传到距骨后部，然后呈扇形分开，再呈弧形由跟骨传达到地面。

维持外侧纵弓的结构有腓骨长肌、腓骨短肌、趾长伸肌、趾短展肌、距前韧带及跟骰足底韧带等。外侧纵弓曲度小、弹性弱，主要与维持身体的直立有关。但由于该弓与骨间韧带联合较强，故比较稳定。

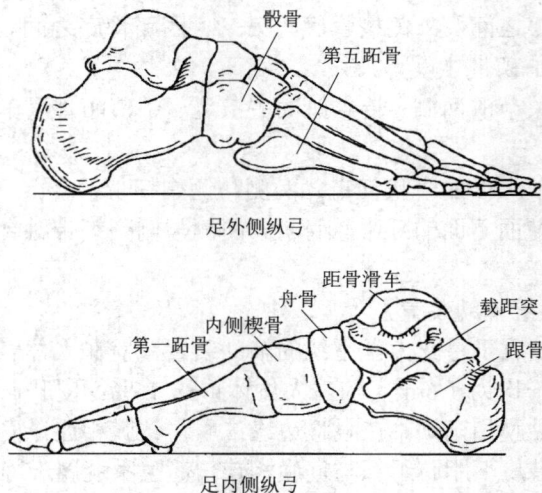

图 1-96 外侧纵弓与内侧纵弓的组成

由此可见，跟骨为内、外侧纵弓的后柱，跟骨结节与距骨头为负重点，两者比较，外侧纵弓低，各节运动范围甚小。外侧纵弓覆以肌肉及其他软组织，站立时几乎全着地；内侧纵弓则较高。

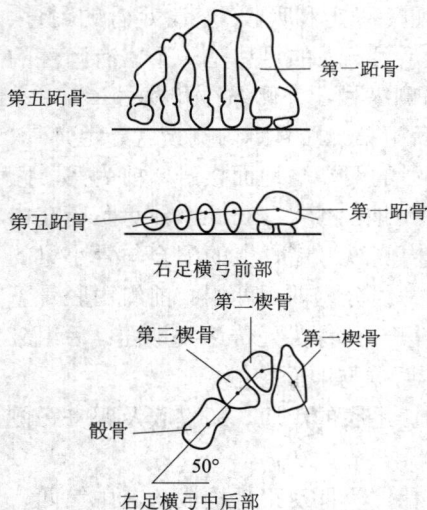

图 1-97 足的横弓示意图

③横弓 由 5 个跖骨基底及跗骨的前部构成（图 1-97）。足底自前向后共有 3 个横弓，依次是跖骨头平面横弓、楔骨平面横弓、足舟骨与骰骨平面横弓。全体作拱桥，其背侧面较跖侧面大，上宽下窄，在足的跖面形成一个很深的凹，整体成为横弓。横弓的前部由第一至五跖骨构成，相当于跖骨头平面横弓。非负重时第一、五跖骨与地面接触，而第二、四跖骨头离开地面，负重时此横弓扁平，所有跖骨都紧贴地面。维持此横弓的主要肌肉是姆收肌横头及跖骨横韧带。中部的横弓由第一至三楔骨及骰骨构成，横弓的外侧由骰骨接触地面，3 块楔骨均离地面组成穹窿状，其中以中间楔骨离地面最高，此处横弓较强劲有力，主要由腓骨长肌腱延续的腱纤维止于此弓诸骨上，维持弓的紧张度，在负重时不会完全变扁平而仍能维持弓状。足后部的横弓由足舟骨与骰骨构成，骰骨与地面接触，足舟骨离地。与前面两个横弓相比此弓弧度大，足舟骨离地最高。该弓主要由胫骨后肌维持。构成横弓的各骨关节面的方向并非一致，舟骨及第一楔骨的背侧面向上向内，第二、三楔骨的背侧面向上，骰骨的背侧面向上向外，骰骨的内侧面向上向内。整个足横弓主要由腓骨长肌、姆收肌的横头及跖筋膜等结构维持。

（2）维持足弓的结构 维持足弓的结构有足骨、韧带和肌肉三部分。

①足骨 足骨的背侧面凸出，较跖侧面为宽，无论从前后方向或从左右方向看，均向上弓起。两足并立时，足横弓形成一个完整的足弓。人的足弓以纵弓为重要，横弓的

维持有赖于纵弓的完整，如纵弓破坏，横弓必然要受影响。

②韧带　维持足弓的韧带在足弓的凹面，有牵拉足弓前后端的作用。主要韧带有跟舟跖侧韧带、骨间韧带、三角韧带、跖长、短韧带、跖腱膜等。跟舟跖侧韧带及跖长、短韧带的解剖及功能特点前面已有介绍，不再赘述；骨间韧带分布于除第一跖骨外的跖骨底及各跗骨间，这些韧带按照功能有一定的排列次序。外侧纵弓的骨间韧带有抵抗肌肉向后牵引及因走路或跑跳时在第四至五趾引起的后冲力量的作用。内侧纵弓的骨间韧带有使因行走或跑跳加于第一跖骨的后冲力量分散至第二至三跖骨，然后间接经楔、舟、距骨传达至胫骨的作用；三角韧带的作用是在维持踝关节稳定的同时，有使跟骨外翻的作用；跖腱膜是维持足纵弓极为重要的结构。

③肌肉　足底的肌肉是维持足弓最重要的因素，能将足弓的两端牵拉、靠拢或直接向上牵起弓顶。内收与内翻足的肌肉能增加纵弓的宽度，外展与外翻足的肌肉则使纵弓变扁。维持足弓的肌肉主要有胫骨前肌、胫骨后肌、腓骨长肌、姆长屈肌、趾长屈肌、姆收肌横头等（图1-98）。

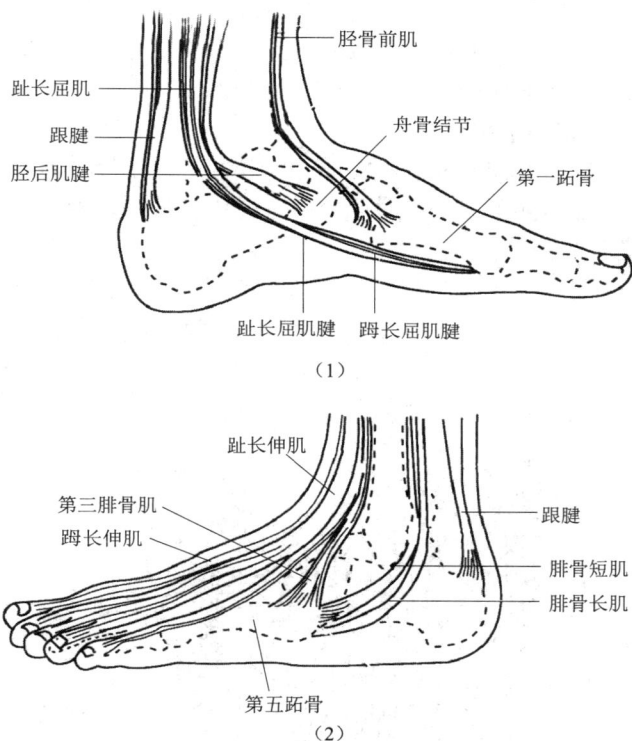

（1）

（2）

图1-98　维持足弓的肌肉

虽然在足弓的维持上，肌肉的作用很重要，但在不同姿势下，它们的作用是有变化的。对足跖屈来说，胫骨后肌、姆长屈肌、趾长屈肌、连同腓骨长肌的作用并非很大。这些内、外翻肌肉的主要作用，是使距骨头所承担的力量维持在一定平衡。腓骨长肌可使外侧跖骨头转移至第一跖骨头的压力，比起胫骨后肌及趾长屈肌由第二跖骨头转移至外侧跖骨头的压力要大4倍。行走时，如前足重量落于趾端，胫骨前肌则完全处于松弛状态，对足弓维持不起作用。

当足平行着地时，胫骨后肌、腓骨长肌也处于松弛状态，只有当足跟离地，重量落于前足时，它们才开始收缩。所以维持足弓的因素是足骨、韧带和肌肉共同作用的结果，其中肌肉最重要，但这些因素是在动态下完成的，不能只片面地去强调某一方面。

足骨、韧带和肌肉的发育异常，或因足部受到外伤引起足弓塌陷，引起扁平足。平足人群中有疼痛症状者才称为平足症，有一部分人虽有平足表现但无任何症状，只是长时间行走后足部劳累加重，此时不能称之为平足症。因韧带或肌肉的异常引起的足弓塌陷有人称之为软性平足症，可通过行软组织手术矫正。而骨骼异常引起的足弓变化称之为硬性平足症，则需行截骨术才能矫正。平足症病人常有下肢力线的改变，如跟骨外翻等，治疗时也应充分考虑。

（3）足弓的功能　足弓是人类直立行走后的产物，也是进化的结果。由于人类要进行各种各样的活动，对于长期从事承担身体重量的足来说，难免会发生疲劳，甚至结构被破坏，这就要求足底有一定的弹性，对来自于全身的重量要有缓冲。人的内外侧纵弓和横弓在人体的足部形成了一个力学性能非常合理的拱形弹力结构系统，能够使足底应力分布均匀，足弓和维持足弓的韧带、肌肉共同完成吸收能量、缓解震荡，保护足部以上的关节，防止内脏损伤的作用。

（二）下肢动态弓弦力学单元

下肢动态弓弦力学单元由下肢静态弓弦力学单元加上下肢骨骼肌组成。静态弓弦力学单元如上所述，下面阐述下肢动态弓弦力学单元中弦的组成及功能。

1. 髋前区与腹股沟区

（1）腹直肌　位于髋前区处的腹直肌为该肌的下部分。该肌纵列于腹前壁白线的两旁，居于腹直肌鞘内，呈一上宽下窄的多腹带形肌。腹直肌以肌腱起自耻骨联合与耻骨嵴处，抵止于胸骨剑突以及第五至七肋软骨处（图 1-99）。腹直肌由第五至十二对肋间神经、髂腹下神经以及髂腹股沟神经的分支来进行支配。

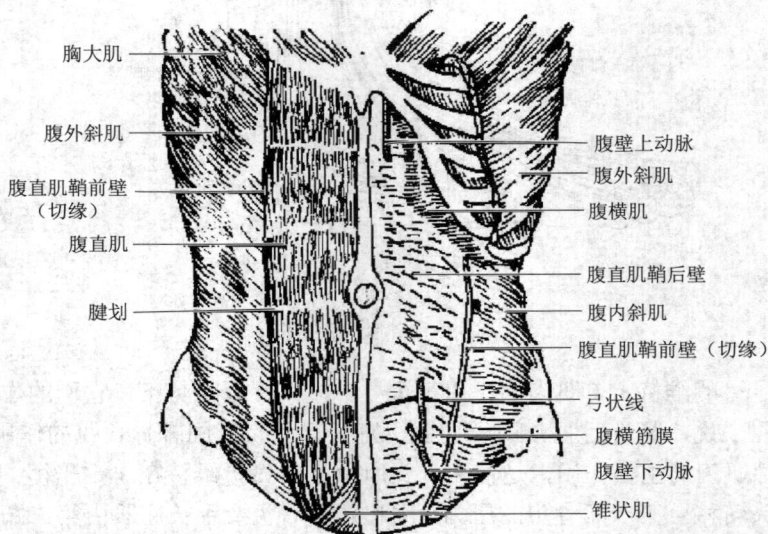

图 1-99　腹直肌

（2）髂腰肌 髂腰肌为髋关节屈曲肌群中起主要作用的肌肉，该肌肉为髂肌与腰大肌的合称。

髂腰肌位于髋关节的前面，一部分肌纤维起自第十二胸椎以及全部腰椎的侧面；另一部分肌纤维则起自髂窝处，由髂窝及腹后壁处向下方移行，两处的肌纤维逐渐形成联合腱而抵止于股骨小转子处。位于该肌肌腱与小转子间的区域，存在着一个不恒定的滑膜囊，即髂肌腱下滑囊。髂腰肌的表面覆盖着一层筋膜，称为髂腰筋膜（图 1-100）。

当髋关节近端固定时，髂腰肌的肌力方向是由后下方斜向前上方，其可使大腿于髋关节处进行屈曲运动并作外旋运动；当髋关节远端固定时，髂腰肌的肌力方向则是由后

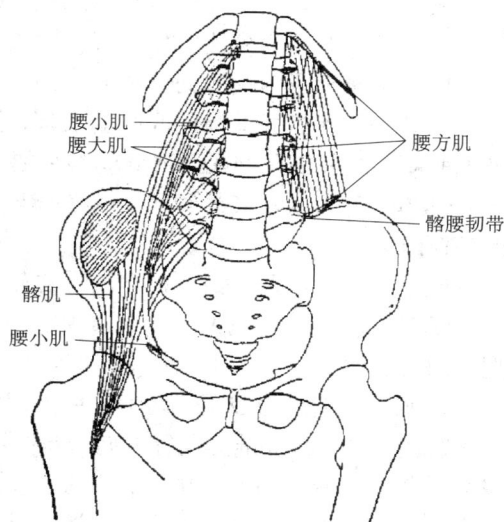

图 1-100 髂腰肌

上方斜向前下方，可使骨盆与躯干保持前屈的状态。此肌收缩时，可以完成抬腿、弯腰以及跑步等运动。由于髂腰肌的定点位置较高，而止点又靠近于髋关节的中心，且其肌肉体积较大而力量也相应地较强，所以当该肌收缩时，大腿可充分地抬高，以增大其步幅，故髂腰肌稍收缩，就能使髋关节移动较大的距离。

髂腰肌主要由胸 12 至腰 4 的脊神经进行支配。

（3）缝匠肌 在人体中，缝匠肌为最长的肌肉，其平均长度可达 52cm 左右，且其屈曲髋关节的肌力较强。该肌位于大腿的前面以及内侧面的皮下，为一细长形的带状肌，该肌肉在位于腹股沟韧带与阔筋膜张肌之间的区域，以短窄的肌腱起自髂前上棘以及其下方的骨面处，并斜向下方移行而跨越大腿前面的全程，肌腱的下端移行为扁平的薄肌腱，类似鹅足状，并跨越半腱肌与股薄肌的表面，其最终抵止于胫骨上端的前缘内侧以及胫骨粗隆的内侧面（图 1-101）。

该肌收缩时能使小腿及大腿屈曲，并可使已屈曲的髋关节旋外并外展。在该肌的肌力中，约有 1/10 是用于外旋的，故可以认为缝匠肌也是髋关节旋外肌群的一部分。

缝匠肌由股神经（$L_2 \sim L_3$）的分支进行支配。当股神经经腹股沟韧带的深面进入股三角后，于腹股沟韧带的下方分出肌支，支配缝匠肌，肌支在该肌的上部或上、中相交处进入其内，通常为 1~2 支。

缝匠肌血供也比较丰富，其上部的区域主要由旋股外侧动脉的分支以及股深动脉来提供营养。

（4）股四头肌（图 1-101）

①股内侧肌 股内侧肌属于股四头肌的一部分。其位于股前内侧部。

股内侧肌起自股骨转子间线的下部、股骨粗线内侧唇以及股内侧肌间隔处，其起点的内外缘分别与内收肌以及股中间肌相结合，其肌纤维向下移行而抵止于胫骨粗隆处。

股内侧肌是由股神经（$L_2 \sim L_4$）所发出的股内侧肌支进行支配的，该肌支经由缝匠肌的深面，并在隐神经的外侧下降，于大收肌腱板浅面又分出数支而进入股内侧肌内面。

股内侧肌主要由旋股内侧动脉的肌支以及股动脉来供血。

②股外侧肌　股外侧肌位于阔筋膜张肌与股直肌的后下方，臀大肌位于其后。股外侧肌同样也属于股四头肌的一部分，为一大而扁平的肌肉。

股外侧肌起自股骨转子间线的上部，位于股骨大转子下缘处的臀肌粗隆外侧唇、股外侧肌嵴、股外侧肌间隔及股骨粗线外唇的上部等处，其肌纤维向前下方移行，并覆盖于股骨体的前面以及其外侧面，最终以腱膜的形式与股四头肌腱相延续，并抵止于髌骨的外侧缘处。

股外侧肌系由股神经（$L_2 \sim L_4$）的分支进行支配。

③股直肌　股直肌为股四头肌中的一部分，其形态较肥厚而长，呈一纺锤状，是典型的双羽状肌。

该肌肉的起点形成了一短而坚强的肌腱，并分为两头：分叉的一头称为直头，自髂前下棘出，并与肌纤维的走行方向一致；分叉的另一头则称为反折头，起自髋臼的上部，覆盖于髂股韧带的侧方，并与上述的直头形成钝角或直角。股直肌肌腱的下部向下缩成一窄而厚的腱索，并分别与股四头肌的其他各组相互融合，形成坚强的股四头肌肌腱，并止于髌骨底及其两侧处，其继续向下方移行为髌韧带，最终止于胫骨粗隆处。

股直肌的屈髋作用非常强，特别是当膝关节处于屈曲位时，该肌肉更能充分地发挥其屈髋的作用。股直肌可与腘绳肌相互拮抗，从而协同发挥锁扣髋关节与膝关节的作用。当人体起立时，该肌肉起到了有效的杠杆作用，以使人体在起立时能更加平稳。

股直肌由股神经（$L_2 \sim L_4$）的分支进行支配。其主要由旋股外侧动脉的降支来供应营养。

④股中间肌　同上述三块肌肉一样，股中间肌亦为股四头肌中的一部分。该肌为一扁平的羽状肌，其深居股骨表面，位于股直肌的深面，而其前面呈腱性，并呈一稍凹陷性的结构，恰好可以容纳股直肌，其两侧也与股外侧肌以及股内侧肌密不可分。

股中间肌起自股骨前面及其外侧面上 2/3 的区域，其肌纤维由后方向前下方走行；在股直肌、股内侧肌以及外侧肌的覆盖下，该肌紧贴股骨干的前面，并与股内、外侧肌形成部分融合，而后一同向下移行为股四头肌腱。

股中间肌系由股神经（$L_2 \sim L_4$）进行支配，而股神经的分支又恰好行于股直肌的深面与股中间肌的浅面，并分上、下支进入股中间肌。

股中间肌主要由旋股外侧动脉的降支来提供营养。

（5）股薄肌　股薄肌位于缝匠肌与半膜肌间的区域，并与长收肌相邻，存在于长收肌的后内侧，为缝匠肌所覆盖。该肌为髋前内侧肌群中位置最为浅表的扁长的带状肌。成年人的股薄肌呈条索状，该肌起自耻骨弓处，起始处的肌腱较宽但较薄，且其下端细而薄，肌腱尾端的肌纤维呈扇形样继续移行扩散，最终止于胫骨的内侧髁

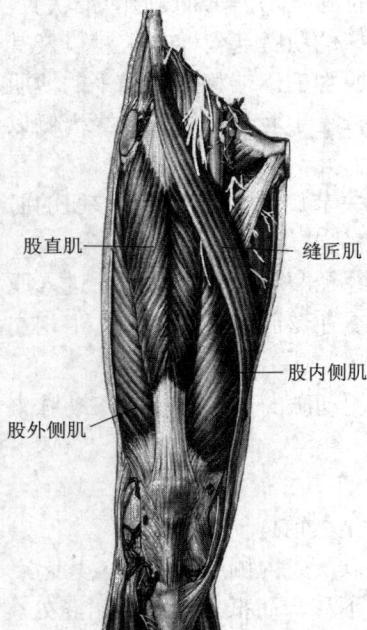

图 1-101　缝匠肌和股四头肌

股直肌
缝匠肌
股内侧肌
股外侧肌

（图 1-102）。

股薄肌具有使大腿内收的作用。

股薄肌主要由闭孔神经（$L_2 \sim L_4$）的前支进行支配。

股薄肌的血供主要来自股深动脉。

（6）耻骨肌　耻骨肌位于长收肌的上方。该肌为股三角深部区域内的一长方形的扁肌，其外侧界为髂腰肌，其内侧界为长收肌，而其后界为短收肌、闭孔外肌以及髋关节囊。耻骨肌起自耻骨梳以及耻骨上支处，其肌纤维斜向外下方及后方移行，并移行至股骨颈处再向后，最终以扁腱抵止于股骨的耻骨肌线处，该肌的部分纤维则止于髋关节囊（图 1-103）。

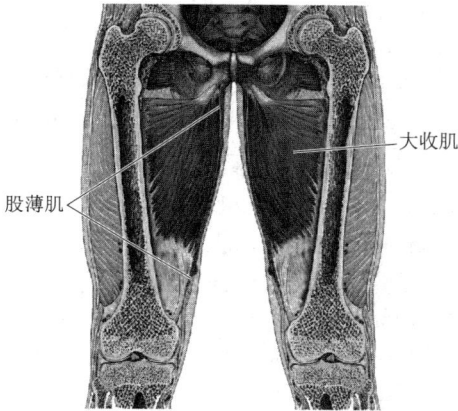

图 1-102　股薄肌和大收肌

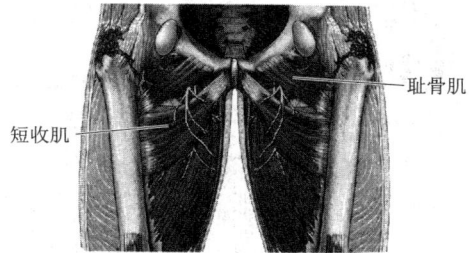

图 1-103　耻骨肌和短收肌

耻骨肌主要接受来自股神经（$L_2 \sim L_3$）分支的支配，有时也会接受来自闭孔神经分支的支配。

（7）长收肌　长收肌呈一长三角形的扁平肌，其内缘稍向前倾出，并参与股三角内界的构成。该肌位于耻骨肌的内侧，与其居于同一平面。

长收肌以扁腱起自耻骨体以及耻骨上支的前面上部，肌纤维斜向下外方移行为宽阔的扁腱，抵止于股骨粗线内侧唇的中 1/3 处。当髋关节作强力外展时，于耻骨结节的下方可触及一较硬的条索状隆起，即长收肌。

长收肌主要参与收肌管的构成，股动脉有相当长的一段走行于其中。

长收肌主要由闭孔神经（$L_2 \sim L_3$）的前支进行支配。

（8）短收肌　短收肌的肌腹比较短，该肌位于大收肌的前方，耻骨肌与长收肌的后方。

短收肌起于耻骨体以及耻骨下支的前面，并抵止于股骨粗线内侧唇的上 1/3 处（图 1-103）。

短收肌的大部分主要由闭孔神经（$L_2 \sim L_4$）的前支进行支配，其少部分则有该神经的后支来支配。

（9）大收肌　大收肌起自耻骨下支、坐骨结节以及坐骨下支的前面处，其肌纤维向外移行并扩张，而后抵止于整个股骨粗线上及股骨内侧髁的骨上嵴上部（图 1-102）。

根据大收肌的起止点以及其肌纤维的走行方向,可将该肌肉分为 3 个部分:横行部、垂直部(坐骨部)以及斜行部 3 部分。其中横行部与斜行部又合称为前部,主要由闭孔神经的后支进行支配;而垂直部又称为后部,其主要由坐骨神经的分支(主要是胫神经)进行支配。

2. 臀区

(1)臀大肌　臀大肌实际上是属于髋外肌,位于臀区肌群的浅层,为人体中最大的肌肉,几乎占据臀部皮下的整个区域。该肌肉呈一扁平的菱形,丰厚粗壮而强大有力,但覆盖于其上的深筋膜则比较薄弱。

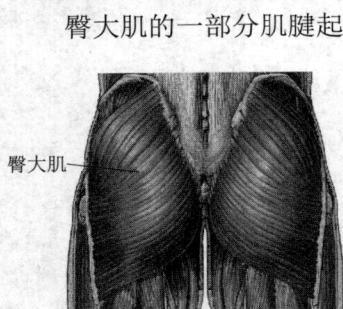

臀大肌的一部分肌腱起自髂骨臀后线处的髂骨臀面,另一部分肌腱以短腱的形式起自骶骨下部、髂后上棘以及尾骨的背面等处,以及骶结节韧带、两骨间的韧带与一部分胸腰筋膜处。该肌的起点比较广泛,在髂嵴的附着部分就占据了髂嵴全长的后 1/4 部分,主要向外下方平行延续。臀大肌的止腱几乎呈腱板状,腱板的上 3/4 部分斜行跨越股骨大转子而移行至髂胫束的深面,并与之相延续;腱板的下 1/4 部分则穿经大收肌与股外侧肌之间的区域而止于股骨臀肌粗隆处(图 1-104)。

图 1-104　臀大肌

臀大肌覆盖于股骨大转子处的部分则变为腱膜性结构,在该腱膜与股骨大转子之间,存在着一个很大的囊性结构,即臀大肌转子囊。

臀大肌的体表投影:上缘相当于经过髂后上棘而平行于臀大肌下缘的线;下缘相当于尾骨尖端与股骨干的上中 1/3 交点处的连线;上述两平行线间的区域即代表臀大肌在体表上的大致投影。

当髋关节近端固定时,臀大肌拉力方向是由前外下方斜向后内上方;当臀大肌收缩时,可使大腿在髋关节处作伸展运动,并可作内收及内旋运动。臀大肌是伸髋肌中最强有力的一块肌肉;当臀大肌外上部的肌纤维收缩时,还可使大腿作外展运动。

当髋关节远端固定时,该肌肉的拉力方向则是由后内上方斜向前外下的。此时,当臀大肌收缩时,其可使骨盆作后仰运动以及可以使躯干由前屈的状态回复到直立位。

臀大肌由起点至止点之间必须保持着一定的距离,以便保持着一定的肌张力,从而更好地发挥其伸髋的作用。

因此,臀大肌在人体进行起立、登高、步行以及弹跳时所起的作用非常的重要。

此外,位于臀大肌与坐骨结节间的区域,存在一滑膜囊,即臀大肌坐骨囊;位于臀大肌与大转子间的区域存在着另一滑膜囊,即臀大肌转子囊。上述两个滑膜囊都具有保护关节并减少摩擦的功能;而当滑膜囊被压迫或受到过分刺激时,则易引起炎性反应。

臀大肌主要由臀下神经($L_1 \sim S_2$)的分支进行支配。

臀大肌血供则主要来自臀上动脉以及臀下动脉:该肌上 1/3 的部分主要由臀上动脉供应营养;余下的 2/3 部分则主要由臀下动脉供应营养。

臀大肌可由先天性的肌营养不良或多次肌肉注射,而导致肌肉萎缩或内移,其外侧的皮肤也会发生凹陷,患髋的屈曲运动明显受限,只有在外展外旋髋关节时,才能使患髋完全地屈曲,严重患者在站立与行走方面均较困难。当臀大肌瘫痪时,身体会发生向后方的倾斜,患者时常用手托住患臀以帮助行走。当要进行臀部的针刀治疗时,操作者必须注意这些异常的变化。

（2）臀中肌　位于臀区肌群的中层，起自臀前线上方与臀后线前方的髂骨骨面、阔筋膜以及髂嵴外唇处，其肌纤维形成移行为一扇形而扁平肌束，抵止于股骨大转子尖端的上面以及外侧面。位于臀中肌的止点处的深面，存在着 1～2 个臀中肌转子滑囊，有时该结构可发生钙化（图 1-105）。

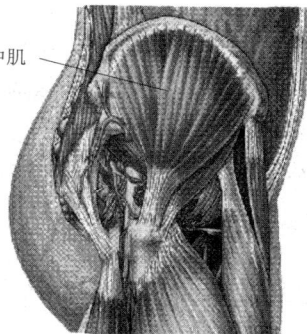

图 1-105　臀中肌

臀中肌的前部的一部分结构由阔筋膜张肌所覆盖，其后部的一部分结构也为臀大肌所覆盖。而位于阔筋膜张肌与臀大肌之间区域的臀中肌的浅面仅为皮肤以及臀筋膜所覆盖。

臀中肌主要功能是使髋关节外展，其前部纤维可帮助大腿屈曲并作旋内运动，其后部纤维则可帮助大腿伸展并作旋外运动。当大腿被固定时，该肌肉则可使骨盆侧倾；当人体在步行时，在每个步行周期中，臀中肌的止端即可进行固定，牵拉躯干移向着地侧的下肢之上；当人体单足着地站立时，该肌肉对髋关节的固定也起着重要的作用。

臀中肌由臀上神经（L_4～S_1）的上支与下支进行支配。

臀中肌主要由臀上血管的浅支以及深支的上、下支来提供营养。

（3）梨状肌　位于臀区肌群的中层。梨状肌的上缘与臀中肌相邻，其下缘与上孖肌相邻。由于坐骨神经穿过梨状肌时，穿出的部位不同，梨状肌的形态可有不同，常呈现出二肌腹二肌腱、二肌腹一肌腱或一肌腹二肌腱等形态。

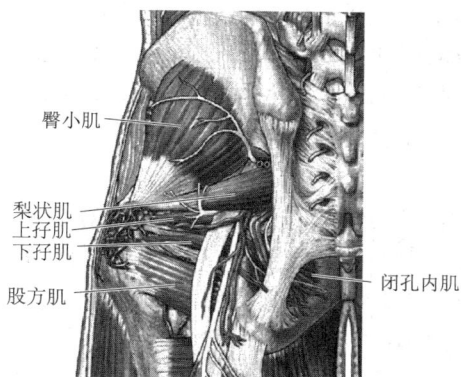

图 1-106　髋部外旋肌

梨状肌大部分肌纤维起自骶骨第二至四骶前孔的外侧，当由骨盆移行出来后，另有骶棘韧带、骶结节韧带以及骶髂关节囊的附加纤维参与组成，上述结构几乎占据坐骨大孔的全部；由此出骨盆后其肌纤维移行为肌腱，紧贴髋关节囊的后上方并向外方移行，抵止于股骨大转子上缘的后部（图 1-106）。梨状肌腱抵止处的下方即为髋关节囊，该囊与梨状肌间可能会存在有大小不等的滑膜囊。当患有滑囊炎时，这些滑膜囊可刺激梨状肌而使其挛缩，从而引起坐骨神经痛。

梨状肌前面的内 1/3 区域内的结构为骶丛神经以及盆腔，其外 2/3 区域内上半部分为臀小肌，下半部分即为坐骨体；梨状肌后面的内 1/3 的区域与骶髂关节的下部紧紧相邻，而其外 2/3 的区域则以丰富的疏松结缔组织与臀大肌相邻。基于上述结构间的关系，梨状肌可被看作是臀部的一个重要标志。

梨状肌的体表投影：相当于髂后上棘与尾骨尖端连线的中点与股骨大转子尖端的连线，该连线即为梨状肌的体表投影。

当髋关节处于屈曲位时，梨状肌可使髋关节外展；当髋关节处于伸直位时，梨状肌可使髋关节旋外。

梨状肌系由骶丛神经（S_1～S_3）的分支进行支配。

当梨状肌向外经坐骨大孔穿出时，该肌与坐骨大孔的上、下两缘之间各形成一间隙性的区域，分别称为梨状肌上孔与梨状肌下孔，有重要的血管与神经穿过。

①梨状肌上孔　该结构的上缘为骨性的坐骨大切迹上部，下缘为梨状肌。穿经该孔的结构自外向内依次为：臀上神经、臀上动脉以及臀上静脉。臀上神经分为上、下两支分别支配臀中、小肌以及阔筋膜张肌的后部。臀上动脉分为浅、深两支，浅支主要为臀大肌提供营养，深支主要为臀中、小肌以及髋关节提供营养。

②梨状肌下孔　该结构的上缘为梨状肌自身，其下缘则为坐骨棘以及骶棘韧带。穿经该孔的结构自外向内依次为：坐骨神经、股后皮神经、臀下皮神经、臀下动脉、臀下静脉、阴部内动脉、阴部内静脉以及阴部神经。其中，阴部内动脉主要为髂内动脉前干的分支，其经由梨状肌下孔而穿出骨盆，继而绕坐骨棘或骶棘韧带，经坐骨小孔进入坐骨直肠窝中，向前进入闭孔筋膜与浅会阴筋膜共同围成阴部管，并在管内分出 2～3 条肛动脉，经筋膜穿出，向内方横过坐骨直肠窝脂体，分布于肛门周围区域的肌肉与皮肤。当阴部内动脉走行至阴部管前端的区域时，即分为会阴动脉与阴茎动脉（女性为阴蒂动脉），两支均进入尿生殖区。阴部内静脉主要为髂内静脉的属支，并与阴部内动脉伴行。阴部神经主要为骶丛的分支，其与阴部内动脉、静脉走行一致。主要分支有肛神经、会阴神经以及阴茎（蒂）神经，其主要分布于会阴部以及外生殖器区域处的肌肉与皮肤。

（4）股方肌　位于臀区肌群的中层，居于大收肌上缘以及下孖肌之间的区域内。

股方肌起自坐骨结节的外侧面，抵止于股骨大转子后面的股方肌结节处。股方肌的终止部分大多数为肌性组织，有少数可呈半肌半腱性组织，只有极少数完全为腱性组织（图 1-106）。

股方肌的下缘与坐骨结节的下端处在同一平面上，并越过股骨小转子的后面。

股方肌系由臀下神经进行支配，该神经与股方肌的肌支均由 L_5～S_1 的前股所发出，并经梨状肌下孔分布至臀区，再由闭孔内肌腱及下孖肌的深面与坐骨之间的区域下降。上述神经由前面支配股方肌以及下孖肌，并发出小分支至髋关节处。

股方肌主要由股方肌上、下动脉提供营养。

（5）闭孔内肌　位于臀区肌群的中层，并贴于骨盆的侧壁，为三角形的扁肌。闭孔内肌起自闭孔的内面以及周围的骨面，其肌纤维向坐骨小切迹处移行并集中，肌腱呈直角方向绕过坐骨小切迹的后方，在肌肉跨过坐骨小切迹的地方存在一囊性结构，即为闭孔内肌坐骨囊。而后该肌的肌腱经坐骨小孔进入臀深部，跨越髋关节的后方，最终抵止于转子窝的内侧面。在闭孔内肌腱止点的深面，有一闭孔内肌腱下囊（图 1-106）。

闭孔内肌由臀下神经进行支配，该神经所发出的支配闭孔内肌的肌支系由 L_4～S_2 的前股所发出，再经梨状肌的下孔分布至臀区，并发出分支分布至上孖肌处，而后于阴部内动脉的外侧跨过坐骨棘，经坐骨小孔穿出，最终于闭孔内肌的内侧面进入支配该肌。

（6）上孖肌与下孖肌　均位于臀区肌群的中层，分别居于闭孔内肌腱的上、下方的区域内。上孖肌起自坐骨小孔的上缘，即坐骨棘处；下孖肌起自坐骨小孔的下缘，即坐骨结节处，两肌的肌纤维与闭孔内肌的肌腱相合，最终抵止于转子窝处（图 1-106）。

上孖肌和下孖肌由臀下神经（L_5～S_1）进行支配。

（7）臀小肌　位于臀中肌的深面，起于臀前线及髋臼以上的髂骨的背面，其肌纤维逐渐移行为扁状肌腱，最终抵止于股骨大转子上面及其外侧面。臀小肌前部的肌纤维比较厚，并覆盖着股直肌的两头（图 1-106）。

在人体的运动系统中，臀小肌是与臀中肌协同完成各种运动的。当肢体处于悬空下垂的体位时，臀小肌与臀中肌的肌张力能够防止关节囊过度被拉长以及防止肢体的下落；当两下肢共同处于站立时，臀小肌与臀中肌能够防止股骨头从髋臼中脱出；当下肢以单足站立而骨盆向非负重的一侧倾斜时，外展肌群以及髂胫束会一起紧张而保证躯干在额状面上维持其平衡性，并对髋关节起到稳定的作用。

同臀中肌一样，臀小肌亦由臀上神经（L_4～S_1）支配。

臀中、小肌均由臀上动脉的深支来提供营养。

当臀小肌与臀中肌瘫痪时，髋关节囊易发生松弛而扩张，此时股骨头极易从髋臼中脱出；当患侧下肢站立时，骨盆的稳定性非常差，极易摇摆，其行走时会呈臀中肌无力步态，主要表现为摇摆状跛行。患者在上下楼梯时非常困难，甚至难以完成。

（8）闭孔外肌　位于臀区肌群的深层，起于闭孔膜外面以及其周围的骨面，最终抵止于股骨的转子窝。

当闭孔外肌收缩时，具有使髋关节旋外的作用。

闭孔外肌由闭孔神经以及骶丛神经（L_5～S_1）进行支配。

3. 股后区

（1）股二头肌　股二头肌的起点分为长短两头：长头起自坐骨结节上部下内方的压迹处；短头起自股骨粗线的外侧唇下方的外侧肌间隔处，二者在下端合并为一条肌腱，并最终抵止于腓骨小头处。该肌为腘窝的外上界（图 1-107）。

股二头肌收缩时，除能使髋关节伸展及使膝关节屈曲外，尚可使膝关节作轻微的旋外运动。

（2）半膜肌　起自坐骨结节上外方的压迹处，止于胫骨内侧髁后方的横沟与腘肌筋膜处。并且其肌纤维还向上方移行而扩张，形成了膝关节囊后方的腘斜韧带。

半膜肌的腱膜总体上呈上窄下宽的形态，其外缘则呈索状，其肌腹的内侧面则略朝向后方，并与浅筋膜及皮肤相连。

（3）半腱肌　同股二头肌起点的长头一样，半腱肌起自坐骨结节的上部，其在股薄肌肌腱与缝匠肌的深面穿行并向下方移行，最终抵止于胫骨粗隆的内侧面（图 1-109）。

半腱肌主要位于由半膜肌所构成的凹槽内，与半膜肌共同构成了腘窝的内上界。

股二头肌、半膜肌以及半腱肌都同属于大腿后侧的肌肉，合称为股后肌，又名腘绳肌。三者均起自坐骨结节，其止点均跨越了股骨而止于相应的小腿骨处。三块肌肉均能伸髋屈膝。

（4）大收肌的坐骨部　起自坐骨结节下部，在位于股骨下 1/3 段的地方抵止于收肌结节处。该部分与大收肌的斜行部以及股骨下端的内侧共同围成了一孔性结构，即收肌裂孔。

大收肌的坐骨部虽抵止于收肌结节处，但由于其与膝关节的胫侧副韧带相延续，故可视其为间接抵止于小腿骨处。大收肌的坐骨部在功能上与上述三块肌肉一样，也能伸

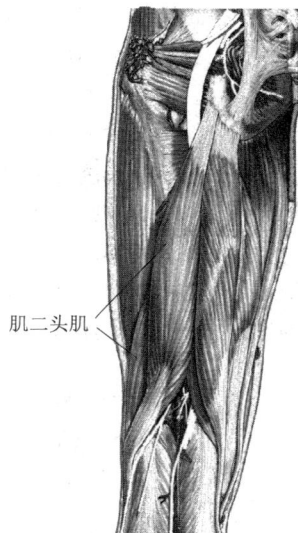

肌二头肌

图 1-107　股二头肌

髋屈膝，并能分别协同臀大肌与腓肠肌而完成伸髋运动与屈膝运动。当人体处于直立位时，该肌肉能支持骨盆稳定于股骨的上方，从而防止了躯干向大腿侧的弯曲。

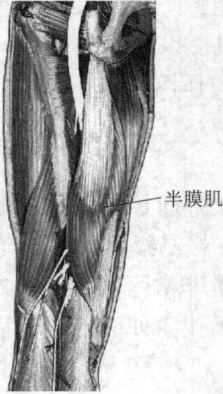

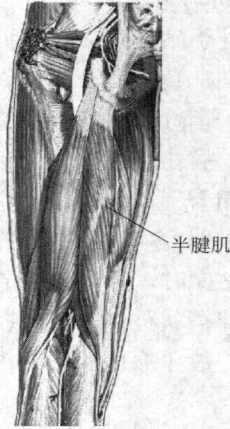

图 1-108　半膜肌　　　　　　　图 1-109　半腱肌

　　由于上述这些肌肉比较短，所以只有先屈曲膝关节以松弛腘绳肌，才能充分地使髋关节屈曲。否则这一运动将难以完成；若使膝关节伸直，由于腘绳肌的紧张，成人髋关节屈曲只能达到 80° 左右，而儿童也只能达到 90° 左右。腘绳肌为骨盆后部的稳定装置，当其瘫痪时，可由于肌力的失衡，将会造成骨盆的前倾，腰部的前凸增加，以及腹肌无力，并伴有膝关节的反张，从而造成行走困难。

　　上述这些肌肉主要由坐骨神经 L_4～L_5、S_1～L_2 的分支的支配。

　　上述这些肌肉主要由穿动脉来提供营养，尤其以第一穿动脉为主。

4. 髋外侧区

　　（1）阔筋膜张肌　　阔筋膜张肌实际上亦属于髋外肌群，该肌位于大腿外侧以及髋部处，居于臀中肌与缝匠肌之间的区域内。

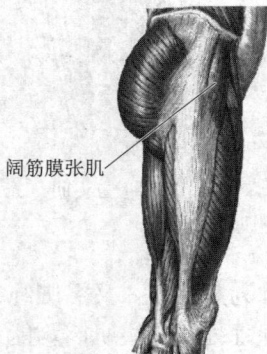

图 1-110　阔筋膜张肌

　　阔筋膜张肌以腱膜组织起自髂前上棘、髂嵴外唇前 2.5cm 以及阔筋膜处，并被阔筋膜覆盖。该肌肉被全部包裹于两层阔筋膜之间，其肌腹呈扁带状，上厚下薄，其肌纤维向下后方移行，在股上、中 1/3 分界处移行为髂胫束，并继续向下方移行，最终抵止于胫骨外侧髁（图 1-110）。

　　臀大肌、阔筋膜张肌以及髂胫束在臀部形成浅部的肌层。臀大肌向后上牵引髂胫束，而阔筋膜张肌则向上方牵引髂胫束。阔筋膜张肌的主要作用就是使阔筋膜维持紧张的状态，并具有一定的屈曲髋关节的作用。阔筋膜的肌张力具有帮助骨盆以及躯干在冠状面上维持平衡的作用，并具有减少股骨在弯曲时所受应力的作用，从而维持髋关节的稳定性。

　　阔筋膜张肌系由臀上神经（L_4～L_5）的阔筋膜张肌支进行支配。该支略显扁薄，于后方经由臀中肌以及臀小肌之间的区域，并在阔筋膜张肌后缘的深面逐渐向下方弯行，于耻骨结节水平线的上方以及阔筋膜张肌的深面接近相关血管的入肌点而进入该肌。

阔筋膜张肌主要由旋股外侧动脉升支和横支、臀上动脉深上支或旋髂深动脉的分支来提供营养。

（2）髋三角肌　阔筋膜张肌由髂前上棘处向下方移行，而臀大肌则由髂嵴后 1/3 的区域以及骶尾骨的背面向前下方斜行，两肌分别抵止于髂胫束的前、后缘而形成一广阔的扇形结构，其尖端指向下，并覆盖着髋区的外面，犹如位于肩部外侧的三角肌。因此，此二肌又合称为髋三角肌（图 1-111）。

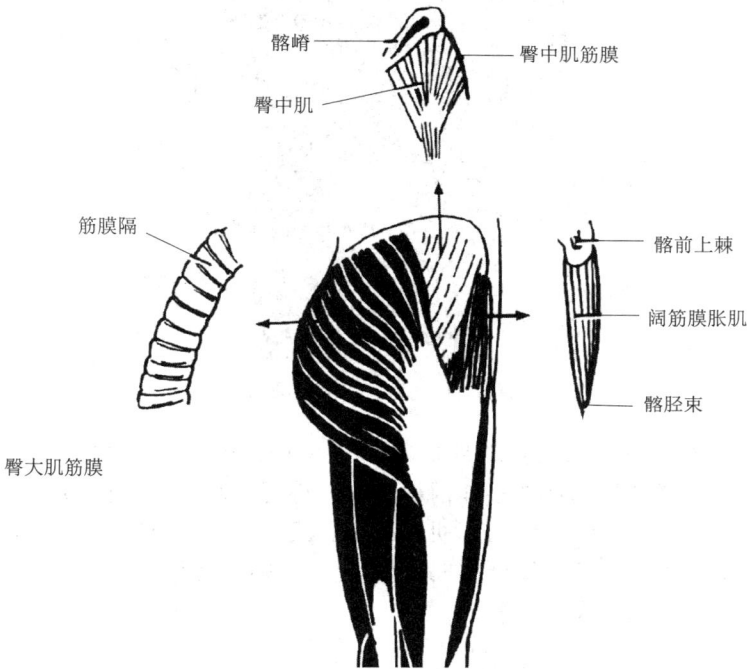

图 1-111　髋三角肌

当大腿处于前屈位时，阔筋膜张肌会牵拉髂胫束而使其向前移行；当大腿处于后伸位时，臀大肌会牵拉髂胫束而使其向后移行。因此，无论人体是处于站立还是行走的状态时，阔筋膜张肌以及臀大肌都会收缩，都会使髂胫束保持紧张，从而在任何运动状态下都维持着下肢的稳定性，这是髋三角肌的主要功能。

5. 膝后区

（1）腘肌（图 1-112）　腘肌起于股骨外侧髁的前方，向后下越过关节时居关节纤维囊与滑膜之间。腘肌有 3 个头，分别起于胫骨外髁、腓骨小头和外侧半月板后角。前两个起点组成斜的"Y"形韧带的臂，称为弓状韧带。此肌腱由滑膜包绕，穿过弓状韧带内侧支下缘，形成一薄扁三角形肌肉。止于胫骨后面腘线近端三角形平面的内 2/3，也有部分直接附着于腓骨头。此肌腱也附着于弓状韧带，大约一半的纤维附着于外侧半月板。半月板之下的滑膜向深嵌入肌肉中，形成腘滑囊。

腘肌的作用主要是在膝关节屈曲时，与半月板股骨韧带共同控制半月板的活动。并能在膝关节负重位时，通过使股骨外旋转，加快膝关节的屈曲，在收缩时拉小腿内旋，防止内收。

腘肌由胫神经分支支配，此分支向远端走行与腘静脉交叉，到达肌肉下缘，进入深层。

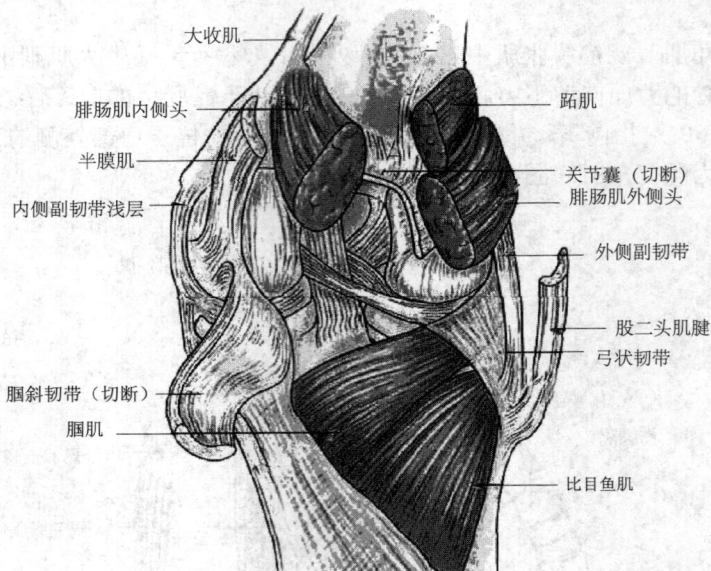

大收肌
腓肠肌内侧头
半膜肌
内侧副韧带浅层
腘斜韧带（切断）
腘肌
跖肌
关节囊（切断）
腓肠肌外侧头
外侧副韧带
股二头肌腱
弓状韧带
比目鱼肌

图 1-112　膝关节后侧肌群

6. 小腿区　小腿区主要是足的外在肌，由位于小腿前侧的胫骨前肌、趾长伸肌、拇长伸肌及第三腓骨肌所组成的小腿前群肌肉和小腿外侧的腓骨长、短肌以及小腿后侧的腓肠肌、跖肌、比目鱼肌、拇长屈肌、趾长屈肌、胫骨后肌等肌肉组成（图 1-113）。这些肌肉在运动中担负大部分体重，管理足的运动，能支持足弓，既可使足背伸和跖屈，又可使足内翻、外翻和内收、外展。

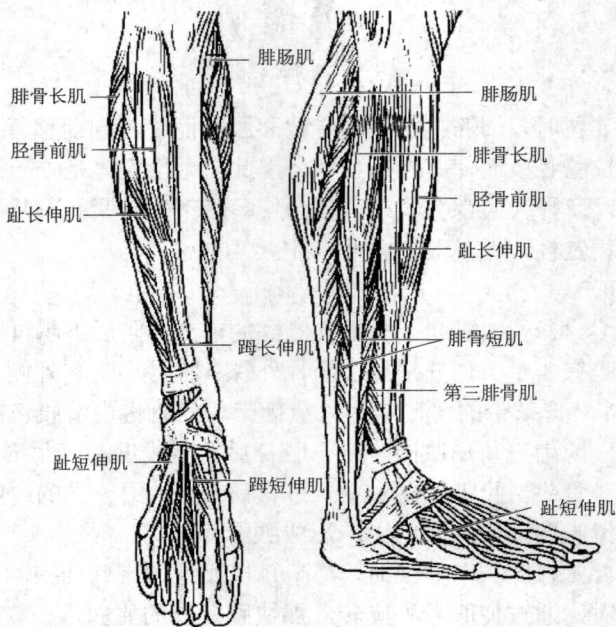

腓骨长肌
胫骨前肌
趾长伸肌
拇长伸肌
趾短伸肌
腓肠肌
拇短伸肌
腓肠肌
腓骨长肌
胫骨前肌
趾长伸肌
腓骨短肌
第三腓骨肌
趾短伸肌

图 1-113　小腿肌前群和外侧群

（1）胫骨前肌　位于小腿前外侧面的皮下，紧贴于胫骨外侧面，其外侧的上方与趾长伸肌相邻，下方与踇长伸肌相邻。该肌起自胫骨外侧面的上 2/3 及其邻近的小腿骨间膜和小腿深筋膜深面。在小腿上半，该肌覆盖着胫前血管和腓深神经。肌束向下，约在小腿下 1/3 段前面移行于长腱，经小腿横韧带和十字韧带深面，止于第一楔骨内侧面和第一跖骨基底部。作用为背伸足，并使足内翻、内收。还帮助维持足的内侧纵弓。

（2）胫骨后肌　位于小腿三头肌的深面，趾长屈肌与踇长屈肌之间。该肌起自小腿骨间膜上 2/3 及临近的胫、腓骨骨面，肌束向下移行为长肌腱，经趾长屈肌的深面，进入内踝后的沟内。该肌腱分叉如指状，抵止于舟骨粗隆及 3 个楔骨的基底面。此肌在足部为最强大的内收肌。

（3）腓骨长、短肌　腓骨长肌起于腓骨头、腓骨外侧面上 2/3 和小腿深筋膜，腓骨短肌腱起于腓骨外侧面下 2/3 及前后肌间隔，在小腿中部腓骨长、短肌腱互相掩叠并移行为肌腱，短肌止于第五跖骨底，长肌下行由足的外侧缘进入足底，止于第一楔骨内侧及第一跖骨底跖侧面的外侧。

（4）腓肠肌　有内、外两头，内侧头起于股骨内侧髁上的三角形隆起，外侧头起于股骨外侧髁的压迹近侧端，在二头的深面各有一滑囊。两个头在腘窝下角会合，又互相分开，在小腿后部中点相连为一扁宽的腱膜，向下与比目鱼肌腱相融合为跟腱。

（5）比目鱼肌　比目鱼肌起于腘线水平、胫骨内侧缘中 1/3、腓骨头、及腓骨干上 1/3 的后面，向下到小腿中部以下，移行为扁腱，参与跟腱的构成。比目鱼肌的肌纤维排列呈双羽状，肌肉的起点为腱纤维所加强，构成比目鱼肌腱弓，横架于小腿的骨间隙上。该肌与腓肠肌、跖肌一起行走时起抬起跟骨的作用。

（6）第三腓骨肌　起于腓骨前面下 1/4，止于第五跖骨底的背侧面，能背伸及外翻足。

（7）踇长伸肌　位于胫骨前肌和趾长伸肌之间，起于腓骨内侧面之下 2/3 及其邻近的骨间膜，向下移行于长腱，经十字韧带深面，止于踇趾末节趾骨基底部的背面。作用为伸踇趾，并使足背伸和内翻。

（8）踇长屈肌　起于腓骨后面，至足底后，开始位于趾长屈肌腱的外侧，继斜向内行，与趾长屈肌腱相交叉而至其内侧。踇长屈肌腱穿过屈肌腱纤维鞘后，止于踇趾末节趾骨底。

（9）趾长伸肌　起于腓骨前面上 2/3 和邻近骨间膜、胫骨上端、前肌间隔及小腿深筋膜，在足部分为四支，止于外侧四趾，其中间束止于第二节趾骨底的背侧，两侧束止于第三节趾骨底背侧，趾长伸肌能伸第二至五趾及背伸足。此肌与胫骨前肌有起于胫腓骨上端及骨间膜的共同起点。

（10）趾长屈肌　起于胫骨后面，经分裂韧带的深面入足后，先经跟骨载距突的跖而斜向前外，接收踇长屈肌腱之一支或数支及跖方肌的止端，与踇长屈肌腱相交叉而经其浅面。趾长屈肌腱向前分为四支，抵达外侧四趾，各腱与相应的趾短屈肌腱偕同进入屈肌腱纤维鞘，最初长肌腱在短肌腱之下，在第一节趾骨的中部穿过短肌腱达其浅面，止于末节趾骨。

（11）跖肌　跖肌有时缺如，与前臂的掌长肌相似，肌腹呈细小梭形，起于股骨外上髁的下部及膝关节囊，一半为腓肠肌的外侧头掩护，向下移行为跟腱或止于跟骨的内侧面。起协助腓肠肌和比目鱼肌提跟骨的作用。

7. 足区

（1）趾（踇）短伸肌　位于皮下，趾长伸肌的深面，为一小的扁肌，于跗骨窦的前方起自跟骨的下面、外侧面及伸肌下支持带，扁平的肌腹向前内侧方走行，至第五跖骨粗隆平面移行为3束细的肌腱，各肌腱分别在趾长伸肌腱的外侧向前内与其交叉并会合，止于踇趾第一节趾骨底的背面及第二至四趾的趾背腱膜。

趾（踇）短伸肌的神经来自腓深神经。此二肌的功能是：伸踇趾的跖趾关节及第二至四趾的跖趾关节和趾间关节，协助踇长伸肌和趾长伸肌发挥伸趾作用。

（2）踇展肌（图 1-114）　踇展肌位于足底浅层的内侧缘，覆盖足底血管和神经的起始部，其外侧为踇短屈肌。踇展肌主要起于跟骨结节内侧突、舟骨粗隆，部分肌束起自足底肌腱和屈肌支持带，沿足内侧缘前行，移行为扁腱，与踇短屈肌内侧头合并后止于踇趾近节趾骨底的跖面和内侧面。

踇展肌由足底内侧神经支配，有外展踇趾及维持足弓作用。

（3）踇短屈肌（图 1-114）　位于足内侧缘前端的皮下，踇展肌腱的外侧及深面，直接与第一跖骨相贴。起始于内侧楔骨的跖面、胫骨后肌腱和足底面的各个肌腱，肌束向前分为内、外两个肌腹，两肌腹之间的足底面沟内有踇长屈肌腱通过。内侧肌腹与踇展肌合为一腱，止于踇趾远节趾骨底跖面的内侧；外侧肌腹与踇收肌斜头合成一腱，止于踇趾近节趾骨底跖面的外侧。

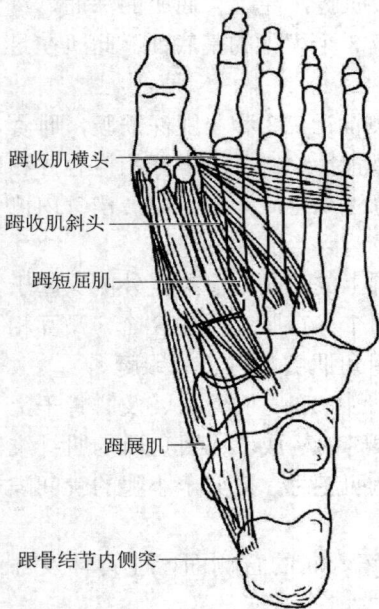

图 1-114　足底肌内侧群

踇短屈肌由足底内、外侧神经支配，其作用为屈踇趾近节趾骨，并参与维持足弓。

（4）踇收肌（图 1-114）　位于足底中部，包括斜头和横头。斜头位于趾长屈肌腱、蚓状肌和跖方肌的深面，紧贴骨间肌，斜头呈纺锤状，起始于足底长韧带，腓骨长肌腱纤维鞘，外侧楔骨跖面和第二、三、四跖骨底跖面，肌纤维斜向前内方与踇短屈肌内侧腹合成一腱，止于踇趾近节趾骨基底部跖面的外侧。横头较小，位于趾长屈肌腱和蚓状肌的深面，横列于第二至五跖骨头的基底面，此部有时可以单独成为一个小肌，即足横肌。横头以单独肌束起自第三至五跖趾关节囊，肌纤维横行向内，至踇趾跖趾关节后面与斜头会合成总腱，而移行为斜头肌腱。与踇短屈肌外侧腹共同止于踇趾第一节趾骨底跖面的外侧。

踇收肌受足底外侧神经深支支配，有内收、屈踇趾的作用。

（5）小趾展肌　位于足的外侧缘，足底腱膜的深面，前端位于小趾短肌的外侧。起始于跟骨结节足底面，肌纤维向前移行为两条肌腱，外侧腱止于第五跖骨粗隆，内侧腱止于小趾近节趾骨基底跖面的外侧。小趾展肌受足底外侧神经或足底内侧神经支配，其作用是外展和屈小趾（图 1-115）。

（6）小趾短屈肌　位于足底外侧缘的前端，深面与第五跖骨底面紧贴，外侧部分为小趾展肌遮盖。该肌起始于第五趾骨底跖面及足底长韧带，止于小趾近节趾骨底跖侧面的内侧。

小趾短屈肌受足底外侧神经浅支支配，其作用为屈小趾的跖趾关节（图1-115）。

（7）趾短屈肌　位于足底中部，足底腱膜的深面，呈梭形，与跖腱膜关系密切。起自跟结节内侧突和足底腱膜。肌束向前移行为4条肌腱，分别止于第二至五趾。各肌腱经趾长屈肌腱的浅层，并共同进入趾腱鞘，在鞘内分为两束，止于中节趾骨底。

趾短屈肌受足底内侧神经支配，其作用为屈第二至五趾跖趾关节及近侧趾间关节，并参与足纵弓的维持（图1-115）。

（8）跖方肌　即足底方肌，位于足底中部，趾短屈肌的深面，为斜方形的小扁肌。有内外两头，内侧头较宽大。起自跟骨下面的内侧及足底长韧带的内缘，外侧头起自跟骨下面的外侧及足底长韧带，肌纤维斜向前内方，两头会合后止于趾长屈肌腱的外侧缘。

该肌受足底外侧神经支配，其作用为增强至第三、四趾的趾长屈肌腱，协助后者屈曲足趾（图1-116）。

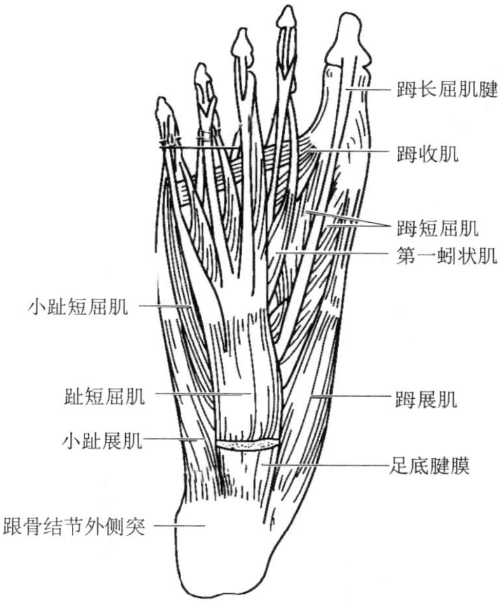

图1-115　足底浅层肌

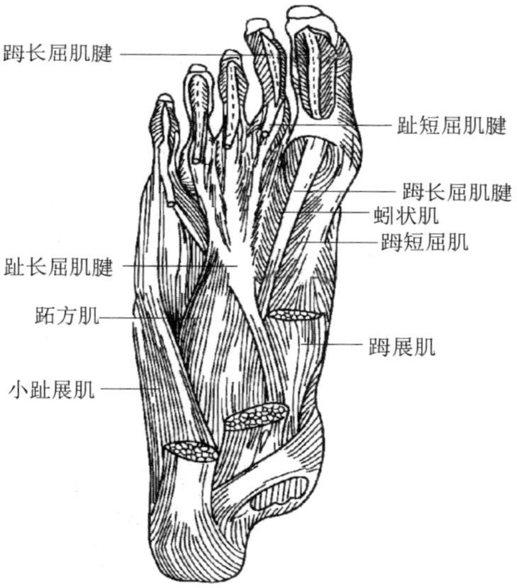

图1-116　足底深层肌

（9）蚓状肌　有4条，位于足底腱膜的前部的深面，趾长屈肌腱之间，因形似蚯蚓而得名。第一蚓状肌起自第二趾趾长屈肌腱的内侧缘，其余3条起于第二至五趾趾长屈肌腱的相对缘。各蚓状肌经相应的趾长屈肌腱的内侧向前，跨过跖骨深横韧带的跖面移行为肌腱，向上绕过第二至五趾的近节趾骨底的内侧，止于各相应趾近节趾骨的趾背腱膜。各肌腱与跖趾关节囊之间有蚓状肌囊。

第一至二蚓状肌受足底内侧神经支配，第三至四蚓状肌受足底外侧神经支配。蚓状肌有屈第二至五趾的跖趾关节、伸趾间关节的作用，并可使第二至五趾内收（图1-116）。

（10）骨间肌　包括4条骨间背侧肌和3条骨间足底肌。

骨间背侧肌有4条，位于4个跖骨间隙内。分别起于相邻两个跖骨的侧面，向前经跖骨深横韧带的足背侧止于第二至四趾近节趾骨基底部。第一骨间背侧肌的肌腱向前，绕过第二趾的近节趾骨底之内侧面，部分止于该节趾骨基底部的内侧，部分移行于趾背腱膜。其作用是屈跖趾关节、伸趾骨间关节，使第二趾内收。第二至四骨间背侧肌分别经第二至四趾骨的外侧，部分止于第二至四趾近节趾骨底的外侧面，部分止于趾背腱膜。其作用为屈第二至四趾的跖趾关节、伸趾间关节、使第二至四趾外展。

骨间足底肌有 3 条，位于第二至四跖骨间隙内，骨间背侧肌的外侧。分别起始于第三至五跖骨近侧端的内侧面，肌腱向前经跖骨深横韧带的足背侧，绕过第三至五趾的近节趾骨底的内侧面，止于第三至五趾近节趾骨底的内侧，其中部分纤维移行于趾背腱膜。其作用为屈跖趾关节、伸趾间关节、使第三至五趾内收（向着第二趾的中轴线运动）。

骨间足底肌和骨间背侧肌均受腓深神经和足底外侧神经支配。

第二章

骨与软组织的力学系统
——人体弓弦力学系统

一、人体与力的关系

1. 人类的基本属性与力的关系

（1）人类有两大属性。第一是人的自然属性，第二是人的社会属性。人的自然属性告诉我们，人为了生存，必须进行物质索取（比如衣食住行），人类为了延续必须自我再生产（性欲）；人的社会属性告诉我们，人的一切行为不可避免地要与周围所有的人发生各种各样的关系，比如生产关系、亲属关系、同事关系等等。现实社会中的人，必然是一个生活在一定社会关系中的人。这种复杂的社会关系就决定了人的本质，形成了人的社会属性。人类的这两大基本属性中离不开一个共同点，就是人的运动性。运动是物质的固有性质和存在方式，是物质的根本属性，世界上没有不运动的物质，也没有离开物质的运动。同时运动具有守恒性，即运动既不能被创造又不能被消灭，人类的一切行为都离不开运动。

（2）力是运动中不可缺少的最重要的元素。力是一个物体对另一个物体的作用，物体间力的作用是相互的，力可以改变物体的运动状态，也可以改变物体的物理状态。人生活在地球上，首先会受到地心引力的影响。要维持人体的正常姿势，包括卧姿、坐姿、站姿，就必须形成与重力相适应的解剖结构，其次，人体为了生存要劳动、运动，会受到各种力的影响。

（3）人体内部的解剖结构分为两大类即固体物质和流体物质。固体物质包括各种软组织（如肌肉、韧带、血管、淋巴管、神经、腱鞘、滑囊、关节囊、筋膜、大脑、脊髓和各种内脏器官）和骨骼；流体物质包括血液和各种组织液。因此，人体内的力学系统就包括固体力学系统和流体力学系统。这两大系统所表现的力学形式是多种多样的，但是概括起来说，只有3种基本的力学形式，即拉力、压力、张力。

2. 人体内的三种基本力学形式　力的反作用力，又称为应力。各种力作用于人体时，都有一个反作用力，所以在研究力对人体影响时，都采用应力这个概念，这样人体内的3种基本的力学形式称之为拉应力、压应力、张应力。

（1）拉应力　拉应力是方向沿一条线向两端方向相反的离心作用力（图2-1）。

（2）压应力　压应力是方向沿一条线方向相对的向心作用力（图2-2）。

（3）张应力　　张应力是方向从一个圆的中心或一个球的中心向周围扩散的作用力（图2-3）。

图2-1　拉力与拉应力　　　　图2-2　压力与压应力　　　　图2-3　张力与张应力

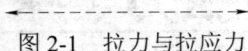

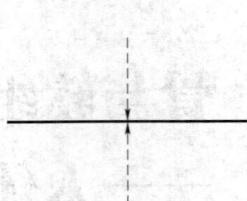

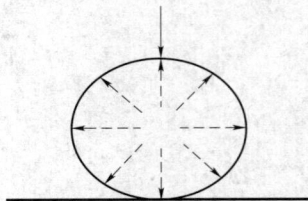

　　组成人体的各种物质从外部物理性质来分类，可分为刚体、柔体和流体。骨组织属于刚体，各种软组织，包括大脑、脊髓、各内脏器官、肌肉、韧带、筋膜、腱鞘、神经、滑囊、关节囊等都属于柔体，各种体液（包括血液）都属于流体。压应力主要作用于刚体。它是沿一条线方向的相对向心作用力，不管是刚体、柔体，还是流体都可能受到压力的影响，但主要是刚体；拉应力主要作用于柔体，它是沿一条线方向相反的离心作用力；张应力主要作用于流体，它是当流体在流动时，管腔容量小而流体的流量大而产生的张力或流体被堵塞、滞留而产生的作用力。人体的所有关节都是由骨性组织（刚体）构成它的主要部分，故关节大多受到压应力的影响；大脑、脊髓和内脏器官（柔体）在人体内都呈现悬挂式，因受到地球引力的作用，它自身的重量就形成了对抗性的拉力，所以都受到拉应力的影响，其他的软组织（柔体）的两端或周边都附着在其他的组织结构上，因此也都受到拉应力的影响；而体液（包括血液）容易产生张力，在组织器官内都易受到张应力的影响。

3. 人体对异常应力的三种自我调节方式

（1）当异常力学状态影响和破坏组织结构和生理功能时，人体通过自我调节进行纠正，恢复正常，这是最佳的结果。

（2）当异常力学状态影响和破坏骨关节时，人体通过对抗性的调节进行自我修复，即通过软组织的增生、硬化、钙化、骨化来对抗这种异常力学状态，阻止力的继续影响和破坏作用，但这种调节造成新的病理因素，形成新的疾病。如肌肉增生和各种软组织硬化、钙化、骨化最终形成骨质增生，引发临床表现。

（3）当异常的力学状态对人体的组织结构和生理功能产生较大强度的破坏时，以上两种调节方法已经无效，人体则被迫采取第三种调节方法，即适应性调节方法。这种调节只能保持一部分组织结构和生理功能不被破坏，而另一部分被破坏。比如，小儿髋关节半脱位长期得不到正确治疗和纠正，直至长大成人，人体就通过适应性的调节功能使髋臼变形，股骨头变形，股骨头外侧肌肉硬化和钙化，来保持髋关节的部分伸屈功能。

4. 人体是一个复杂的力学结构生命体　　根据人类的自然属性、社会属性及运动属性得知，人体是一个复杂的力学结构生命体，比如，人体为了生存和自我保护，人体的形体结构形成了类似于圆形的外形，这种近似圆形的形体结构最大限度地保护了人体免受外界的损伤。同时，人体将重要的结构均置于身体的内部或者内侧，比如，人体将神经系统置于颅腔和椎管内，将心血管系统置于胸腔内，将四肢的重要神经血管于肢体的内侧深层，以保证人体重要器官组织不受外界干扰和损伤。

二、骨杠杆力学系统

从物理学的知识得知，一个直的或者曲的刚体，在力的作用下，能围绕一固定点或者固定轴（支点）作转动，并克服阻力而做功。这个刚体在力学上称为杠杆。

人体的骨骼是支架，连接骨骼的软组织是维持这个支架保持正常位置和完成运动功能的纽带。骨骼本身不能产生运动功能，只有在软组织的牵拉作用下，才会完成运动功能。为了完成运动功能，人体根据其自身的特点形成了骨杠杆力学系统。所谓骨杠杆力学系统，是指骨相当于一硬棒（刚体），它在肌肉拉力（动力）作用下，围绕关节轴（支点）作用，并克服阻力而做功。为了完成不同的生理功能，人体形成了不同类型的关节连结，如单轴关节、双轴关节和多轴关节（图2-4），以保证关节能够沿冠状轴面进行屈伸运动，沿矢状轴面进行内收外展运动、沿垂直轴面进行内旋外旋以及环转运动。

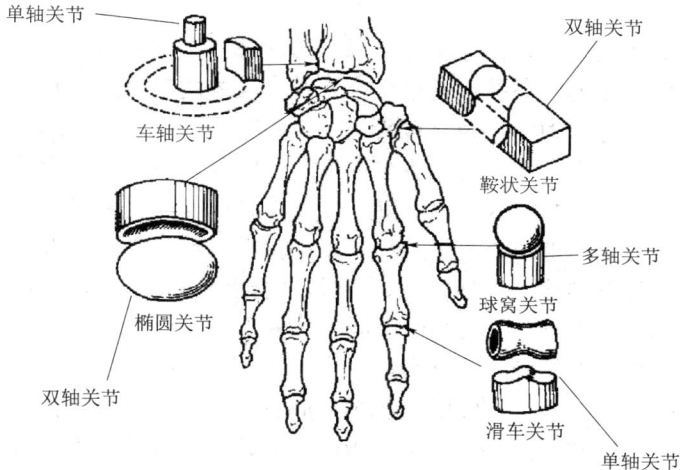

图2-4　骨杠杆系统示意图

综上所述，运动是人体的根本属性之一，力是人体运动的基本元素。所以，人体的力学结构就成为我们研究人体的生理病理时一个重要部分。那么，人体运动系统的力学结构是什么？这些力学结构的组成成分有哪些？它们之间的关系如何？力学结构如何影响疾病的发生、发展和转归？针刀治疗的原理是什么？不搞清楚这些问题，就不可能从学术的高度来认识针刀神奇的疗效，不可能解释针刀治疗众多临床疑难杂症的机理，不可能将针刀医学作为一门新兴的医学学科进行推广应用。经过上万例的针刀临床实践，作者发现了人类运动的力学解剖结构是人体弓弦力学系统，并根据弓弦力学系统提出了慢性软组织损伤的病理构架理论——网眼理论，现分述如下。

三、人体弓弦力学系统

一副完整的弓箭由弓、弦和箭三部分组成，弓与弦的连结处称之为弓弦结合部，一副完整弓弦的力学构架是在弦的牵拉条件下，使弓按照弦的拉力形成一个闭合的静态力学系统。弦相当于物理学的柔体物质，主要承受拉力的影响；弓相当于物理学的刚体物质，主要承受压力的影响。射箭时的力学构架是在弦的拉力作用下，使弓随弦的拉力方向产生形变，最后将箭射出（图2-5）。

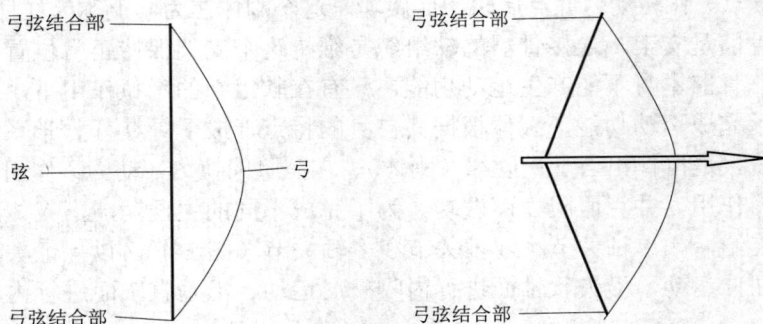

图 2-5　弓弦组成示意图

　　人类在逐渐进化过程中，各骨骼与软组织的连结方式类似弓箭形状的力学系统，作者将其命名为人体弓弦力学系统。通过这个系统，人体能够保持正常的姿势，完成各种运动生理功能。人体弓弦力学系统是以骨为弓，关节囊、韧带、肌肉、筋膜为弦，完成人体特定运动功能的力学系统。它由动态弓弦力学单元和静态弓弦力学单元和辅助装置3个部分组成。静态弓弦力学单元是维持人体正常姿势的固定装置；动态弓弦力学单元是以肌肉为动力，是人体骨关节产生主动运动的基础；辅助装置是维持人体弓弦力学系统发挥正常功能的辅助结构，包括籽骨、副骨、滑液囊等，籽骨、副骨的作用是在人体运动应力最集中部位，将一个弓弦力学单元分为两个，从而最大限度地保持该部位的运动功能。比如，髌骨是人体最大的籽骨，它将膝关节前面的弓弦力学系统一分为二，减少了股四头肌的拉应力，避免了股四头肌腱与股骨和胫骨的直接磨擦，尤其是膝关节屈曲超过90°以后的肌肉与骨的磨擦。滑液囊的作用是在弓弦结合部周围分泌润滑液，减少软组织起止点与骨骼的磨擦。

　　人体弓弦力学系统分为 3 类，即四肢弓弦力学系统、脊柱弓弦力学系统和脊-肢弓弦力学系统。这 3 个弓弦力学系统相互联系，相互补充，形成了人体完整的力学构架。每个系统由多个单关节弓弦力学系统组成。由此可见，要理解人体弓弦力学系统，首先要掌握单关节弓弦力学系统（图2-6），因为它是人体弓弦力学系统的基础。

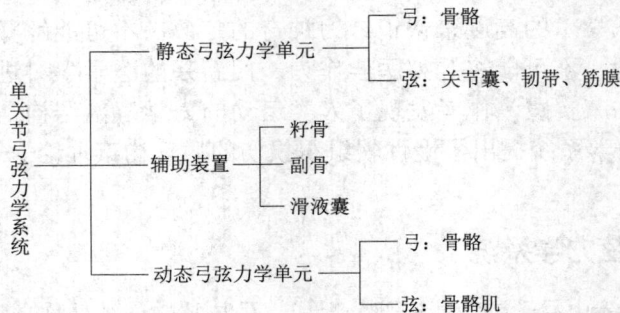

图 2-6　弦力学系统的组成构架示意图

1. 单关节弓弦力学系统

（1）静态弓弦力学单元 骨与骨之间以致密结缔组织形成的关节囊及韧带连接方式称为关节连接。关节连接是人体保持姿势及运动功能的基本单位，是一个典型的静态弓弦力学系统。一个静态弓弦力学单元由弓和弦两部分组成，弓为连续关节两端的骨骼；弦为附着在关节周围的关节囊、韧带或/和筋膜，关节囊、韧带或/和筋膜在骨骼的附着处称为弓弦结合部（图2-7）。

由于关节囊、韧带及筋膜本身没有主动收缩功能，它们的作用是保持关节正常的对合面，同时又维持关节稳定性，所以，静态弓弦力学单元的作用是维持人体正常姿势的固定装置。

（2）动态弓弦力学单元 人体进化为直立行走，其关节连接的形状和关节受力方式也发生了变化。骨骼本身不能产生运动，关节是将骨骼连接起来的一种高度进化模式，只有骨骼肌收缩，才能带动关节的运动，从而完成关节运动，也就是说，正常的关节是运动的基础，肌肉收缩是运动的动力。我们的骨骼肌都是跨关节附着，即肌肉的两个附着点之间至少有一个以上的关节，肌肉收缩会使这些关节产生位移，完成特定的运动功能。一个动态弓弦力学单元包括一个以上的关节（静态弓弦力学系统）和跨关节附着的骨骼肌，骨骼肌在骨面的附着处称为弓弦结合部（图2-8）。

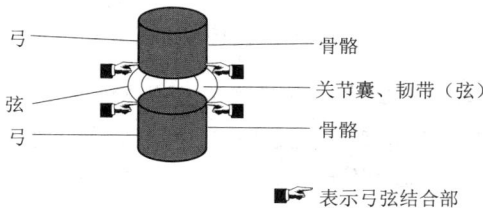

图 2-7 静态弓弦力学单元示意图

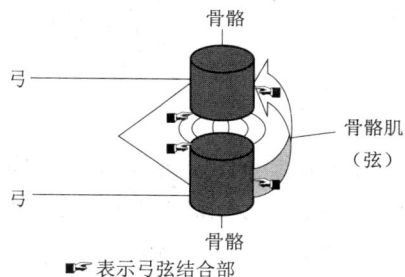

图 2-8 动态弓弦力学单元示意图

由于动态弓弦力学单元以肌肉为动力，以骨骼为杠杆，是骨杠杆系统的力学解剖结构。骨骼肌有主动收缩功能，所以，动态弓弦力学单元是骨关节产生主动运动的力学解剖学基础。

2. 四肢弓弦力学系统 人体的四肢以单关节弓弦力学系统为基础，构成了众多的形状不同、功能不同的弓弦力学系统。这些弓弦力学系统的作用是维持四肢关节的正常位置，完成四肢的运动功能。

（1）四肢静态弓弦力学单元 四肢静态弓弦力学单元以四肢关节连结的骨为弓，以关节囊、韧带、筋膜为弦，维持四肢关节的正常位置及静态力学平衡。上肢的关节如肩关节、肘关节、腕关节、掌指关节、指间关节，下肢的关节如髋关节、膝关节、踝关节、跗骨间关节、跖趾关节、趾间关节等关节连结以及由韧带或者筋膜连结起来的多关节解剖结构都属于单关节静态弓弦力学单元。

图2-9显示一个滑膜关节的静态弓弦力学单元，它们是以骨骼为弓，以关节囊为弦，关节囊在骨骼的附着处称为弓弦结合部。各种原因引起关节囊受力异常，人体会通过粘连、瘢痕挛缩来代偿这些过大的应力，导致关节囊增厚。如果这种异常应力不解除，人

体就会在关节囊的附着处即弓弦结合部进行对抗性的调节，即在此处形成硬化、钙化、骨化，最终形成骨质增生。

图 2-10 显示以跟距关节、距舟关节、舟楔关节、楔骰关节直到趾间关节的骨骼为弓，以足底腱膜为弦所形成的足纵弓静态弓弦力学单元。足底腱膜本身没有主动收缩功能，但它是维持足纵弓正常形状的重要结构。人体在行走过程中，通过足底腱膜的形变来改变足弓的形状来适应行走的力学变化。如果足底腱膜长期受到超过人体调节范围的应力，在足底腱膜的起止点即弓弦结合部就会通过粘连、瘢痕、挛缩来代偿这些过大的应力，又由于足底腱膜只有一个起点即跟骨结节，向前分裂成五束分别止于 5 个脚趾骨，所以在跟骨结节处所受的应力最大，当人体通过粘连、瘢痕、挛缩都不能代偿这些过大的应力，就会在跟骨结节处对抗性的调节，即形成硬化、钙化、骨化，最终形成跟骨骨刺。

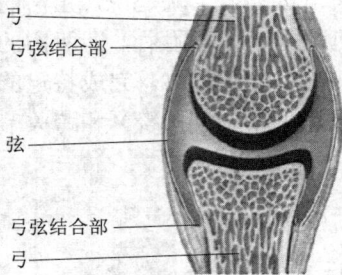

图 2-9 滑膜关节的静态弓弦力学单元

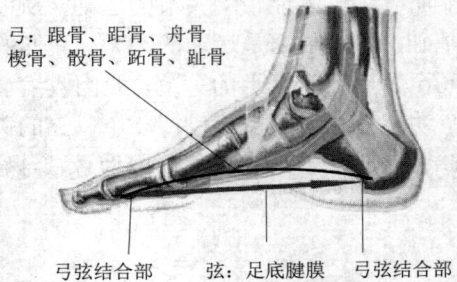

图 2-10 足纵弓静态弓弦力学单元

（2）四肢动态弓弦力学单元　四肢动态弓弦力学单元以四肢关节连结的骨为弓，以骨骼肌为弦，完成四肢关节的运动功能及动态力学平衡。上肢的关节如肩关节、肘关节、尺桡上关节、尺桡下关节、腕关节、掌指关节、指间关节，下肢的关节如髋关节、膝关节、踝关节、跗骨间关节、跖趾关节、趾间关节等关节的运动都属于单关节动态弓弦力学单元。

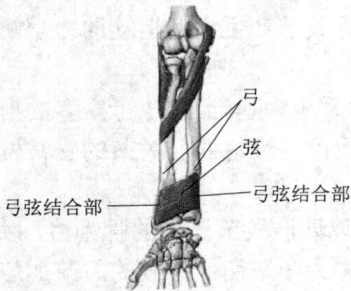

图 2-11 单关节动态弓弦力学单元

图 2-11 显示旋前方肌所形成的单关节动态弓弦力学单元。旋前方肌起于尺骨远端前面，止于桡骨远端前面。它所形成的动态弓弦力学单元是以尺桡下段前面为弓，以旋前方肌为弦，完成前臂主动旋前功能。

3. 脊柱弓弦力学系统　脊柱是人体的中轴线，人体为了生存的需要，在脊柱的矢状面上逐渐形成了一个曲线形状，这就是脊柱弓弦力学系统，也就是我们常说的脊柱的生理曲度。脊柱弓弦力学系统由多个单关节弓弦力学系统组成，由颈段、胸段、腰段、骶尾段的弓弦力学系统组成（图 2-12）。

（1）颈段弓弦力学系统　以枕骨、颈椎为弓，连结颈椎的软组织如椎间关节的关节突关节韧带、颈椎间盘、项韧带、黄韧带、枕下肌、前斜角肌、中斜角肌、后斜角肌、竖脊肌颈段等软组织为弦所形成的一个弓弦力学系统，颈段弓弦力学系统的功能是维持颈椎的生理曲度，完成颈部的部分运动功能，另一部分颈部的运动功能由脊-肢弓弦力学系统完成。

（2）胸段弓弦力学系统　以胸椎及肋骨、胸骨为弓，连结这些骨骼的软组织如椎间关节的关节突关节韧带、肋横突韧带、黄韧带、前后纵韧带、胸段、胸椎间盘等软组织为弦所形成的一个弓弦力学系统，胸段弓弦力学系统的功能主要是维持胸椎的生理曲度，并参与胸椎在矢状面的运动功能。

（3）腰段弓弦力学系统　以腰椎为弓，连结腰椎的软组织如椎间关节的关节突关节韧带、腰椎间盘、前后纵韧带、黄韧带、髂腰韧带、竖脊肌腰段等软组织为弦所形成的一个弓弦力学系统，腰段弓弦力学系统的功能是维持腰椎的生理曲度，完成腰部的部分运动功能，另一部分腰部的运动功能由脊-肢弓弦力学系统完成。

（4）骶尾段弓弦力学系统　以骶尾椎为弓，连结骶尾椎的软组织如骶棘韧带、骶结节韧带、竖脊肌腰段等软组织为

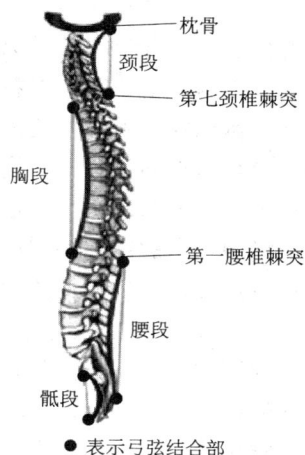

图 2-12　脊柱弓弦力学系统

弦所形成的一个弓弦力学系统，骶尾段弓弦力学系统的功能是维持骨盆平衡。

（5）颈段、胸段、腰段、骶尾段的弓弦力学系统共同组成脊柱矢状面的整体弓弦力学系统，竖脊肌、项韧带、斜方肌等软组织在枕骨的附着处及第七颈椎的附着处为颈段的弓弦结合部，前纵韧带在第一胸椎、第十二胸椎前面的附着处为胸段的弓弦结合部，竖脊肌、棘上韧带、背阔肌等软组织在第一腰椎、第五胸椎后面的附着处为腰段的弓弦结合部，骶棘韧带、骶结节韧带等软组织在骶椎侧面、坐骨结节、坐骨棘的附着处为骶尾段的弓弦结合部。

根据数学曲线变化规律，当一段曲线弧长一定时，这段曲线其中的一部分曲率变小，剩下的那一部分曲线的曲率会相应的增大。由于这些弓弦结合部都是脊柱矢状轴发生转曲的部位，所以，此部位的软组织尤其容易受到损伤。当弓弦结合部的软组织发生粘连、瘢痕、挛缩等损伤时，就会引起脊柱生理曲度的变化，引发颈椎病、腰椎病、颈-腰综合征等众多临床疑难病症。

4. 脊-肢弓弦力学系统　躯干是人体的主干，人体要完成复杂的运动功能，如肢带关节（肩关节、髋关节）的运动，上、下肢同时运动，就需要围绕脊柱的多个关节的联合协调运动。从而形成了脊-肢弓弦力学系统。后者由多个单关节弓弦力学系统组成，分为胸廓与肢体弓弦力学系统及脊柱与肢体弓弦力学系统。脊-肢弓弦力学系统以脊柱为中心，相互协调，相互补充，保证了脊动肢动、肢动脊动的统一。这个弓弦力学系统从形状上看，类似斜拉桥的结构，斜拉桥的桥塔相当于脊柱，斜拉桥的桥面相当于肢带骨，连续斜拉桥的拉索相当于连结脊柱和肢带骨的软组织。桥塔和桥面相当于弓，拉索相当于弦（图 2-13）。

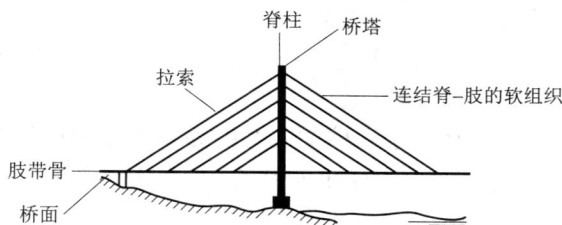

图 2-13　脊-肢弓弦力学系统示意图

　　根据斜拉桥的原理，我们得知，斜拉桥由桥塔、拉索和桥面组成。我们以一个索塔来分析。桥塔两侧是对称的斜拉索，通过斜拉索将桥塔和桥面连接在一起。假设索塔两侧只有两根斜拉索，左右对称各一条，这两根斜拉索受到主梁的重力作用，对桥塔产生两个对称的沿着斜拉索方向的拉力，根据受力分析，左边的力可以分解为水平向左的一个力和竖直向下的一个力；同样，右边的力可以分解为水平向右的一个力和竖直向下的一个力；由于这两个力是对称的，所以水平向左和水平向右的两个力互相抵消了，最终主梁的重力成为对桥塔的竖直向下的两个力，这样力又传给索塔下面的桥墩了。斜拉索数量越多，分散主梁给斜拉索的力就越多。

　　脊柱与肢带骨的连结类似于斜拉桥的力学原理，脊柱两侧肌肉、韧带、筋膜等软组织的正常应力是维持脊柱和肢带骨的正常力学传导的必要元素。如果这些软组织受到异常的拉应力，就会造成脊柱的移位。换言之，脊柱的错位不是脊柱本身引起的，而是由于脊柱两侧软组织的应力异常导致的。当脊柱一侧的软组织拉应力异常，脊柱就会向拉力侧倾斜，在影像学上就会发现脊柱在矢状面、冠状面、垂直面出现单一的或者多方向的移位表现。而且一侧的软组织拉应力异常引起脊柱移位，必然引起对侧软组织拉应力异常。

　　与颈椎病有关的脊柱与肢体的弓弦力学系统：一是以颈椎、肩胛骨为弓，肩胛提肌为弦的动态弓弦力学单元，二是以脊柱、肱骨、肩胛骨为弓，斜方肌、背阔肌为弦的动态弓弦力学单元，三是以颈椎横突、肋骨为弓，前、中、后斜角肌为弦的动态弓弦力学系统。以斜方肌、背阔肌的动态弓弦力学单元为例，当斜方肌、背阔肌慢性劳损，人体在修复过程中在肌肉的起止点形成粘连、瘢痕，造成局部的应力异常，根据斜拉桥的力学原理，必然引起颈椎在冠状面的受力异常，最终引起颈椎侧弯，出现颈椎病的临床表现；同时，由于斜方肌与背阔肌有部分相同的起点，斜方肌的损伤后期会引起背阔肌慢性劳损，背阔肌又是腰部的脊-肢弓弦力学系统，当背阔肌损伤以后应力异常，必然引起腰椎弓弦力学系统的代偿，严重者引起腰椎错位，引发腰神经根的卡压，引起下肢神经压迫的临床表现。这就是颈-腰综合征的病理机制。

　　综上所述，我们可以得出以下结论：

　　（1）人体的弓弦力学系统是物理学的力学成分在人体骨关节与软组织之间的具体表现形式，是人体运动系统的力学解剖结构。它的基本单位是关节，一个关节的弓弦力学系统包括静态弓弦力学单元和动态弓弦力学单元及其辅助结构。

　　（2）由于人体骨关节周围软组织起止点的不同，在同一部位的骨骼上可以有一个或者多个肌肉、韧带的起止点。起于同一部位的肌肉、韧带可止于不同的骨骼，起于不同骨骼的多条肌肉、韧带等软组织也可止于同一骨骼。各部分的弓弦力学单元相互交叉，形成人体整体弓弦力学系统。

　　（3）脊柱弓弦力学系统对维持脊柱的生理曲度具有重要意义，脊柱前、后面软组织损伤是引起脊柱生理曲度变化的始发原因。

　　（4）脊-肢弓弦力学系统找到了脊柱与四肢的力学传导的路径，从力学层面实现了脊柱与四肢的统一。动、静态弓弦力学单元的关系可归纳为四句话，即动中有静，静中有动，动静结合，平衡功能。

　　（5）弓弦力学系统组成部分的慢性损伤，必然引起弓弦组成部的受力异常。在弓弦力学系统中，应力集中的部位首先是弓弦结合部即软组织的起止点，其次是弦即软组织的行经路线，最后是弓即骨关节。这就是为什么骨关节周围的软组织损伤在临床上最为多见，其次才是软组织行经路线的损伤，最后是骨关节本身的损伤如骨质增生、创伤性关节炎、骨性关节炎等。

（6）弓弦力学系统的创立，阐明了慢性软组织损伤及骨质增生等临床疑难杂症的病理机制和疾病的病理构架，完善和补充了针刀医学基础理论，将针刀治疗从"以痛为俞"的病变点治疗提升到对疾病的病理构架治疗的高度上来。解决了针刀治疗有效率高、治愈率低的现状，为针刀治愈困扰全人类健康的慢性软组织损伤性疾病，骨质增生症提供了解剖力学基础。

第三章

慢性软组织损伤新的病因病理学理论

第一节　慢性软组织损伤新的病因学理论

一、慢性软组织损伤新的病因学认识

慢性软组织损伤疾病是临床常见病、多发病，是影响人类健康，降低人类生活质量的主要疾病，治疗方法中西医学界对此疾病的发病原因、病理变化作了大量的研究，但进展不大。现代骨伤科教科书《中医骨伤科学》指出："软组织损伤常就诊于骨伤科，但对其发病机制和病理形态的改变知道很少，应列入骨伤科病理学的研究范围。"黄家驷外科学有类似的说明。

1976 年朱汉章教授发明针刀以来，针刀疗法经历了 40 余年的风风雨雨，历尽艰辛，几度浮沉，从农村到城市，从基层医院到三甲医院，从一种疗法发展成为一门新兴医学学科，从师带徒的培训模式发展到大学五年制本科学历教育，靠的是什么？靠的是针刀的疗效，疗效才是硬道理。针刀以其卓越的疗法治愈了困惑人类健康的两大病症，即慢性软组织损伤性疾病和骨质增生性疾病，同时，还治疗了大量内、外、妇、儿、皮等多科临床疑难杂症，比如，脊柱侧弯、痉挛性脑瘫、中风后遗症、扭转痉挛、慢性盆腔炎等近三百种疾病。实现了五个转变：即变不治为可治、变开放性手术为闭合性手术、变复杂治疗为简单治疗、变痛苦治疗为几乎无痛苦治疗、变久治不愈为立竿见影。只要使用过针刀的医生，无不为针刀神奇的疗效所折服。针刀以其器械简单、费用低廉、疗效神奇，充分证明了它的科学性，赢得了千百万患者和国内外医学专家学者的一致好评。但同时也因为见效快、易复发、操作不规范、不能全面解释慢性软组织损伤性疾病的临床表现而频遭质疑。

大量研究表明，动态平衡失调是引起慢性软组织损伤的根本病因，针刀通过切开瘢痕、分离粘连与挛缩、疏通堵塞，从而恢复动态平衡，恢复力平衡，使疾病得以治愈。也就是说慢性软组织损伤的病因病理是人体软组织和骨关节的运动功能受到限制。但针刀治疗与功能平衡的关系是什么？针刀治疗如何调节平衡？针刀是通过什么方式去促进局部微循环的？针刀治疗脊柱相关疾病的机理是什么？一种疾病针刀治疗的疗程如何确定？究其原因，其根本问题在于，平衡只是一个功能概念，针刀治疗与功能平衡之间缺乏一个物质基础，没有这个基础，针刀疗法就变成了一种无序化过程，一种无法规

范的盲目操作，一种经验医学。

综上所述，以往对于慢性软组织损伤的病因病理学的认识存在缺陷和不足，即动态平衡失调和力平衡失调只是功能状态，而针刀治疗的是人体的解剖结构，换言之，针刀治疗缺乏解剖结构与疾病病因病理的内在联系，从而使学术界和针刀医生都无法理解针刀治疗部位与疾病的内在联系，直接影响了针刀医学的纵、深发展，限制了针刀医学与中医、西医界的学术交流，严重阻碍了针刀医学产业化进程。

要解决这个根本问题就必须搞清楚针刀诊疗与人体功能平衡之间的物质基础。作者经过大量的针刀临床实践，总结中西医关于慢性软组织损伤的病因病理，提出了骨与软组织之间存在一个完整的力学系统——人体弓弦力学系统。根据弓弦力学系统，认识骨和软组织之间的力学变化关系，神经血管在骨关节周围及软组织中的行经路线，重新认识慢性软组织损伤、骨质增生的原因以及脊柱相关疾病所引起的多系统、多器官病变的原因以及病理变化，真正实现针刀治疗的科学性、实践性和可重复性。为此，笔者根据人体弓弦力学系统，提出了慢性软组织损伤新的病因学理论。

二、不正不平、不平则病是慢性软组织损伤的主要发病因素

任何疾病的发生发展必然有其解剖形态学基础，各种原因引起人体相关弓弦力学系统解剖结构的形态变化，引起了弓弦力学系统动态平衡失调，才导致慢性软组织损伤性疾病。我们把这种关系归纳为"不正不平，不平则病"。

1. 不正的定义　各种致病因素如暴力损伤，积累性损伤，隐蔽性损伤，情绪性损伤等引起相关的弓弦力学系统受力异常，最终导致弓弦力学系统的组成部分即骨与软组织的形态结构改变，失去正常位置，作者将其称为不正。人体弓弦力学系统由三部分组成，即单关节弓弦力学系统、脊柱弓弦力学系统和脊-肢弓弦力学系统，它们不正的表现形式也有所不同。

（1）软组织的形态结构改变：在弓弦结合部（软组织在骨面的附着处）及弦的行经路线（关节囊、韧带、筋膜、肌肉等软组织的走行路线）的粘连、瘢痕、挛缩、硬节、条索、硬化、钙化等。

（2）单关节弓弦力学系统主要负责四肢的骨关节力学传导，故它受损后的形态学改变为四肢关节微小错位、骨质增生，严重的患者表现为关节畸形。

（3）脊柱弓弦力学系统主要负责脊柱力学传导，故它受损后的形态学改变为脊柱生理曲度的变化，脊柱各关节在矢状面、冠状面、水平面出现单一或者多向性的错位、骨质增生，椎间盘移位等。

（4）脊-肢弓弦力学系统主要负责脊柱与四肢的力学传导，故它受损后的形态学改变表现一是脊柱弓弦力学系统受损后的形态学改变，二是四肢弓弦力学系统受损后的形态学改变，如强直性脊柱炎、类风湿关节炎、扭转痉挛等疾病的骨关节畸形。

以上解剖结构的形态学改变可以通过临床物理检查，影像学及显微镜下获得。

2. 不平的定义　弓弦力学系统的形态结构异常（不正）是慢性软组织损伤的根本原因，但由于人体具有巨大的自我修复和自我调节潜能，所以，在不正的情况下，受损的软组织和骨关节的功能在一定限度内可以由邻近其他软组织或者骨关节代偿，故此时临床症状和体征轻微甚至没有临床表现。换言之，虽然弓弦力学系统的形态结构已经异常，

如软组织的粘连、瘢痕、挛缩、硬节、条索、硬化、钙化和骨关节的错位等，但如果这种形态结构异常在人体的代偿范围以内，就没有临床表现或者只有轻微的症状；当弓弦力学系统的形态结构异常（不正）超过了人体自我修复和自我调节潜能的极限，破坏了人体的力平衡，就会导致受损软组织和骨关节的功能异常，或/和卡压行经于软组织之间的神经、血管，引起各种复杂的症状和体征。作者将这种由于弓弦力学系统的形态结构异常（不正）导致其受损弓弦力学系统的功能障碍，引起人体力平衡失调称为不平。

根据人体弓弦力学系统的组成不同，其动态平衡失调的临床表现方式也不同。

（1）软组织损伤后临床表现为局部疼痛、肿胀、压痛、硬节、条索、硬化、功能障碍等。比如，肱二头肌动态弓弦力学单元受损后，在弓弦结合部（肱二头肌长、短头起点）的肌腱粘连、条索、硬化，引起肱二头肌长头腱鞘炎及肱二头肌短头肌腱炎的临床表现。

（2）单关节弓弦力学系统受损后功能异常表现为关节肿胀疼痛，活动受限，严重的患者表现为关节畸形，关节功能丧失。比如，膝关节骨性关节炎是由于膝关节的弓弦力学系统受损后，改变了膝关节以及周围软组织的正常结构和比邻关系，引起膝关节肿痛，行走困难，关节积液，最终导致膝关节畸形。

（3）脊柱弓弦力学系统受损后的功能异常表现为脊柱周围软组织损伤后的临床表现，如果卡压了行经于这些部位软组织中的神经、血管，就会引发诸多复杂的临床表现。比如，慢性支气管炎是由于在脊柱弓弦力学系统中，颈胸结合部既是颈段脊柱弓弦力学系统的弓弦结合部，又是胸段脊柱弓弦力学系统的弓弦结合部，所以，此处有众多的软组织附着，容易受损，引起颈、胸段脊柱的形态学改变，一方面影响行经颈胸椎前侧方支配肺部的植物神经，另一方面使胸廓容积改变，最终引起支气管、肺脏的功能异常，临床表现出慢性咳嗽、咯痰、气喘，呼吸困难及肺功能异常。

（4）脊-肢弓弦力学系统受损后的功能异常表现，一是脊柱弓弦力学系统受损后的功能异常的症状体征，二是四肢弓弦力学系统受损后的功能异常的症状体征。比如，强直性脊柱炎早期有腰骶部晨僵感、酸胀、腰痛，后期出现脊柱强直、肩肘关节强直、膝关节强直等脊柱弓弦力学系统受损和四肢弓弦力学系统受损的临床表现。

综上所述，可以得出以下结论：

（1）弓弦力学系统的形态结构改变即不正是引发慢性软组织损伤以及各内脏器官慢性损伤的物质基础，当这种形态改变超过了人体的自身代偿能力和自我修复能力，卡压行经于弦（软组织）之间的神经、血管，人体的力平衡被破坏（即不平），从而引起各种复杂的症状和体征。由于人类个体对环境、气候、情绪、损伤等引起慢性软组织损伤的自我修复能力和自我调节各不相同，所以，各弓弦力学系统的形态学改变和功能学改变也不一样，这就是慢性软组织损伤的临床表现和影像学表现纷乱复杂的根本原因所在。

（2）不正与不平的关系：不正是原因，不平是不正的一个结果。不正不必然引起不平，如果弓弦力学系统受损轻微，而人体的自我代偿能力和自我修复能力强，就不会引起临床表现；反之，如果弓弦力学系统受损重，而人体的自我代偿能力和自我修复能力弱，则会引起各种临床表现，即在不正不平的情况下，才需要外力如针刀加以调节。

（3）弓弦力学系统的形态学改变不是骨质本身（弓）所致，而是骨关节周围的软组织（弦）的力平衡失调所致，慢性软组织损伤后的临床表现是人体对弓弦力学系统受损失代偿的结果。针对不正不平、不平则病，针刀治疗目的就是扶正调平，纠正弓弦力学系统的异常形态，解除神经、血管的卡压，恢复人体的自我修复能力和自我调节能力。

第二节　慢性软组织损伤的病理构架理论

慢性软组织损伤的病理构架理论——网眼理论就是分析慢性软组织损伤后的弓弦力学系统产生的病理机理，从而为针刀治疗提供形态病理学论据。理解和掌握慢性软组织损伤的病理构架理论——网眼理论，首先要弄清创伤的修复愈合方式，粘连、瘢痕、挛缩和堵塞的本质，然后再理解弓弦力学系统受损后所形成的病理构架。

一、现代创伤愈合的概念

（一）炎症反应期

软组织损伤后，局部迅速发生炎症反应，可持续 3～5 日。此过程中最主要的病理反应是凝血和免疫反应。凝血过程中，血小板被激活、聚集，并释出多种生物因子，如促进细胞增殖的血小板源性生长因子、转化生长因子，这些因子和血小板释放的花生四烯酸、血小板激活的补体 C5 片段等共同具有诱导吞噬细胞的趋化作用，血小板源性内皮细胞生长因子在炎症反应期后参与肉芽毛细血管的形成，增加血管通透性，使中性粒细胞、单核细胞游离出血管，并在趋化物的作用下到达损伤部位。免疫反应首先是中性粒细胞、单核/巨噬细胞的作用，中性粒细胞首先进入损伤组织，并分泌血小板活化因子和一些趋化物质，在各种生长因子和趋化物的联合作用下，随之单核细胞到达损伤部位，并转化为巨噬细胞。上述中性粒细胞和单核/巨噬细胞均具有很强的清除坏死组织、病原体的功能。单核巨噬细胞是炎症阶段的主要分泌细胞，它可以分泌许多生长因子和刺激因子。这些因子为炎症后期的细胞增殖分化打好了坚实的基础。同时，巨噬细胞还可影响生长因子和细胞间的相互作用，没有巨噬细胞，它们将不易发挥作用。淋巴细胞和肥大细胞也参与炎症反应期，它们对血管反应、组织再生修复能力等均有影响。

（二）细胞增殖分化期

此期的特征性表现是通过修复细胞的增殖分化活动来修复组织缺损。对表浅损伤的修复主要是通过上皮细胞的增殖、迁移并覆盖创面完成；对于深部其他软组织损伤则需要通过肉芽组织形成的方式来进行修复。肉芽组织的主要成分是成纤维细胞、巨噬细胞、丰富的毛细血管和丰富的细胞间基质。在普通软组织中，成纤维细胞是主要的修复细胞。肉芽组织内的血供来源于内皮细胞的增殖分化和毛细血管的形成，先是内皮细胞在多肽生长因子的趋化下迁移至伤处，迁移至伤处的内皮细胞在一些生物因子的刺激下开始细胞增殖，当内皮细胞增殖到一定数目时，在血管生成素等血管活性物质的作用下，分化成血管内皮细胞，并彼此相连形成贯通的血管。

（三）组织的修复重建期

肉芽组织形成后，伤口将收缩。而后，体表损伤由再生上皮覆盖或瘢痕形成；深部损伤则形成肉芽组织达到损伤的暂时愈合。在普通的软组织损伤中，再经过组织重建，即肉芽组织转变为正常的结缔组织，成纤维细胞转变为纤维细胞，从而实现损伤组织的最终愈合。

二、慢性软组织损伤的本质

慢性软组织损伤后，人体通过自我修复、自我调节过程对受损软组织进行修复和重建。其修复重建方式有 3 种：一是损伤组织完全修复，即组织的形态、功能完全恢复正常，与原来组织无任何区别；二是损伤组织大部分修复，维持其基本形态，但有粘连或瘢痕或者挛缩形成，其功能可能正常或有所减弱；三是损伤组织自身无修复能力，必须通过纤维组织的粘连、瘢痕和挛缩进行修复，其形态和功能都与原组织不同或完全不同，成为一种无功能或有碍正常功能的组织。了解创伤愈合和过程，正确认识粘连、瘢痕和挛缩及堵塞的本质，对针刀治疗此类疾病具有重要临床指导作用。

（一）粘连的本质

粘连是部分软组织损伤或手术后组织愈合时必然经过的修复过程，它是人体自我修复的一种生理功能。但是，任何事物都有两面性，当急、慢性损伤后，组织的修复不能达到完全再生、复原，而在受伤害的组织中形成粘连、瘢痕或（和）挛缩，且这种粘连和瘢痕影响了组织、器官的功能，压迫神经、血管等，就会产生相关组织、器官的功能障碍，而引发一系列临床症状。此时，粘连就超过了人体本身修复的生理范围，从而成为慢性软组织损伤中的病理因素。粘连的表现形式有以下几种：

（1）肌束膜间的粘连　正常状态下，每块肌肉收缩时并非所有的肌纤维全部同时参与活动，而是部分舒张，部分收缩，这样交替运动才能保持肌张力。如果肌内部损伤，肌束间发生粘连，肌束间便会产生感觉或运动障碍，在肌内可产生条索或结节之类的病变，这种情况多发生在单一的肌肉组织肌腹部损伤。

（2）肌外膜之间的粘连　即相邻的肌肉外膜之间的粘连。如果是两块肌肉的肌纤维方向相同，而且是协同肌之间的粘连，可能不产生明显的运动障碍，也就不会引起较重症状；如果两块肌肉的肌纤维走行方向不同，当一块肌肉收缩时，这种粘连影响到收缩肌肉本身及相邻肌肉的运动，妨碍其正常功能，临床上可检查到压痛、条索、结节等改变，如肱二头肌短头与喙肱肌之间的粘连。

（3）肌腱之间的粘连　如桡骨茎突部肌腱炎引起拇长展肌与拇短伸肌之间的粘连。

（4）腱周结构之间的粘连　腱周结构包括腱周围疏松结缔组织、滑液囊、脂肪垫或软骨垫等组织，它是保护腱末端的组织结构，当肌腱末端受到损伤时，因出血、渗出、水肿等无菌性炎症而产生腱末端与腱周结构的紧密粘连，这种粘连可发生在腱与自身的腱周结构之间，也可发生于两个相邻的腱周围结构之间。

（5）韧带与关节囊的粘连　关节囊周围有许多韧带相连，有的与关节囊呈愈着状态，密不可分，成为一体，而另一部分则多是相对独立、层次分明的。它们各自有独立的运动轨迹，当它们损伤之后，关节囊与韧带之间、韧带与韧带之间，会产生粘连。如踝关节创伤性关节炎，就是由于外伤引起踝关节囊与三角韧带及腓跟韧带的粘连等。

（6）肌腱、韧带与附着骨之间的粘连　肌腱和韧带均附着于骨面上，有的肌腱行于骨纤维管道中，在肌腱、韧带的游离部损伤时，肌腱和韧带的起止点及骨纤维管会产生粘连，影响关节运动，造成关节运动障碍，产生一系列症状。如肩周炎，就是肩关节周围的肱二头肌短头起点、肱二头肌长头通过结节间沟部，以及肩袖周围起止点之间的粘连，引起肩关节功能障碍。

（7）骨间的粘连 即骨与骨之间连接的筋膜、韧带和纤维组织之间的粘连，如胫腓骨间膜的粘连、尺桡骨间膜的粘连、腕关节内部韧带连接处的粘连等。

（8）神经与周围软组织的粘连 神经与周围软组织发生粘连或神经行径线路周围的软组织因为粘连对神经产生卡压，如神经卡压综合征、颈椎病、腰椎间盘突出症、腰椎管狭窄症、梨状肌综合征等疾病的症状、体征就是由此而引起的。

（二）瘢痕的本质

通过西医病理学的知识，知道损伤后组织的自我修复要经过炎症反应期、细胞增殖分化期和组织修复重建期才能完成。在急性炎症反应期和细胞增殖分化期后，损伤处会产生肉芽组织，其成分为大量的纤维母细胞，这些细胞分泌原胶原蛋白，在局部形成胶原纤维，最终，纤维母细胞转变为纤维细胞。随着胶原纤维大量增加，毛细血管和纤维细胞则减少，随之，肉芽组织变为致密的瘢痕组织。3周后胶原纤维分解作用逐渐增强，3个月后则分解、吸收作用明显增生，可使瘢痕在一定程度上缩小变软。在软组织（肌肉、肌腱、韧带、关节囊、腱周结构、神经、血管等）损伤的自我修复过程中，肌肉、肌腱纤维及关节囊等组织往往再生不全，代之以结缔组织修复占主导的地位。于是，出现的瘢痕也不能完全吸收。从病理学的角度看，瘢痕大都是结缔组织玻璃样变性。病变处呈半透明、灰白色、质坚韧，纤维细胞明显减少，胶原纤维组织增粗，甚至形成均匀一致的玻璃样物。当这种瘢痕没有影响到损伤组织本身或者损伤周围的组织、器官的功能时，它是人体的一种自我修复的过程。然而，如果瘢痕过大、过多，造成了组织器官的功能障碍时，使相关弓弦力学系统不正不平，从而成为一种病理因素，这时，就需要针刀治疗了。

（三）挛缩的本质

挛缩是软组织损伤后的另一种自我修复形式，软组织损伤以后，引起粘连和瘢痕，以代偿组织、器官的部分功能，如果损伤较重，粘连和瘢痕不足以代偿受损组织的功能时，特别是骨关节周围的慢性软组织损伤，由于关节周围应力集中，受损组织就会变厚、变硬、变短，以弥补骨关节的运动功能需要，这就是挛缩。瘢痕是挛缩的基础，挛缩是粘连、瘢痕的结果。他们都因为使相关弓弦力学系统不正不平，从而成为一种病理因素。

（四）堵塞的本质

针刀医学对堵塞的解释是软组织损伤后，正常组织代谢紊乱，微循环障碍，局部缺血缺氧，在损伤的修复过程中所形成的粘连、瘢痕、挛缩，使血管数量进一步减少，血流量锐减，导致局部血供明显减少，代谢产物堆积，影响组织器官的修复，使相关弓弦力学系统不平，从而成为一种病理因素。

三、网眼理论

慢性软组织损伤是人体对软组织损伤的自我修复和自我代偿的结果。当人体某一软组织受到异常应力的作用造成局部的出血、渗出，人体会启动自身的应急系统，利用粘连瘢痕对损伤部位进行修复，如果这种修复是完全的、彻底的，人体就恢复正常的动态平衡状态，如果人体不能通过粘连瘢痕对抗异常应力，就会引起软组织挛缩，如果局部的粘连瘢痕过多过剩，就会引起周围软组织的粘连和瘢痕，导致软组织的受力异常。随着病情的发展，这些软组织根据各处的走行方向将异常的应力传达到软组织的附着点，最终引起该部位周围的软组织的广泛粘连和瘢痕。

慢性软组织损伤不是一个点的病变，而是以点成线、以线成面的立体网络状的一个病理构架，这个病理构架的解剖学基础就是人体弓弦力学系统。可以将它形象地比喻为一张鱼网，鱼网的各个结点就是弓弦结合部，是软组织在骨骼的附着点，是粘连瘢痕最集中、病变最重的部位，换言之，它是慢性软组织损伤病变的关键部位；连结各个结点的网线就是弦的行径路线。

综上所述，通过对慢性软组织损伤的病理构架分析，我们可以得出以下结论：

（1）慢性软组织损伤是一种人体自我代偿性疾病，是人体在修复损伤软组织过程中所形成的病理变化，骨质增生是慢性软组织损伤在骨关节周围的特殊表现形式。人体的自我修复、自我代偿是内因，损伤是外因，外因必须通过内因才能起作用，针刀的作用只是一种帮助人体进行自我修复、自我代偿，针刀治疗是一种扶正的治疗。

（2）慢性软组织损伤的病理过程是以点—线—面的形式所形成的立体网络状病理构架。它的病理构架形成的形态学基础是人体弓弦力学系统。慢性软组织损伤后，该软组织起止点即弓弦结合部的粘连、瘢痕、挛缩和堵塞，就会影响在此处附着的其他软组织，通过这些组织的行经路线即弦的走行路线向周围发展辐射，最终在损伤组织内部、损伤组织周围、损伤部位与相邻组织之间形成立体网状的粘连瘢痕，导致弓弦力学系统形态结构异常，影响了相关弓弦力学系统的功能，即由不平引起不正。

（3）根据慢性软组织损伤的网眼理论，针刀整体治疗也应通过点、线、面进行整体治疗，破坏疾病的整体病理构架，针刀治疗是以恢复生理功能为最终目的的平衡治疗，而不是仅以止痛作为治疗的目标。

（4）网眼理论将中医宏观整体的理念与西医微观局部的理念结合起来，既从总体上去理解疾病的发生发展，又从具体的病变点对疾病进行量化分析，对于制定针刀治疗慢性软组织损伤性疾病和骨质增生症的整体思路、确定针刀治疗的部位、针刀疗程以及针刀术后手法操作都具有积极的临床指导意义。

（5）笔者根据慢性软组织损伤的病理构架所提出的网眼理论将针刀治疗从"以痛为俞"的病变点治疗提高到对疾病的病理构架治疗的高度上来，将治疗目的明确为扶正调平，对于制定针刀治疗的整体思路、确定针刀治疗的部位、针刀术后手法操作都具有积极的临床指导意义。

第四章
痉挛性脑瘫的病因病理学认识

一、西医学对脑瘫病因的认识

脑瘫的临床表现多样，病情严重程度各异，这表明可能是多种因素在不同时期损伤胎儿大脑而造成脑瘫。以往发展中国家认为脑瘫发病原因主要以产时和产后病因多见，特别是高危因素是人们长期关注的问题。随着现代医学研究的进展表明，仅有少数病例与此有关。近 30 年来产科和新生儿医疗保健虽有极大提高，婴儿死亡率持续下降，脑瘫发病率却无明显改变。这提示孕期危险因素作用于发育中的胎儿，使得胎儿在出生后出现脑瘫的表现。

从时间上，脑瘫可疑病因常划分为产前因素、产时因素和产后因素三个阶段。①产前因素：包括父母近亲结婚、有智力低下家族史、胎儿宫内发育迟缓、母亲孕期用药史、射线暴露史、孕期感染、多胎妊娠、先兆子痫等；②围生期因素：异常分娩、胎儿窘迫、出生窒息、缺氧缺血性脑病、颅内出血、早产、过期妊娠、低出生体重、4000g 以上巨大胎儿等；③产后因素：新生儿期非感染性疾病、感染性疾病、意外受伤、吸吮无力、喂养困难等。

（一）产前因素

1. 遗传性因素 一些脑瘫患儿可有家族遗传病史，在同辈或上辈的母系及父系家族中有脑瘫、智力障碍或先天畸形等。近亲结婚出生的幼儿中脑瘫的发生率增高。Gustarson 调查同型脑瘫 16 个家族，其中 10 个家族有先天性运动失调，3 个家族有失调性双瘫；McHale 报道痉挛性脑瘫的患儿与染色体 2q24-25 相关。Pharoah 在对同卵双生和异卵双生的婴幼儿的研究中发现，前者的死亡率及脑瘫的发生率明显高于后者。以上研究均说明遗传是脑瘫发生的一个重要因素。

2. 宫内感染 母亲患感染性疾病可引起胎儿的发育异常，包括各种先天畸形以及智力障碍。在妊娠期感染中，最普遍的先天性感染（如弓形虫、风疹病毒、巨细胞病毒、单纯疱疹病毒、EB 病毒和梅毒螺旋体等等）是胎儿神经发育残疾的已知原因。Kosuge 分析了 81 例因绒膜羊膜炎而于 32 周左右出生的小儿，在 1.5 岁时出现了 6 例脑瘫，2 例智力低下，2 例脑瘫伴智力低下；Schendel DE 研究报道，足月产或早产脑瘫患儿的羊水或血液中的细胞因子水平比对照组显著升高；细菌、病毒、微生物侵入羊膜腔刺激胎儿单核细胞产生 IL-6、IL-8 等细胞因子，这些细胞因子使胎儿血脑屏障的通透性增高，从而使感染直接波及胎儿的脑组织，产生炎症反应，使局部的神经元坏死、丢失，引起中枢神经系统的先天畸形甚至宫内死亡。如先天性巨细胞包涵体病毒（CMV）感染常伴有脑瘫、癫痫等中枢神经后遗症，在癫痫、脑瘫、神经性耳聋患儿中，弓形虫（TOX）IgG 检出率显著增高。这些研究结果表明孕期感染可能是脑瘫形成的十分重要的单独病因。

3. 宫内发育迟缓　宫内发育迟缓的胎儿，大脑发育也相应受到损害，由于头颅发育障碍常导致小头畸形，又进一步制约了脑组织的发育，所以容易造成脑瘫。Spinillo 对 236 例宫内发育迟缓的患儿进行与脑瘫等疾病相关性研究表明，宫内发育迟缓的程度愈重，脑瘫的发生率愈高。Kok JH 等人的研究指出对于胎龄不足 33 周的早产儿，宫内发育迟缓并非脑瘫的高危因素，这可能是早产去除了妊娠后期对发育迟缓的胎儿的慢性损伤作用，或者是宫内发育迟缓的早产儿存活率低，而在存活小儿中，无证据显示此因素与脑瘫的发生有明显的相关性。

4. 妊娠期外伤　Lipson 于 1996 年报道 1 例因车祸致孕 14 周的母体脾脏破裂，患儿出生后发生了脑瘫的病例。如外伤发生在妊娠中晚期，可致胎儿宫内死亡、宫内窘迫和宫内发育迟缓，脑瘫发生的相关机制可能是损伤后使胎盘血流减少，胎盘血栓形成和胎膜早破导致早产。Gilles MT 等的研究认为孕妇外伤程度与胎儿损伤情况无明显相关性，有时轻微损害也能导致胎儿死亡和早产。

5. 多胎妊娠　由于近年来促排卵药物的使用，多胎妊娠明显增加，使早产及低体重儿出生率明显高于单胎儿，脑瘫的发生率也随之增高。Daniel Y 等对辅助生殖技术获得的多胎妊娠进行调查，其并发症较自然多胎妊娠发生率明显增高，且随多胎妊娠发生率的增多，与多胎妊娠相关性疾病也出现了增高的趋势。刘建蒙等报道双胎是脑瘫独立的危险因素，并且双胎导致脑瘫的危险性随着胎儿的成熟而呈增大趋势。Yokoyama 等的研究证实三胎、四胎妊娠胎儿脑瘫的发生率明显高于单胎及二胎妊娠，且与早产和窒息有关。由于多胎妊娠早产、低出生体重儿发生率显著高于单胎妊娠，所以与早产、低体重出生相关疾病，如新生儿窒息、新生儿颅内出血、新生儿缺氧缺血性脑病、宫内感染的机会则大大增加，这是多胎妊娠脑瘫发病率增高的主要原因。Cincotta 在对 23 例多胎妊娠出现胎儿间输血综合征而存活的小儿研究中发现，有 22% 的患儿患有脑瘫及脑发育障碍。所以多数学者认为多胎妊娠行剖宫产术可以降低新生儿脑瘫的发生率。

6. 甲基汞　近来人们非常关注甲基汞致神经损伤作用而引起脑瘫。它是一种神经毒素，高剂量可导致智力障碍。它通过食物链进行生物富集，因此有必要重视以鱼和海产品为主要食物来源的人群甲基汞中毒的可能性，Yagev Y 等研究认为因食用鱼和海产品而长期低剂量接触甲基汞导致神经发育损伤的证据尚不充分。日本和伊朗通过研究水俣病发现，高剂量接触甲基汞能迅速致胎儿脑损伤，然而对孕妇产前在自然环境下长期接触甲基汞的最高容许剂量还存在争议。

（二）产时因素

1. 早产　由于低出生体重和早产，胎儿脑组织发育不成熟，易因各种因素作用而使得脑进一步受损伤，引起以痉挛性瘫痪为主的各型脑瘫。大量的流行病学调查显示，早产是脑瘫的高危因素，随着医学的发展，胎龄不足 32 周的早产儿存活率提高，脑瘫的发生率也明显增加，其发生脑瘫的可能性是足月儿的 30 倍。Marlow N 等人研究了 1995 年在英国和爱尔兰出生的胎龄≤25 周的早产儿其学龄前期的情况，尽管使用测试标准显示 21%的极早早产儿存在认知障碍，但当这些结果与他们同学相比时，此比例上升为41%。Rose 的研究发现，早产中体重不足 2500g 的低体重儿，脑瘫的发病率约为 1.5%，而体重小于 1500g 的极低体重儿，脑瘫的发生率为 1.3%～9.0%。研究表明，脑瘫发生率随孕周降低而上升，出生体重愈低发生率愈高。施荣富等在 1999 年对河北省 1～6 岁儿童进行了脑瘫患病状况的流行病学抽样调查，调查资料表明孕周越小，脑瘫的发病率越高。早产导致脑瘫的原因可能是：①早产儿的脑组织发育的不完善；②宫内缺血引起脑白质的损害；③未成熟的胎儿对产后脑缺血的敏感性增高；④引起早产的高危因素如宫内感染、妊娠中后期的外伤等，也是脑瘫的重要影响因素。

2. 窒息 由于羊水堵塞、胎粪吸入、脐带绕颈所致的严重窒息是脑瘫的重要原因。窒息后常使脑组织缺血缺氧、脑细胞水肿、坏死。据国内袁海斌等研究报道，在我国小儿脑性瘫痪发生的高危因素仍以新生儿窒息为第一位原因；Pschirrer 的研究表明，由围产期窒息造成的脑瘫占 8%～10%。其机制可能为：①缺血、缺氧后线粒体 ATP 能量产生不足，Ca^{2+}泵活性减低、调节细胞内外 Ca^{2+}浓度平衡的转运机制失控，使细胞内 Ca^{2+}浓度急剧上升，导致神经元的死亡；②乳酸酸中毒，使细胞内外发生 Na^+-H^+交换，加速细胞水肿、坏死；③兴奋性氨基酸的神经毒作用：脑缺血缺氧后有大量兴奋性氨基酸，如谷氨酸、丙氨酸、门冬氨酸等逸出，这些兴奋性氨基酸与其特异性受体结合后启动钙、钠通道，促使 Ca^{2+}、Na^+内流，K^+外流，导致细胞内钙超载、脑细胞内水肿和继发性神经毒性作用。

3. 难产 难产可以造成脑损伤和缺氧的后果。

（三）产后因素

1. 新生儿黄疸：新生儿黄疸是胆红素在体内积聚而引起，有生理性和病理性之分，病理性黄疸可致中枢神经系统损害，其特点：①黄疸在出生后 24 小时内出现；②重症黄疸、血清胆红素大于 205.2～256μmol/L，或每日上升超过 85μmol/L（5mg/dl）；③黄疸持续时间长（足月儿超过 2 周，早产儿超过 4 周），黄疸退而复现，血清结合胆红素大于 26μmol/L。

2. 新生儿溶血病：由于母婴血型不合引起的同种免疫性溶血。至今发现的人类 26 个血型系统中，以 A、B、O 血型不合而致使新生儿溶血为最常见，其次为 Rh 血型系统。上海 1959～1977 年共检查 835 例新生儿溶血，其中 A、B、O 型溶血病 712 例（占 85.3%）；Rh 型溶血病 122 例（占 14.6%）；MN 溶血病 1 例（占 0.1%）。新生儿溶血可表现黄疸、贫血、肝脾肿大，胆红素脑病常遗留手足徐动型脑性瘫痪。

3. 新生儿颅内出血：新生儿颅内出血是常见的一种损害，预后较差，存活者往往留存后遗症。凡在产前、产程及产后引起新生儿缺血、缺氧的因素都会导致颅内出血。新生儿颅内出血以早产未熟多见；足月儿也可因儿头过大、臀位产、高位产钳或多次吸引助产等原因引起颅内出血；出生后抢救中可因快速输液、机械通气不当、面罩加压给氧时枕部受压可引起小脑出血。再者，新生儿肝功能不成熟、凝血因子不足，也是引起出血的一个内在原因。

4. 失血、感染等原因引起的新生儿休克。

5. 未成熟儿的呼吸道梗阻。

6. 各种呼吸系统疾病所致脑缺氧。

二、西医学对脑瘫病理的认识

脑瘫的病理机制可分为脑发育异常和脑损害两种。脑瘫的病理改变不只限于脑部，也可发生在脊髓、周围神经和肌肉。

（一）先天性中枢神经系统发育畸形

先天畸形是指出生时即存在的形态或结构上的异常。环境中的一些物质可作用于胚胎发育过程，造成胎儿畸形。能引起先天畸形发生的化学性、物理性或生物性作用物称为致畸因子或致畸原。如：①化学性的苯妥英钠可致轻、中度生长发育及智力障碍；②物理性的 α、β、γ 和 X 射线、同位素、紫外线辐射；③生物性的各种可致畸的病毒如风疹病毒、巨细胞病毒、水痘及单纯疱疹病毒等等。

人类所有疾病都具有遗传影响和背景。先天畸形的发生绝大多数与遗传有关，如染色体畸变、单基因遗传、多基因遗传和线粒体遗传病。人类神经系统表型的显著异质性反映了多种类型细胞中特异性基因的表达，这些基因表达调控必然有遗传程序的协同作用。哺乳类基因约 5%（约 5000 个基因）编码转录因子，其中 1/2 限于在神经系统表达。各种原因导致这些基因突变都可产生严重神经系统发育畸形。在先天性畸形新生儿中，约 1/3 为中枢神经系统畸形，是构成小儿脑瘫的主要原因之一。Pals 等通过对英国的 Memp 地区 1966～1977 出生的脑瘫患儿进行的研究发现，许多低出生体重患儿在出生前就已有遗传因素或其他因素所造成的中枢神经系统缺陷。在此，介绍几种常见的与脑瘫有关的畸形。

1. 神经管形成及前脑发育异常　通常发生在妊娠 3 周至 3 个月期间，由于神经管形成障碍可导致颅脊柱畸形、脑膨出、无脑畸形、脊髓纵裂、脂肪瘤、脊髓囊性膨出；前脑发育异常可致无前脑或全无脑；前脑中线发育障碍可形成胼胝体发育不良、透明中隔发育不良及大脑裂、丘脑发育不良等。

①脑膨出　脑膨出多见于后枕部或枕颈部，依膨出物的内容分为脑膜膨出、脑膜脑膨出、积水型脑膜脑膨出。后者膨出内容物中除脑膜（硬脑膜和蛛网膜）、脑组织外，还可有脑室。脑膨出的临床表现决定于膨出的部位和疝出物的大小。

②胼胝体发育不全　胼胝体于妊娠第 10～12 周开始自前向后生长，大约在 20 周时形成胼胝体嘴，此后继续增大，至生后 4～8 个月逐渐髓鞘化。此期间如受物理、代谢或感染等因素影响，可导致胼胝体缺失或发育不良，亦可于胼胝体发育后，因血管等病变遭破坏、缺损。胼胝体发育不全常合并其他畸形，且深部脑白质常发育不良。

③透明隔缺如　在神经管闭合过程中，透明隔不发育或发育不完善可导致透明隔缺如形成。这种畸形可单独出现，亦可与其他畸形联合出现。CT 扫描见双侧侧脑室轻度扩大、额角轻度分开。

2. 神经元增殖过程中异常　此过程异常可造成小头、小脑畸形。神经元增殖过度或后期神经元细胞凋亡缺陷，可导致孤立性巨脑畸形，往往具有家族性（常染色体显性与隐性），也有形成单侧巨脑畸形者。

3. 神经元移行异常　指成神经细胞在迁移过程中发生停顿或移位，致使神经细胞聚集在异位，形成大小不一的异位灰质块或结节。可造成脑裂畸形、无脑回（原脑回）、小而多脑回、局部大脑发育不全，以上可以同时存在胼胝体发育不良。

4. 脑组织发育过程障碍 脑组织发育程序是板下神经元建立分化–板层结构–神经突（树突、轴突分支）生长–突触形成–细胞死亡及选择性减少突起和突触–胶质细胞增殖分化。此过程中各种因素导致异常则可造成多种发育性疾病，如：①智力低下伴或不伴惊厥；②Down 综合征（21 号染色体三体征），为胚胎第 7～10 周时菱脑发育畸形，表现为第四脑室极度向后扩大或与后颅窝巨大囊肿相通，特点为扩大的后颅窝、天幕上抬、小脑蚓部发育不良、第四脑室囊样扩张等，半数以上病例合并中枢神经系统的其他畸形，常见的有脑积水（占 75%）、胼胝体发育不良（占 20%～25%）、前脑无裂畸形和移行异常（占 5%～10%）等；③脆性–X 染色体综合征；④Angelman 综合征（快乐木偶综合征）；⑤假性肥大肌营养不良；⑥产生潜在性脑易损性。

5. 成髓鞘期发育障碍 易发生大脑白质发育不良及氨基酸和有机酸代谢障碍；还可发生脑室周围白质营养不良（PVL），是指脑室周围白质坏死，主要分布在半卵圆中心（近侧脑室前角和体部）、视放射（近三角区和枕角）、听放射（颞角）。它的发生与 3 个相互作用的因素有关：脑白质供血血管发育不完善；成熟度依赖的脑血流调节功能受损，使脑白质易受缺血损害；成熟度依赖的少突胶质细胞及其前体细胞的易损性，使其成为 PVL 时主要的受损细胞。MRI 可证实大脑髓鞘显著受损，后遗症表现痉挛性双下肢瘫合并认知受累。

（二）缺氧、缺血与脑损伤

机体在正常有充足氧供给状态下，1g 分子葡萄糖代谢可提供 38g 分子 ATP，这是维持人体细胞功能的基本能量来源，60%的 ATP 消耗是用于维持细胞体内平衡状态不可缺少的离子泵机制，但在无氧状态下 1g 分子葡萄糖代谢只能提供 2g 分子 ATP。实验证明，缺氧可导致脑血流增加，但白质区不如灰质区显著，脑血流增加导致代偿能量利用，因此缺氧可造成严重脑白质损害。缺氧缺血性脑损伤的基本病理变化归纳起来有以下 3 种：脑水肿、脑组织坏死、缺氧性颅内出血。由于大脑在不同发育时期对缺氧、缺血的敏感性和解剖生理特点不同，加之脑缺氧、缺血程度不同，所以，表现出的病变类型和程度也不同，在胚胎的早期缺血可引起脑发育畸形，后期缺血脑结构可发生破坏，如孔洞脑、脑软化症、无脑性脑积水等，缺氧缺血发生在围生期可造成脑梗死、脑出血等严重损伤。

1. 大脑白质发育不良 多发生在妊娠的前 6 个月，由于此阶段胎儿脑组织缺乏星形细胞增殖能力，所以缺氧、缺血破坏白质以后，局部无反应性星形细胞增殖的痕迹。病变最大的特点是，如在大脑的颞极前缘处做一切面（在冠状切面上，此处正处大脑的侧脑室前角端），正常新生儿此切面的灰质与白质的比例约为 8:7；白质发育不良时，此比例可小于 4:1。此外，还可见两大脑半球呈球形，额叶比正常小，脑室相对扩张，桥脑与延髓的锥体变细小。

2. 局灶性脑梗死 新生儿脑梗死表现为癫痫、低张力或嗜睡。梗死的皮质出现水肿或有斑块出血，深部灰质核团梗死常伴出血。

3. 脑室周围白质软化 随着新生儿监护技术的发展，低出生体重儿的存活率已提高至 35%，但此类新生儿多伴宫内发育迟缓、低血糖或先天性心脏病。脑室周围白质软化大多发生在脑室周围的深部白质，尤其多见于侧脑室前角（额叶）和后角附近白质，病变早期呈灰白色凝固性坏死，直径为 3～6mm，富含水分，与周围完好组织相比光泽较差，病灶可为单个，但多数呈多灶性，伴有核黄疸时也可染成黄色，有时可伴出血。镜下观察显示为凝固性坏死，神经组织崩解呈无细胞的嗜酸性坏死灶或充满格子细胞，8小时后，星形细胞与血管内皮反应性增生，银染色可见轴索肿胀、断裂呈棒状。严重者室管膜也可破坏（特别是在侧脑室枕角壁处），以后局部形成胶质瘢痕，有棕色色素沉着或形成囊腔。

4. 侧脑室白质软化（PVL） 侧脑室白质软化是由于缺氧缺血对侧脑室旁分水岭区脑白质损伤，造成局部脑组织坏死囊变。正常脑组织供血有两方面来源，表面灰、白质接受大脑前、中、后动脉的皮层穿支动脉供血，而深部的灰质和白质接受来自深部穿支和脉络膜动脉供血，两路供血动脉交界区的中部白质称为分水岭区。侧脑室旁白质脑软化在新生儿期临床表现不明显，常表现为下肢的紧张性和运动下降，后遗症可见强直性双侧瘫或四肢瘫。

5. 大脑白质梗死 这是一种不同于脑室周围白质梗死的病变，见于足月儿。长期反复的循环衰竭、低血压，特别是伴有静脉淤血时（此时血压降低不十分严重，即刚能供应皮质血液，但又达不到白质），易造成大脑白质梗死。病变开始位于顶枕交界处白质和额叶的深部白质，随着缺血加重，呈向心性扩张，最后可累及整个大脑皮质。肉眼观察可见，急性与亚急性时，白质皱缩呈半透明状或软化呈颗粒状。镜下观察可见，正常的白质结构崩解，伴巨噬细胞反应。以后随病变发展可形成囊肿，称多囊性脑病或囊性硬化。有时白质梗死也可累及胼胝体。

缺氧缺血对大脑组织是一个复杂性损伤，患儿的临床表现因病情不同而异，轻者可有易怒、紧张不安及深部反射增加，这些病人预后较好；中度有昏睡、低张力、癫痫；严重者有昏迷、惊厥、脑干功能异常、颅内压增高，这类病人预后差。长时间窒息可出现手足徐动症、扭转痉挛、精神倒退及癫痫，病理上表现为选择性神经元坏死。分水岭区脑损伤，也见于双侧额叶和顶—枕叶区，累及皮质下白质，急性区为坏死和囊变，慢性期表现脑萎缩与胶质增生。长时间窒息脑损害相当严重，以脑旁中线区，特别是深部灰质为主，如丘脑外侧部、豆状核、海马、皮质脊髓束及视放射，皮质不易受累。较严重病例可累及脑干和小脑的深部灰质核团，镜下可见深部灰质核团坏死、胶质增生及剩余纤维过度髓鞘化，最严重为广泛性灰、白质损伤，发生多囊脑软化或伴有白质营养不良，钙化和脑萎缩。

（三）中枢神经系统先天性感染

中枢神经系统先天性感染是一组疾病，包括弓形体病、风疹、巨细胞病毒、单纯疱疹病毒及梅毒、水痘等。胎儿中枢神经系统感染上述病毒的途径可由于：①通过胎盘的血液性感染；②经宫颈、羊膜囊中的羊水逆行感染；③分娩过程的产道感染。发生于妊娠前6个月的感染则会导致先天畸形；发生在妊娠6个月以后感染则会引起脑实质的破坏性改变；胎儿蛛网膜下腔感染会继发粘连阻塞室间孔或导水管则可形成梗塞性脑积水、脑室扩大；感染直接破坏脑实质，表现脑软化和多囊性改变，以后发生脑内钙化，位于皮质、皮质下或脑室周围的破坏形状可为斑点状、结节状、脑回状；晚期出现脑萎缩、头颅变小。

1. 先天性弓形虫病 这是一种人畜共患寄生虫病。孕妇在妊娠3～7个月间感染弓形虫后，形成原虫血症，通过胎盘感染胎儿。最常见受损部位是中枢神经系统，可引起脑实质，包括大脑皮质和基底神经节坏死。病理可见灰质与白质中小血管继发血栓形成，阻塞脑室及中脑血管引起脑积水，蛛网膜下腔有少量淋巴细胞、中性粒细胞。

2. 先天性风疹综合征 孕妇在妊娠早期感染风疹病毒后，可通过胎盘感染胎儿，引起多种畸形，如小脑畸形、脑积水、胼胝体不发育、大脑呈局限性脑膜炎、皮质下可出现空洞性矿物化（包括铁、钙等）沉着。

3. 先天性巨细胞病毒感染 多是孕妇感染巨细胞病毒后，通过胎盘感染胎儿。如神经系统受损害，可引起多小脑回畸形、肉芽肿性室管膜炎、脑室周围矿物化、脑积水及皮质结构异常如神经元异位。亦有报道可引起小头畸形。

4. 先天性疱疹病毒感染 根据感染的胎龄不同，可引起不同病变，如妊娠早期受感染，则可引起先天性畸形（如小头畸形、小眼畸形）、先天性心脏病、颅内钙化、肢体异常（如短指或短趾）、脑发育不良、脑积水等；如妊娠晚期受感染，则与新生儿感染相似，可表现为以侵犯内脏，如肺、肝等为主的全身播散型，或以侵犯中枢神经为主的坏死性脑炎，病变主要侵犯一侧或两侧的额叶，使局部坏死。

（四）核黄疸

核黄疸又称胆红素性脑病，是病理性黄疸，其主要因素可为：①感染性，如新生儿肝炎（多为胎内感染）、新生儿败血症；②非感染性，如新生儿溶血、胆道闭锁；③母乳性感染；④遗传性疾病，如红细胞 6-磷酸葡萄糖脱氢酶缺陷，在我国北方的核黄疸病例中多见；又如红细胞丙酮酸激酶缺陷病、球形红细胞增多症、半乳糖血症及药物性黄疸（维生素 K_3、维生素 K_4、新生霉素等），更多见于低体重新生儿。

胆红素血症时，一部分胆红素未与白蛋白结合，成游离状态。这种游离状态的胆红素容易通过血脑屏障，沉着于细胞膜和线粒体的生物膜上，与膜上的磷脂结合，从而阻碍细胞的氧化磷酸化，导致细胞变性、坏死。中枢神经系统的某些神经核受损，可导致脑瘫，又称胆红素性脑病，病变特点在脑基底核、海马、视丘下核、齿状核等被感染成亮黄或深黄色。镜下观察上述部位的神经细胞和小胶质细胞不同程度变性，大量神经元丢失、神经胶质细胞增生替代。

也有观点针对血液中胆红素增高不明显的特点，强调核黄疸的发生是血脑屏障功能降低所致，多见于低出生体重儿，以及患呼吸窘迫综合征、缺氧、酸中毒及感染的婴儿。

（五）颅内出血

新生儿颅内出血是一种常见的脑损伤，可由于产伤、缺氧、脑血管畸形、血液病、营养缺乏、外伤及感染等原因造成，可导致蛛网膜下腔出血、脑出血、硬膜下出血；早产儿缺氧缺血所致脑损伤的主要表现也为颅内出血，主要是由于早产儿在脑室周围室管膜下及小脑软脑膜下均存在胚胎生发基质，该组织毛细血管丰富，结构疏松，缺乏胶原和弹力纤维等结缔组织支持，当动脉压突然升高时可导致毛细血管破裂出血。新生儿颅内出血以脑室周围-脑室出血为多，室管膜下出血又称脑室周围生发层基质出血，大部分在尾状核和侧脑室管膜之间，约占 75% 以上，严重者形成血肿，突破室管膜流入脑室内。脑室内出血的血液多集聚在侧脑室的后角（枕侧）。其后果少量出血可以吸收，仅在脑室壁或蛛网膜下腔留下含铁血黄素沉着；出血量多则不能完全被吸收机化，可发生在第四脑室的血块机化或蛛网膜下腔机化粘连；大脑室内出血，可产生静脉性梗死及弥散性血管内凝血（DIC）以致危及生命。

（六）中枢神经系统感染

中枢神经系统感染是出生后获得性感染，常见原因有细菌性及病毒性两大类。细菌性脑膜炎又称化脓性脑膜炎。最常见的致病菌有 B 组链球菌、奈瑟脑膜炎双球菌、脑炎链球菌、肠杆菌。细菌经体内感染灶致菌血症或败血症，侵犯脑膜，致病菌的繁殖引起脑膜和脑组织炎症性病变。由于正常小儿脑脊液中补体成分和免疫球蛋白相对低于血清水平，细菌能够迅速地进入脑膜进行繁殖，引起脑膜炎。细菌的产物和宿主的炎性反应是引起脑实质损伤的主要原因。由于炎症的进展，炎性细胞（巨噬细胞、单核细胞、星形细胞等）释放出多种细胞因子（如肿瘤坏死因子、白细胞介素、血小板活化因子、巨噬细胞炎症蛋白等）使炎症进一步加剧，使血脑屏障的通透性增加而产生脑水肿，病情严重者后期形成瘢痕脑。后遗症往往出现脑性瘫痪。

（七）周围神经和肌肉病变

据报道脑瘫患儿存在周围神经病变。光镜及透射电镜病理形态学检查显示，患儿周围神经普遍受累，以粗有髓神经纤维为主，主要为各种脱髓鞘病变，并有髓鞘轴索分离现象；无髓神经纤维以其周围的雪旺细胞病变为主，束内微血管亦发生病变，提示周围神经的病变程度与病程长短及临床症状无明显关系，可能与患儿患病时所处的发育阶段、中枢神经元的受损状况及后天有关反射弧的代偿性建立等有关。此外，胡月光、唐彦萍、陈哨军等分别报道脑瘫患儿骨骼肌也存在继发性病变，表现为Ⅰ型肌纤维（慢缩纤维）比例增大和Ⅰ型肌纤维的聚集，Ⅱ型纤维减少，骨骼肌纤维有集簇性变性、结缔组织增生，但肌梭结构尚好，电镜下可到骨骼肌纤维超微结构异常，即线粒体多、三联管结构少、发育差，病变肌纤维表现为细胞水肿和肌原纤维破坏。

三、中医学对脑瘫病因病机的认识

小儿脑性瘫痪属于中医学的"五迟""五软""五硬""痿证""拘挛""痴呆"的范畴。"五迟""五软"含有迟缓和痿软之义。故临床上"五迟"以发育迟缓为特征，而"五软"则以痿软无力为主症，"五硬"与"五软"相反。"五迟""五软""五硬"均为生长发育障碍所致的疾患，而且证候又往往互为并见。

中医学认为脑瘫多因父母精血亏虚，而致胎元不足，胎失所养，因人赖父母精血的成形，与父母体质、年龄、多孕多产、双胎有关，因为其父母精血不充，成胎之时浇灌不足，受胎之后，气血不足，出生后身体羸弱，肝血肾精不充，筋骨失养而痿弱，血不柔筋而挛缩，以至瘫痪。或孕期时母体劳累、营养不良，胎失所养；宫内感染、窒息、早产、多胎等因素致使胎儿在母体内未能得到充足的气血营养；产时颅内出血、缺血、缺氧等因素而致气虚血瘀、痰瘀互阻，筋脉失养，窍道不通，气血不能输布于脑和四肢。肾精不足，则筋骨痿弱，发育迟缓；脾虚气弱，气血生化无源，神失所养，中州之气不足，则不能营养四肢，四肢痿软；肝血不足，血不柔筋，或者胎中受惊或产时受风等，引动肝风或脾气虚弱，导致肝木亢盛，造成四肢筋脉拘挛。所以因先天禀赋不足或后天失养，发生"五迟""五软""五硬""痿证""拘挛""痴呆"等病。

中医学认为脑瘫的病机主要由于先天精血不足，后天气血亏损所致。小儿的精血来之于父母，精血虚损，胎失所养而致小儿先天禀赋不足，易感受外邪。精不足，则髓海空虚；血不足，则不能濡养筋脉四肢，致肢体痿软或拘挛不用等。或因有肝肾两亏，因肝主筋，肾主骨。肝肾不足，则筋不能约束骨而关节屈伸不利。肾亏损，肾气不足，骨空而软，则筋骨不能相互协调，统合失散，产生"五软"或"五迟"，即为本病。或因脾肾亏虚，脾主全身之肌肉，肾主全身之骨，脾气亏虚则肌肉不长或萎软无力，手足如削，肾气亏则骨软，而成"五软"；或因气血不荣，血不柔筋，则筋脉拘急挛缩，不能伸展，或先天阳气不足，不能温暖肢体，如受外来寒气所袭，血液运行滞涩而成五硬。

中医学对痉挛型脑性瘫痪的认识应属于中医学辨证分型之肾精亏虚、肝血不足、脾气虚弱证。从中医学角度来讲，肾主骨，主精，主髓，精髓不足，则骨软；肝主筋，贮藏并调节全身血液，全身筋脉关节的运动功能，须赖肝的精气滋养。肝的阴血耗损太过，肝阳升腾无制，阳化为风，虚风内动则筋脉拘挛、抽搐、关节屈伸不利。阳气升动太甚，则性情急躁易怒；脾主肌肉四肢，为后天之本，是气血生化之源；脾气虚弱，水谷精微运化不利，不能濡养四肢肌肉，则见四肢肌萎，屈伸无力，不能独站。肾水不足，水不涵木，肝木亢盛，克伐脾土而致气血生化乏源，筋脉和肌肉失去血液濡养而致肌软无力，筋脉挛急、抽搐，肢体强硬失用，关节不利，动作笨拙。

四、针刀医学对脑瘫病因病理的认识

痉挛性脑瘫患儿占小儿脑瘫的 70%，它引起的肢体畸形，关节功能障碍严重影响了患儿的生活质量。针刀医学研究认为，人体在损伤以后，有巨大的自我修复潜能和自我调节潜能。各种原因引起骨关节周围的软组织损伤，或者肌肉、韧带、筋膜关节囊行经路线的损伤，导致关节受力异常，人体为了恢复正常关节的力学平衡，会启动自身的力学调节系统——人体弓弦力学系统（单关节弓弦力学系统、脊柱弓弦力学系统、脊-肢弓弦力学系统）对关节异常力平衡进行自我调节，自我修复。这个调节的过程就是粘连、瘢痕、挛缩的过程。如果软组织损伤轻微、或者人体的自我修复和自我调节能力强，关节功能得以恢复。如果软组织损伤重，人体的自我修复和自我调节能力差，或者超过了人体的自身的代偿能力，就会导致该关节功能异常，关节强直。

脑性瘫痪简称脑瘫，是指出生前到出生后 1 个月内各种原因所致的非进行性脑损伤。主要表现为中枢性运动障碍及姿势异常。痉挛性脑瘫引起的肢体畸形，关节功能障碍严重影响了患儿的生活质量。针刀医学认为虽然脑损伤是非进行性的，但运动障碍及姿势异常却是进展性，这是由于肢体软组织的长期慢性损伤后，肌肉、韧带、关节囊、筋膜的紧张、挛缩，引起关节力学传导异常，最终引起四肢弓弦力学系统、脊-肢弓弦力学系统、脊柱弓弦力学系统的损害，超过了人体的自我代偿和自我修复限度，导致关节畸形、步态异常。比如，痉挛性脑瘫踝关节畸形的典型表现为扶立时足尖着地、两下肢伸直、两腿内收呈剪刀状、摆胯、腰扭曲，这种畸形不是单纯的踝关节的问题，而是由于踝关节单关节弓弦力学系统受损以后，踝关节的受力异常，即踝关节不能完成它自身的功能，改变了下肢力线，人体为了适应踝关节的功能（扶立时足尖着地），就会改变膝关节、髋关节的力学系统（两下肢伸直、两腿内收呈剪刀状、摆胯），通过脊-肢弓弦力学系统，引起脊柱的力学传导异常（腰扭曲）来代偿踝关节功能，从而引发这些典型的临床表现。由此可见，痉挛性脑瘫的肢体畸形属于多关节联合畸形。如果一个关节的功能活动受到限制且不能通过人体弓弦力学系统代偿和自我修复，那么，人体为了生存，就会通过调节其他的弓弦力学系统，形成立体网络状的病理构架来适应这个病理的关节功能。从而引起多关节的畸形和功能障碍，以最大限度地延续生命活动。

第五章

痉挛性脑瘫的临床表现与诊断

一、临床表现

痉挛型脑瘫的临床表现主要是肌张力增强、腱反射亢进、踝阵挛和巴氏征阳性。又由于屈肌的张力通常比伸肌群的张力高，而出现屈、伸肌力不平衡，出现特有的姿态与肢体畸形；病人走路的步态也由于屈肌张力增高严重痉挛之故而表现其独特步态。损伤部位主要在大脑皮层运动区和锥体束。

1. 肌张力增强 因为锥体束损害而出现肌张力增高，是因为正常大脑皮质运动区及其锥体束对前角细胞常有一种抑制作用。当大脑皮质运动区或锥体束病损时则这种抑制作用消失，前角细胞自皮质的控制下释放出来，因此出现肌张力增高、腱反射亢进，这是大脑皮层运动区细胞及锥体束损害，不能抑制前角细胞与脑干运动神经核及它们伸延出的纤维的表现。单纯锥体束损害不伴有锥体外系损害时，肌张力增高一般不会超过四级，但是因屈肌的张力明显高于伸肌的张力，如果失去治疗和训练，完全可以使一些肌肉严重挛缩而导致肢体变形乃至畸形发生。如交叉腿即是两下肢内收肌肌张力亢进所致。锥体束损害出现的肌张力亢进时肌肉发紧、发硬，被动活动时有折刀样抵抗感觉，而锥体外系损伤出现的肌张力亢进，被动活动时有齿轮样抵抗感觉。

痉挛性脑瘫的肌张力分类标准

（1）肌张力过高 是脑性瘫痪的重要表现，我们根据检查时肢体痉挛产生的阻力分级，可分为三级。

重度痉挛：重度痉挛的脑瘫儿童，当体位改变时，肌张力的情况几乎没有改变。这类患儿全身肌肉处于高度共同收缩状态，也就是说，躯干和四肢都处于痉挛状态。当然，一部分肌肉的痉挛程度会超过另一部分肌肉的痉挛程度，如果屈肌痉挛超过伸肌痉挛，那么患儿以屈曲为主；反之，则患儿以伸展为主。因此，处于强直状态的患儿也属于这一型。这类患儿由于严重的痉挛，阻碍了有效运动的发生。在重度痉挛的患儿身上可以发现某些典型的痉挛外形，较常见的一种是：上肢完全屈曲，肘、腕和各指关节处呈屈曲状，肩韧带收缩，肩关节内旋、内收，肘部腕尺关节也内旋；下肢呈伸展状态；患儿头部常后仰，并转向一侧。在有些患儿肘关节也可以伸展为主，他们的肩韧带往往是拉长的；下肢的伸展状态表现为髋关节伸展、内旋，膝关节也伸展，踝关节跖屈，脚掌内翻，整个下肢内收，甚至出现剪刀样交叉。当然，每个患儿尚存在着各种个体差异。重度痉挛不仅仅累及上、下肢，它必然还累及躯干。背部肌群的痉挛可导致躯干运动缺乏，由于背部两侧肌群痉挛程度不同，还可引起脊柱侧弯。腰大肌的痉挛不仅仅导致腿部的屈曲，而且还会引起腰椎前突，抑制腰部肌群的活动，这类患儿即使能产生运动，也是刻板的、缺乏变化的、无效的。这类患儿如果痉挛状态不能改善，那么挛缩和最终的畸形必然会发展、加剧。

中度痉挛：患儿在静止的状态下，出现的痉挛状态是轻度或中度的，但必须注意"静止"状况下不适宜的体征，包括让患儿处于仰卧位。因为对于紧张性迷路反射阳性的患儿，在仰卧位时会出现全身伸肌过度活动，这样患儿的肌张力会显得比侧卧位时高得多。当中度痉挛的患儿企图运动时，特别是患儿平衡受到威胁，而作出反应性运动时，他的肌张力会急剧增高，肌张力的可变性较重度痉挛的患儿明显得多。如果当他从事对他来说较为容易的运动时，他的肌张力可以出现较轻度的增高；但当他必须作出很大努力时，或者如果当他变得激动或焦急时，他的肌张力确实会发生极其显著的增高。这类患儿的动作往往显得迟缓、笨拙。在中度痉挛的患儿身上，病理性原始反射可能存在，但不像重度痉挛的患儿那样容易引出。对于中度痉挛的患儿来说，若痉挛状态不能改善，挛缩与畸形可能会逐渐产生，并趋于严重。

轻度痉挛：患儿在静止状态下或处于各种容易掌握的运动时，肌张力基本正常或轻度增高。当做难度较大的运动时，肌张力会相对增高，并可出现关联运动。做精细动作时，会显得笨拙，动作协调性差。这类患儿常不易引出病理性原始反射，并均能引出一定的自动反应。一般极少发生肌痉挛缩和骨关节畸形。一般低体重儿与窒息者易患本型脑瘫。

（2）Ashworth 肌张力测量五级法　检查时，操作者对患肢进行关节全范围的被动活动，按肌张力增加情况分为五级：

0 级：肌张力没有增加。

Ⅰ级：肌张力轻度增加。患肢做被动屈曲或伸展活动时，运动之末呈现最小阻力或出现突然卡住和释放，有折刀感。

Ⅱ级：肌张力较明显增强。在关节活动时，肌张力均较明显增加，但患肢仍能较容易地活动。

Ⅲ级：肌张力严重增强。患肢被动活动困难。

Ⅳ级：僵直。患肢屈曲或伸直位僵硬，被动活动不能进行。

2. 姿势异常

（1）上肢异常姿态，较严重的上肢痉挛性瘫痪时才能出现异常姿态，由于胸大肌、肱二头肌、旋前圆肌、腕屈肌、拇收肌、屈指肌等的张力高于伸肌，使患肢出现肩部外展、肘部屈曲、前臂旋前、屈腕、拇收屈指握拳姿态。

（2）下肢常见痉挛的肌群　①小腿三头肌挛缩：让患者坐在床边上，使小腿在外自由下垂，在此位置时，患者可以使足保持中立位，但是令其伸直膝关节时，无论患者怎么努力，都会呈尖足位；或者让患者平躺在检查台上，然后帮助患者坐起来这时可以看到膝部离开床面呈屈曲位，主要是腓肠肌挛缩导致，由于挛缩的程度不同，屈曲角度亦不同。②髋部屈肌群（髂腰肌、股直肌、缝匠肌、阔筋膜张肌）挛缩：一般程度的挛缩取俯卧位时即可看到其挛缩程度；严重的髋肌挛缩是不能俯卧位于检查台上；轻微的挛缩使其膝部屈曲，这时由于股四头肌的作用使骨盆前倾，髂嵴离开检查台面。仰卧位检查会因脊柱前凸而掩盖，即使非常注意评价髋关节屈肌挛缩也容易出现误差，必须使健侧髋膝屈曲，此时患侧下肢才可出现各种屈曲角度。③内收肌群（大收肌、长收肌、短收肌、股薄肌、耻骨肌）挛缩：内收肌群挛缩虽然容易检查，但须注意必须让患者双下肢都伸展、膝关节紧贴检查台面，两大腿则外展受限，若屈髋屈膝位检查内收肌是不正确的；内收肌挛缩常伴有内旋肌群（臀中肌、臀小肌、阔筋膜张肌、半腱肌、半膜肌）的挛缩，检查时让患者伸髋屈膝，双小腿垂于台面下，此时双小腿呈外翻位状态，其外翻角度即表明了内旋的程度。

（3）站立姿态　严重的双下肢痉挛性脑瘫往往不能独立站立，需要依靠扶持或靠墙站立，此时上身呈前倾、屈髋、屈膝、双足交叉足跟不能着地的典型姿态。根据病情的程度上述畸形或轻或重。

3. 步态异常

（1）轻度尖足步态　为了缓解挛缩的小腿三头肌，足尖着地后足跟抬起，足趾伸肌收缩，踇趾呈鹅头状行走。开始着地是整个足底、膝关节保持屈曲状态以缓解痉挛，当向前跨越伸膝时足跟立即抬起，用前足支撑移动健肢，重心在距骨头，在以上过程中踝关节运动极少，只是在正着地的前足部做蹬地运动，使身体抬起。

（2）高度尖足步态　如形成固定性尖足，即不能背屈，足底不再着地，足跟也不再着地。矢状面观：双足支撑时，足的蹬地由足尖进行，急剧离地，从后向前，伸直性痉挛变为失调性收缩，膝强烈过屈，接着足尖再次着地。在足尖成为前足着地双足支撑中，腿变得非常长，但患者不知屈膝可使腿缩短，为了克服患侧腿长就用健侧足压地，形成一种跳跃。明显的跳跃步态，使垂直方向大幅度运动。此外可以看到患者头部交替向前方探出，有人称其为"鸡样"或"鸽样"步态。额状面观：由于患肢相对延长，健侧下肢就不能充分地侧方蹬地，如此步行时，则靠躯干急剧地向偏瘫一侧倾斜以辅助，还表现后步短。

（3）屈髋、屈膝、尖足步态　在正常步行中，矢状面上主要是髋、膝、踝三大关节反复地进行屈曲和伸展运动，尖足将永久地引起膝与髋的屈曲挛缩，从而丧失步行中的伸展期。步行时，患者使身体向前倾斜呈一种持续鞠躬姿势，为的是使足从后方迈到前方，呈典型鸡样步态。

（4）痉挛性全身障碍步态　患者基本上是四肢瘫或三肢瘫或以双下肢瘫为主。患者不能用足跟站立，看似轻微尖足，但其在腰椎前凸、屈髋、内收、屈膝状态下走路。

4. 锥体束损害特有反射

（1）巴彬斯基征阳性　用叩诊锤尖部刺激足底外侧缘，由足跟沿外侧缘向前划至小趾根部转向至踇趾根部，阳性反应可见第一趾缓慢地紧张性背伸，其他四趾以第三趾为中心呈扇形外展背伸。此反射又称划跖反射，正常人不出现，但在 18 个月龄以内健康小儿也会出现。此反射是检查大脑皮质运动区及其皮质脊髓束纤维受损害时的重要依据之一。

（2）霍夫曼反射　霍夫曼反射又称弹刮中指反射。使病人腕部稍为背伸，手指微屈曲，检查者以右手食指及中指轻夹病人中指远侧指间关节，以拇指向下弹按其中指指甲，拇指屈曲内收，其他手指屈曲者为阳性反应。也是判断锥体束损害的依据。

5. 腱反射阵挛　腱反射出现阵挛表现也是锥体束损害类脑性瘫痪的体征之一，通常以踝阵挛出现率最高，其次是髌阵挛，腕阵挛也偶尔见到。踝阵挛检查方法：检查时嘱病人仰卧，髋关节与膝关节稍屈，一手持病人小腿，另手持住病人足的远端，用力使踝关节背屈，则踝关节呈节律性伸屈运动。髌阵挛检查方法：病人仰卧，下肢伸直，检查者用拇食两指夹住髌骨上缘，突然向下方推动，并维持不放松，附着在髌骨上缘的股四头肌腱被拉长，当膝反射增高时引起该肌收缩，肌腱继续拉长，髌骨即出现连续上、下有节律的颤动。

6. 脑膜刺激征　因脑膜病变或各种原因引起颅内压增高均可出现脑膜刺激体征，而在锥体束损害的脑性瘫痪病人也常常出现反应，分析其原因有三：①脑膜陈旧性损害或粘连；②脑皮层中枢损害；③肌张力增高与异常联带运动的综合表现。

二、临床分型

1. 单肢瘫痪型脑瘫　单肢瘫指的是只有 1 个肢体瘫痪，瘫痪的肢体可能是上肢也可能是下肢。这类患儿在实际当中并不多见，这主要是他的其他 3 个肢体代偿能力很强，如果要是仔细观察的话，你会发现患儿对侧或同侧的另一个肢体存在着比较轻微的障碍，所以说单纯的单肢瘫患儿比较少见。

2. 偏瘫型脑瘫　偏瘫型脑瘫是指半侧肢体的障碍，主要运动障碍是在同侧上、下肢及躯干。这种偏瘫型脑瘫患儿似于成人的偏瘫患者，在运动当中主要以健侧为主，重心移动的能力较差，严重时患侧肢体发育明显要比健侧短小。一般患儿患侧上肢屈肌的肌张力较高，肌肉较僵硬，很难将关节伸直，而下肢伸肌肌张力较高，关节屈曲较困难。偏瘫型脑瘫主要以痉挛型为多见。在运动当中，患侧上下肢及躯干总是处于共同运动状态，也可以说是连带运动。例如：患儿患侧上肢做屈曲运动时，患侧下肢会不自主伸立，且肌肉很硬，张力升高，而且容易引起关节的挛缩变形、肌肉的萎缩和肌腱的短缩。同时面部发育也不协调，相比之下，患侧面部发育明显小于健侧，同时患侧躯干的肌肉也是短缩的，而健侧肢体在形态发育和运动发育方面是正常的。患儿在坐位、立位、步行过程当中主要依靠健侧的作用，活动是属于非对称性的。由于患儿从来不使用患侧肢体，所以无论在什么状态下，他的健侧肢体总是在前方，患侧肢体总拖在后侧，有的患儿甚至不知道自己还有另一侧的手和脚，这就是说患儿对自己身体患侧的认知能力较低，在语言能力和理解能力上，也存在着比较明显的差异，一般情况下，左侧瘫痪的患儿语言能力不会受太大影响，而右侧瘫痪的患儿语言能力、表达能力及理解能力，甚至智力，因脑受伤的部位、轻重的不同而深浅不一，偏瘫型脑瘫在临床治疗中比较多见。

3. 三肢瘫痪型脑瘫　三肢瘫痪型脑瘫一般简称为三肢瘫，是指双侧下肢及一侧上肢存在运动障碍。三肢瘫的患儿一般多为痉挛型。这种类型的患儿由于 4 个肢体中有 3 个存在着轻重不同的运动障碍，所以较好的一侧上肢也会受影响，它的运动会受到深浅不同的限制。一般患儿健脑的粗大运动尚可，而精细动作较差，瘫痪肢体运动障碍越严重，健肢受累的程度就越严重。由于患儿障碍程度的不同与障碍部位的差异，患儿语言障碍的程度也不一样。

4. 四肢瘫痪型脑瘫　四肢瘫痪型脑瘫简称四肢瘫，这种患儿指的是四肢都存在运动障碍。一般而言，双侧上肢的障碍要比双侧下肢更严重，这种情况中痉挛型和手足徐动型的患儿都比较多。重复偏瘫也为四肢瘫痪的一种特殊类型，指一侧上、下肢重于另一侧上、下肢瘫痪的脑瘫。一般在临床治疗当中，混合型脑瘫是被划分在四肢瘫痪型之内的。对于四肢瘫患儿来讲，各方面的情况存在着很大的差异。与上面四种类型患儿一般的日常生活动作完成的质量相比要相差许多，也较易形成异常性的姿势及异常性的运动模式。它的功能障碍是分布于整个肢体的。

5. 双重瘫痪型脑瘫　双重瘫痪型脑瘫的运动功能障碍也存在于四肢，但是属于不对称性的，而且一般是它的两侧下肢所存在的功能障碍和运动障碍要比两侧上肢严重得多。双重瘫痪实际也是四肢瘫痪的一种，只不过是它的两侧肢体的功能障碍和运动障碍是不对称的，而且它是双侧下肢重于双侧上肢。在临床当中以痉挛型和手足徐动型较多见，也有混合型，而无论是哪一种双重性瘫痪的患儿都由于本身的情况不同，存在着较大的个体差异。

6. 截瘫　截瘫型脑瘫从分类名称上就可以知道，它类似于脊髓损伤性障碍，双下肢存在着一定的障碍，所以也称"双下肢瘫痪"。截瘫型的脑瘫儿童一般是双下肢的伸肌和内收肌、小腿三头肌、内旋肌、髋关节屈肌的肌张力比较高，所以在站立、步行中常出现双腿交叉、脚尖着地、屈髋的现象，在临床上被形象地称为"剪刀步"。这种类型脑瘫多见于痉挛型，此型患儿表现两侧下肢运动功能障碍，站立、行走等下肢活动异常，而上肢功能基本正常。但是临床所见痉挛型截瘫型脑瘫患儿上肢多半也波及，故实际上虽称为截瘫，却并非如同外伤性截瘫的患儿，病变仅限于双下肢。所以在临床上见到单纯的以双下肢瘫痪为特点的截瘫型脑瘫患儿是较少的。此型患儿双下肢运动功能障碍，并常常伴有肢体的变形：髋关节屈曲、内收、内旋，膝关节屈，足呈马蹄内翻畸形。整个下肢呈现剪刀样交叉，行走时髋内收肌痉挛，两股相夹，双膝内侧互相磨擦、碰撞，步态不稳，呈剪刀步或交叉步。也有的患儿呈现膝反张，腰椎前凸加大，躯干前倾的姿势。

由于双下肢的障碍，患儿很难两腿伸直取长坐位，其最喜欢的坐姿为"W"形坐位。患儿爬行时往往是跳爬，几乎没有伸展的能力。如果让其长坐位，就会看到患儿脊椎过分向前弯曲，呈"圆背"现象。另外还有骨盆过分地向下方旋转，双侧肢体关节有不同程度的屈曲，障碍较大的患儿会利用自己的双手去抱住自己的腿等。患儿由于双下肢的障碍，累及到他的全身运动姿势，所以在长坐位时、立位时、行走时就会出现上述的姿势。同时还可以发现患儿整个身体的旋转能力几乎没有，双上肢能够取的范围较小。独立完成重心的移动很困难。出于长期取"W"形坐位和因本身肌张力高度紧张时间较长，往往会引起肌肉的萎缩、肌腱短缩以及关节僵直、挛缩等症状，所以这类患儿是手术治疗的对象。对于这类患儿来说，双上肢功能较好，并具有较好的理解能力和语言表达能力，在运动过程中双上肢的代偿能力较强。在训练时，他能较快适应并且训练效果较好，患儿自我运动的意识也比较强。

三、诊断标准

按1988年全国小儿脑瘫座谈会制定的标准，脑性瘫痪是指出生前至出生后28天内发育时期非进行性脑损伤所致的综合征。主要表现为中枢性运动障碍及姿势异常，如果符合以下几条，即可确诊。

1. 婴儿期出现的中枢性瘫痪。

2. 可伴有智力低下、惊厥、行为异常、感觉障碍及其他异常。

3. 需除外进行性疾病所致的中枢性瘫痪及正常儿一过性运动发育落后。

另外，据 2000 年 9 月第六届全国小儿脑性瘫痪学术交流暨国际交流会上重新确定，脑瘫的定义应按照《脑瘫流行病学》（英文版）规定从出生前至出生后 3 岁以前，大脑非进行性损伤引起的姿势运功障碍。

痉挛性脑瘫的诊断要符合上述脑性瘫痪的诊断标准，还具有痉挛性脑瘫的临床特点就可以确诊。

第六章
针刀操作技术

第一节 针刀手术室的设置

针刀是一种闭合性手术，与普通手术一样，必须在无菌手术室进行，国家对手术室有严格的规定。但由于针刀是一个新生事物，由于投入少，疗效好，所以几乎所有专业的临床医生都有学习针刀的，有外科、骨科、内科、儿科、中医科、针灸科、推拿按摩科、神经内科、皮肤科等，还有一些医技人员。所以，大家对针刀手术的无菌观念不强，学习针刀的医生对针刀手术器械也缺乏严格的消毒，仅在消毒液中做短时间的浸泡，即重复使用，这样难以达到杀灭肝炎、HIV 等病毒的消毒效果，极容易造成伤口感染，也容易染上肝炎和 HIV 等经血液传播的疾病。

有条件的医院应建立针刀专用手术室，一般医院要开展针刀手术，也必须有单独的针刀手术间。手术室基本条件包括：手术区域应划分为非限制区、半限制区和限制区，区域间标志明确，手术室用房及设施要求必须符合有关规定。为了防止手术室空间存在的飞沫和尘埃所带有的致病菌，应尽可能净化手术室空气。

1. 空间消毒法

（1）紫外线消毒法 多用悬吊紫外线灯管（电压 220V，波长 253.7nm，功率 30W），距离 1m 处，强度＞70μW/cm^2，每立方米空间用量＞115W，照射时间大于 30 分钟。室温宜在 20℃～35℃，湿度小于 60%。需有消毒效果监测记录。

（2）化学气体熏蒸法

①乳酸熏蒸法 用 80%乳酸 12ml/m^3 加水 12ml，加热后所产生的气体能杀灭空气中细菌。加热后手术间要封闭 4～6 小时。

②福尔马林（甲醛）熏蒸法 用 40%甲醛 4ml/m^3 加水 2ml/m^3 与高锰酸钾 2g/m^3 混合，通过化学反应产生气体能杀灭空气中细菌。手术间封闭 12～24 小时。

除了定期空间消毒法外，尽量限制进入手术室的人员数；手术室的工作人员必须按规定更换着装和戴口罩；患者的衣物不得带入手术室；用湿法清除室内墙地和物品的尘埃等。

2. 手术管理制度

（1）严格手术审批制度正确掌握手术指征，大型针刀手术由中级职称以上医师决定。

（2）术前完善各项常规检查如血常规检查、尿常规检查、凝血功能检查，对中老年人应做心电图、肝肾功能检查等。

（3）手术室常用急救药品如中枢神经兴奋剂、强心剂、升压药、镇静药、止血药、阿托品、地塞米松、氨茶碱、静脉注射液、碳酸氢钠等。

（4）手术室基本器械配置应配有麻醉机、呼吸机、万能手术床、无影灯、气管插管、人工呼吸设备等。

第二节　针刀手术的无菌操作

1. 手术环境：建立针刀治疗室，室内紫外线空气消毒 60 分钟，治疗台上的床单要经常换洗、消毒，每日工作结束时，彻底洗刷地面，每周彻底大扫除 1 次。

2. 手术用品：消毒小针刀、骨科锤、手套、洞巾、纱布、外固定器、穿刺针等需高压蒸气消毒。

3. 医生、护士术前必须洗手。用普通肥皂先洗 1 遍，再用洗手刷沾肥皂水交替刷洗双手，特别注意指甲缘、甲沟和指蹼。继以清水冲洗。

4. 术野皮肤充分消毒，选好治疗点，用棉棒沾紫药水在皮肤上做一记号。然后用 2%碘酒棉球在记号上按压一下使记号不致脱落，以记号为中心开始逐渐向周围 5cm 以上涂擦，不可由周围再返回中心。待碘酒干后用 75%酒精脱碘 2 次。若用 0.75%碘伏消毒皮肤可不用酒精脱碘。之后，覆盖无菌小洞巾，使进针点正对洞巾的洞口中央。

5. 手术时医生、护士应穿干净的白大衣、戴帽子和口罩，医生要戴无菌手套。若做中大型针刀手术，如关节强直的纠正、股骨头缺血性坏死、骨折畸形愈合的折骨术，则要求医生、护士均穿无菌手术衣，戴无菌手套，患者术后常规服用抗生素 3 天预防感染。

6. 术中护士递送针刀等手术用具时，均应严格按照无菌操作规程进行。不可在手术人员的背后传递针刀及其他用具。

7. 一支针刀只能在一个治疗点使用，不可在多个治疗点进行治疗，以防不同部位交叉感染。连续给不同患者做针刀治疗时，应更换无菌手套。

8. 参观针刀操作的人员不可太靠近术者或站得太高，也不可随意在室内走动，以减少污染的机会。

9. 术毕，迅速用创可贴覆盖针孔，若同一部位有多个针孔，可用无菌纱布覆盖、包扎。嘱患者 3 天内不可在施术部位擦洗。3 天后，可除去包扎。

第三节　常用针刀刀具

一、I 型针刀

I 型针刀（图 6-1）根据其尺寸不同分为四种型号，分别记作 I 型 1 号、I 型 2 号、

Ⅰ型 3 号、Ⅰ型 4 号。

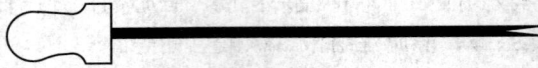

图 6-1　Ⅰ型针刀示意图

1. Ⅰ型 1 号针刀　全长 15cm，针刀柄长 2cm，针刀体长 12cm，刀刃长 1cm，针刀柄为一长方形或扁平葫芦形，针刀体为圆柱形，直径 1mm，刀刃为齐平口，末端扁平带刃，刀口线为 1mm，同时要使刀口线和刀柄在同一平面内，只有在同一平面内才能在刀刃刺入肌肉后，从刀柄的方向辨别刀口线在体内的方向。

2. Ⅰ型 2 号针刀　结构模型和Ⅰ型 1 号同，只是针刀体长度比Ⅰ型 1 号短 3cm，即针刀体长度为 9cm。

3. Ⅰ型 3 号针刀　结构模型和Ⅰ型 1 号同，只是针刀体长度比Ⅰ型 1 号短 5cm，即针刀体长度为 7cm。

4. Ⅰ型 4 号针刀　结构模型和Ⅰ型 1 号同，只是针刀体长度比Ⅰ型 1 号短 8cm，即针刀体长度为 4cm。

Ⅰ型针刀适应于治疗各种软组织损伤和骨关节损伤，接通电生理线路，以及其他杂病的治疗。

二、Ⅱ型针刀

Ⅱ型针刀（图 6-2）全长 12.5cm，针刀柄长 2.5cm，针刀体长 9cm，刀刃长 1cm，针刀柄为一梯形葫芦状，针刀体为圆柱形，直径 3mm，刀刃为楔形，末端扁平带刃，末端刀口线 1mm，刀口线和刀柄在同一平面内，刀口为齐平口。

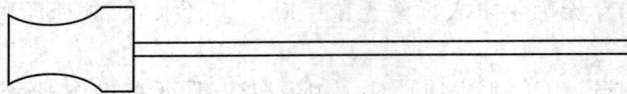

图 6-2　Ⅱ型针刀示意图

Ⅱ型针刀适用于深层大范围软组织松解、骨折固定及骨折畸形愈合的折骨术。

三、注射针刀

注射针刀（图 6-3）根据其长短分为两种。

1. 长型注射针刀　全长 10cm，针刀柄长 2cm，针刀体长 7cm，刀刃长 1cm，针刀柄为一扁平葫芦形，针刀体为圆柱形，直径 2mm，刀刃为楔形，末端扁平带刃，刀口线为 1mm，刀口为斜口。同时要使刀口线和刀柄在同一平面内，只有在同一平面内才能在刀刃刺入肌肉后，从刀柄的方向辨别刀口线在体内的方向。从针刀柄、体、头均为中空设计，针刀柄端有一注射器接口，可接注射器。

2. 短型注射针刀　全长 7cm，针刀柄长 2cm，针刀体长 4cm，刀刃长 1cm，其他结构与长型注射针刀相同。

注射针刀用于针刀松解同时注射麻醉药物、封闭药物及神经营养药物等。

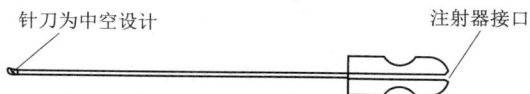

图 6-3　注射针刀示意图

四、芒针刀

芒针刀（图 6-4）根据其尺寸不同分为 3 种型号，分别记作 1 号、2 号、3 号。

1. 芒针刀 1 号　全长 10cm，针刀柄长 2cm，针刀体长 7cm，刀刃长 1cm，针刀柄为一扁平葫芦形，针刀体为圆柱形，直径 0.5mm，刀刃为楔形，末端扁平带刃，刀口线为 0.4mm，刀口为齐平口，同时要使刀口线和刀柄在同一平面内，只有在同一平面内才能在刀刃刺入肌肉后，从刀柄的方向辨别刀口线在体内的方向。

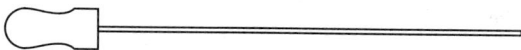

图 6-4　芒针刀示意图

2. 芒针刀 2 号　结构模型和芒针刀 1 号同，只是针刀体长度比芒针刀 1 号短 3cm，即针刀体长度为 4cm。

3. 芒针刀 3 号　结构模型和芒针刀 1 号同，只是针刀体长度比芒针刀 1 号短 5cm，即针刀体长度为 2cm。

芒针刀适用于眼角膜和其他黏膜表面的治疗，以及因电生理线路紊乱或短路引起的各种疾病的治疗。

第四节　患者的体位选择

一、仰卧位

患者平卧于治疗床上，项部加软枕，头后仰，此体位适用于针刀松解侧颈部软组织的粘连、瘢痕、挛缩和堵塞。如针刀松解颈椎横突前后结节部的粘连和瘢痕以及针刀治疗咽喉部疾病（图 6-6）。

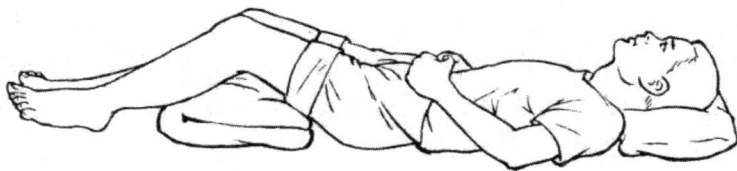

图 6-6　仰卧位

二、俯卧位

患者俯卧在治疗床上，此体位适用于松解踝足部后侧的粘连瘢痕（图 6-7）。

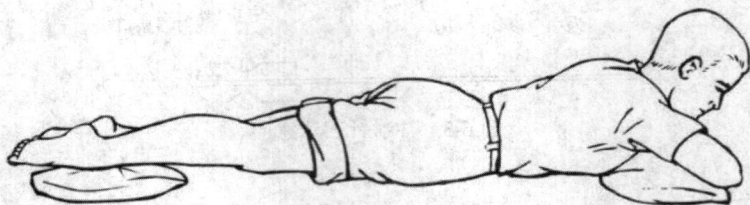

图 6-7　俯卧位

第五节　针刀治疗的麻醉方法

一、局部浸润麻醉

由针刀手术者完成局部麻醉。选用 1%利多卡因，1 次总量不超过 200mg。适用于单一的、局部的慢性软组织损伤及部分骨质增生的患者，如颈椎病、腰椎间盘突出症、腰椎管狭窄症等。

二、神经阻滞麻醉

需请麻醉科医生实施麻醉。适用于强直性脊柱炎、类风湿关节炎、骨性关节炎、创伤性关节炎引起的上下肢关节强直，肢体的外伤、手术后的瘢痕松解，股骨头缺血性坏死等。

三、全麻

需请麻醉科医生实施麻醉。适用于强直性脊柱炎、类风湿关节炎所引起脊-肢联合畸形等。

第六节　常用针刀刀法

一、持针刀姿势

持针刀方法正确是针刀操作准确的重要保证。针刀不同于一般的针灸针和手术刀，针刀是一种闭合性的手术器械，在人体内可以根据治疗要求随时转动方向，而且对各种疾病的治疗刺入深度都有不同的规定。因此正确的持针刀方法要求能够掌握方向，并控制刺入的深度。

以医者的右手食指和拇指捏住针刀柄，因为针刀柄是扁平的，并且和针刀刃在同一个平面内，针刀柄的方向即是刀口线的方向，所以可用拇指和食指来控制刀口线的方向。针刀柄扁平呈葫芦状，比较宽阔，方便拇、食指的捏持，便于用力将针刀刺入相应深度。中指托住针刀体，置于针刀体的中上部位。如果把针刀总体作为一个杠杆，中指就是杠杆的支点，便于针刀体根据治疗需要改变进针刀角度。无名指和小指置于施术部位的皮肤上，作为针刀体刺入时的一个支撑点，以控制针刀刺入的深度。在针刀刺入皮肤的瞬间，无名指和小指的支撑力和拇、食指的刺入力的方向是相反的，以防止针刀在刺入皮肤的瞬间，因惯性作用而刺入过深。另一种持针刀方法是在刺入较深部位时使用长型号针刀，其基本持针刀方法和前者相同，只是要用左手拇、食指捏紧针刀体下部。一方面起扶持作用，另一方面起控制作用，防止在右手刺入针刀时，由于针刀体过长而发生针刀体弓形变，引起方向改变（图 6-8）。

以上两种是常用的持针刀方法，适用于大部分的针刀治疗。治疗特殊部位时，根据具体情况持针刀方法也应有所变化。

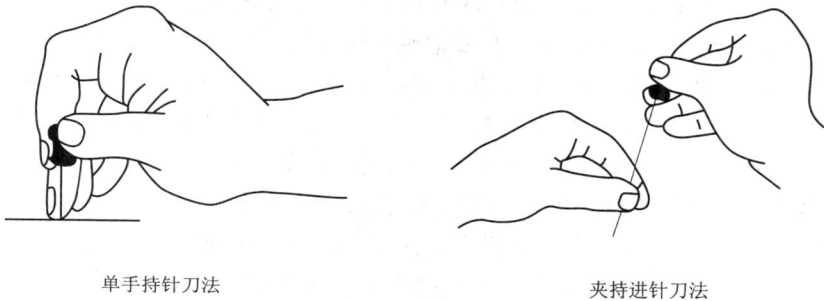

单手持针刀法　　　　　　　　　　　夹持进针刀法

图 6-8　持针刀方法

二、进针刀方法

（一）进针刀四步规程

1. 定点　在确定病变部位和精确掌握该处的解剖结构后，在进针部位用紫药水做一记号，局部碘酒消毒后再用酒精脱碘，覆盖上无菌小洞巾。

2. 定向　使刀口线和大血管、神经及肌肉纤维走向平行，将刀口压在进针点上。

3. 加压分离　在完成第二步后，右手拇、食指捏住针柄，其余 3 指托住针体，稍加压力不使刺破皮肤，使进针点处形成一个长形凹陷，刀口线和重要血管、神经以及肌肉纤维走向平行。神经和血管就会被分离在刀刃两侧。

4. 刺入　当继续加压，感到一种坚硬感时，说明刀口下皮肤已被推挤到接近骨质，稍一加压，即穿过皮肤。此时进针点处凹陷基本消失，神经和血管即膨起在针体两侧，此时可根据需要施行手术方法进行治疗。

所谓四步规程，就是针刀进针时，必须遵循的 4 个步骤（图 6-9），每一步都有丰富的内容。定点就是定进针点，定点的正确与否，直接关系到治疗效果。定点是基于对病因病理的精确诊断，对进针部位解剖结构立体的微观掌握。定向是在精确掌握进针部位的解剖结构前提下，采取

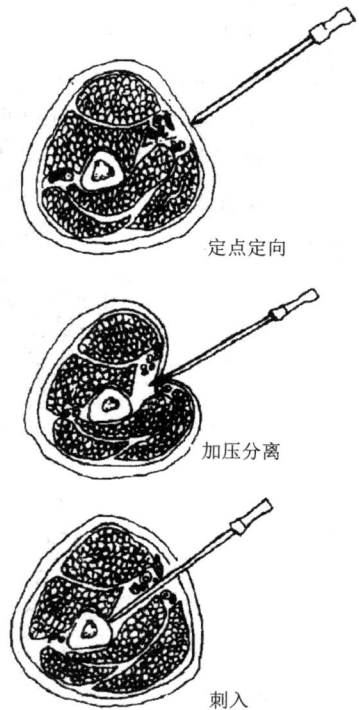

定点定向

加压分离

刺入

图 6-9　针刀进针四步规程

各种手术入路确保手术安全进行，有效地避开神经、血管和重要脏器。加压分离，是在浅层部位有效避开神经、血管的一种方法。在前3步的基础上，才能开始第四步的刺入。刺入时，以右手拇、食指捏住针刀柄，其余3指作支撑，压在进针点附近的皮肤上，防止刀锋刺入过深，而损伤深部重要神经、血管和脏器，或者深度超过病灶，损伤健康组织。

（二）常用针刀手术入路

1. 针刀入皮法　按照针刀四步进针规程，当定好点，将刀口线放好以后（刀口线和施术部位的神经、血管或肌肉纤维的走行方向平行），给刀锋加一适当压力，不使刺破皮肤，使体表形成一长形凹陷，这时刀锋下的神经、血管都被推挤在刀刃两侧，再刺入皮肤进入体内，借肌肉皮肤的弹性，肌肉和皮肤膨隆起来，长形凹陷消失，浅层的神经、血管也随之膨隆在针体两侧，这一方法可有效地避开浅层的神经、血管，将针刀刺入体内。

2. 按骨突标志的手术入路　骨突标志是在人体体表都可以触知的骨性突起，依据这些骨性突起，除了可以给部分病变组织定位外，也是手术入路的重要参考。骨突一般都是肌肉和韧带的起止点，也是慢性软组织损伤的好发部位。

3. 以横突为依据的手术入路　在治疗颈部慢性软组织损伤疾患时，以横突为依据，先按手术入路1的方法刺入，当刀锋到达横突以后，再移动刀锋至病变组织部位进行治疗。这样可以做到心中有数，易掌握进刀深度，而不会使刀锋刺入胸腔、腹腔，也不会损伤颈椎横突前方的重要组织。应注意，脊柱附近软组织损伤疾病的手术入路都是从背侧，不可从前方入路。

三、常用针刀刀法

1. 纵行疏通法　针刀体以皮肤为中心，刀刃端在体内沿刀口线方向做纵向运动。主要以刀刃及接近刀刃的部分刀体为作用部位。其运动距离以厘米为单位，范围根据病情而定，进刀至剥离处组织，实际上就已经切开了粘连等病变组织，如果疏通阻力过大，可以沿着肌或腱等病变组织的纤维走行方向切开，则可顺利进行纵行疏通（图6-10）。

2. 横行剥离法　横行剥离法是在纵行疏通法的基础上进行的，针刀体以皮肤为中心，刀刃端在体内垂直刀口线方向做横向运动。横行剥离使粘连、瘢痕等组织在纵向松解的基础上进一步加大其松解度，运动距离以厘米为单位，范围根据病情而定（图6-11）。

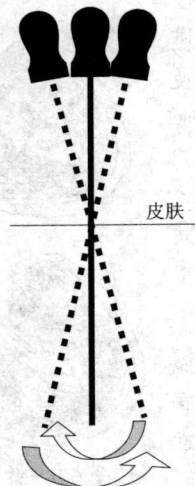

图 6-10　针刀纵行疏通法示意图　　　　图 6-11　针刀横行剥离法示意图

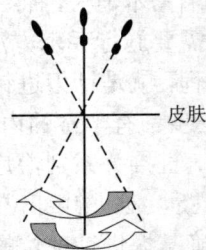

纵行疏通法与横行剥离法是针刀手术操作最基本和最常用的刀法。临床上常将纵行疏通法与横行剥离法相结合使用，简称纵疏横剥法，纵疏横剥 1 次为 1 刀。

3. 提插切割法 刀刃到达病变部位以后，切割第一刀，然后针刀上提 0.5cm，再向下插入 0.5cm，切割第二刀，如此提插 3 刀为宜（图 6-12）。适用于粘连面大、粘连重的病变。如切开棘间韧带，挛缩的肌腱、韧带、关节囊等。

4. 骨面铲剥法 针刀到达骨面，刀刃沿骨面或骨嵴将粘连的组织从骨面上铲开，感觉针刀下有松动感时为度（图 6-13）。此法适用于骨质表面或者骨质边缘的软组织（肌肉起止点、韧带及筋膜的骨附着点）病变。如肩周炎喙突点、肱骨外上髁、枕骨上、下项线点等的松解。

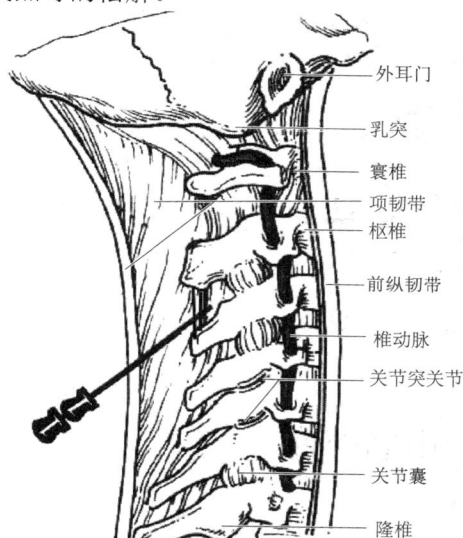

图 6-12 侧面观腰椎棘间韧带针刀松解术

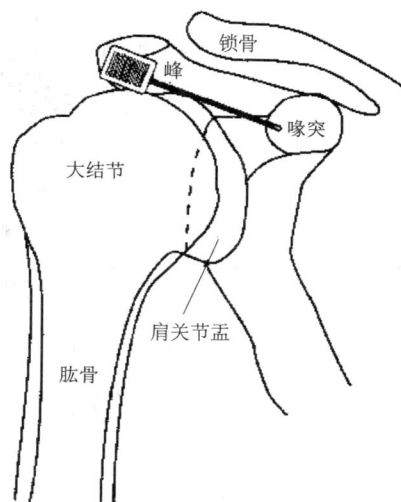

图 6-13 针刀铲剥法示意图

5. 通透剥离法 针刀刺破囊壁，经过囊内，刺破对侧囊壁（图 6-14）。此法适用于腱鞘囊肿、滑囊积液、肩峰下滑囊炎、髌下脂肪垫损伤等疾病。

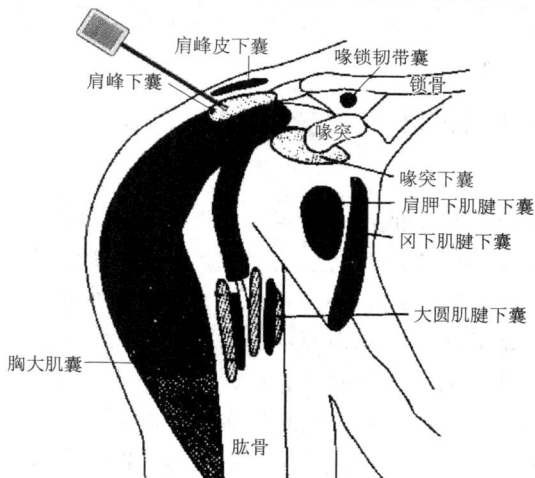

图 6-14 针刀通透剥离法示意图

6. 注射松解剥离法　应用注射针刀，在针刀刺入过程中，同时注射麻药，此法可将局部麻醉和针刀手术同时进行（图 6-15）。适用于第三腰椎横突综合征、臀上皮神经卡压综合征等。

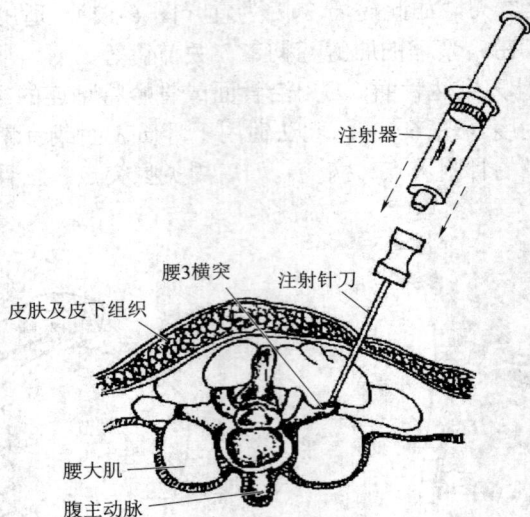

图 6-15　针刀注射松解剥离法示意图

第七节　针刀术后处理

一、针刀术后常规处理

1. 全身情况的观察　针刀手术后绝对卧床 1～2 小时，防止针刀口出血，其间注意观察病人生命体征变化，如出现异常，随时通知医生及时处理。

2. 预防针刀口感染　针刀术后立即用创可贴覆盖针刀口，防止针刀口感染，72 小时后去除创可贴。

二、针刀意外情况的处理

（一）晕针

晕针是指在针刀治疗过程中或治疗后半小时左右，患者出现头昏、心慌、恶心、肢冷汗出、意识淡漠等症状的现象。西医学认为晕针多为"晕厥"现象，是由于针刀的强烈刺激使迷走神经兴奋，导致周围血管扩张、心率减慢、血压下降，从而引起脑部短暂的（或一过性）供血不足而出现的缺血反应。

晕针本身不会给机体带来器质性损害，如果在晕针出现早期（患者反应迟钝，表情呆滞或头晕、恶心、心慌等）及时采取应对措施，一般可避免发生严重晕针现象。据统计，在接受针刀治疗患者中，晕针的发生率约为 1%～3%，男女之比约为 1:1.9。

1. 发生原因

（1）体质因素　有些患者属于过敏性体质，血管、神经功能不稳定，多有晕厥史或肌肉注射后的类似晕针史，采用针刀治疗时很容易出现晕针现象。

在饥饿、过度疲劳、大汗、泄泻、大出血后，患者正气明显不足，此时接受针刀治疗亦容易导致晕针。

（2）精神因素　恐惧、精神过于紧张是不可忽视的原因。特别是对针刀不了解，怕针的患者。对针刀治疗过程中出现的正常针感（酸、胀、痛）和发出的响声，如针刀在骨面剥离的"嚓嚓"声，切割硬结的"咯吱、咯吱"声，切割筋膜的"嘣、嘣"声往往使患者情绪紧张加剧。

（3）体位因素　正坐位、俯坐位、仰靠坐位、颈椎牵引状态下坐位针刀治疗时，晕针发生率较高。卧位治疗时晕针发生率低。

（4）刺激部位　在肩背部、四肢末端部位治疗时，针刀剥离刺激量大，针感强，易出现晕针。

（5）环境因素　严冬酷暑，天气变化、气压明显降低时，针刀治疗易致晕针。

2. 临床表现

（1）轻度晕针　轻微头痛、头晕、上腹及全身不适、胸闷、泛恶、精神倦怠、打呵欠、站起时有些摇晃或有短暂意识丧失。

（2）重度晕针　突然昏厥或摔倒，面色苍白，大汗淋漓，四肢厥冷，口唇乌紫，双目上视，大小便失禁，脉细微。

通过正确处理，患者精神渐渐恢复，可觉周身乏力，甚至有虚脱感，头部不适，反应迟钝，口干，轻微恶心。

3. 处理方法

（1）立即停止治疗，将未起的针刀一并迅速拔出，用创可贴保护针孔。

（2）扶患者去枕平卧，抬高双下肢，松开衣带，盖上薄被，打开门窗。

（3）症轻者静卧片刻，或给予温开水送服即可恢复。

（4）症重者，在上述处理的基础上，点按或针刺人中、合谷、内关穴。必要时，温灸关元、气海，一般2～3分钟即可恢复。

（5）如果上述处理仍不能使患者苏醒，应给予吸氧或做人工呼吸、静脉推注50%葡萄糖10ml或采取其他急救措施。

4. 预防

（1）初次接受针刀治疗的患者要先做好解释工作，打消其顾虑。

（2）选择舒适持久的体位，一般都可采取卧位治疗。

（3）治疗前应询问病史、过去史，对有晕针史的患者及心脏病、高血压病患者，治疗时应格外注意。

（4）选择治疗点要精、少，操作手法要稳、准、轻、巧。

（5）患者在大饥、大饱、大醉、大渴、疲劳、过度紧张、大病初愈或天气恶劣时，暂不宜做针刀治疗。

（6）对个别痛觉敏感部位，如手、足部、膝关节部或操作起来较复杂、较费时间的部位，可根据情况用0.5%～1%利多卡因局麻。必要时也可配合全麻、硬膜外麻醉等。

（7）对体质较弱、术中反应强烈、术后又感疲乏者，应让患者在候诊室休息 15～30 分钟，待恢复正常后再离开，以防患者在外面突然晕倒。

（二）断针

在针刀手术操作过程中，针刀突然折断没入皮下或深部组织里，是较常见的针刀意外之一。

1. 发生原因

（1）针具质量不好，韧性较差。

（2）针刀反复多次使用，在应力集中处也易发生疲劳性断裂。针刀操作中借用杠杆原理，以中指或环指做支点，手指接触针刀处是针体受剪力最大的部位，也是用力过猛容易造成弯针的部位，所以也是断针易发部位，而此处多露在皮肤之外。

（3）长期使用消毒液造成针身有腐蚀锈损，或因长期放置而发生氧化反应，致使针体生锈，或术后不及时清洁刀具，针体上附有血迹而发生锈蚀，操作前又疏于检查。

（4）患者精神过于紧张，肌肉强烈收缩，或针刀松解时针感过于强烈。患者不能耐受而突然大幅度改变体位。

（5）发生滞针针刀插入骨间隙，刺入较硬较大的变性软组织中，治疗部位肌肉紧张痉挛时，仍强行大幅度摆动针体或猛拔强抽。

2. 临床现象　针体折断，残端留在患者体内，或部分针体露在皮肤外面，或全部残端陷没在皮肤、肌肉之内。

3. 处理方法

（1）术者一定要保持冷静，切勿惊慌失措。嘱患者不要紧张，切勿乱动或暂时不要告诉患者针断体内。保持原来体位，以免使针体残端向肌肉深层陷入。

（2）若断端尚留在皮肤之外一部位，应迅速用手指捏紧慢慢拔出。

（3）若残端与皮肤相平或稍低，但仍能看到残端时，可用左手拇、食指下压针孔两侧皮肤，使断端突出皮外，然后用手指或镊子夹持断端拔出体外。

（4）针刀断端完全没入皮肤下面，若断端下面是坚硬的骨面，可从针孔两侧用力下压，借骨面做底将断端顶出皮肤。或断端下面是软组织，可用手指将该部捏住将断端向上托出。

（5）若针刀断在腰部，因肌肉较丰厚，深部又是肾脏，加压易造成断端移位而损伤内脏。若能确定断针位置，应迅速用左手绷紧皮肤，用 2%利多卡因在断端体表投影点注射 0.5cm 左右大小的皮丘及深部局麻。手术刀切开 0.5cm 小口，用刀尖轻拨断端，断针多可自切口露出。若断针依然不外露，可用小镊子探入皮肤内夹出。

（6）若断针部分很短，埋入人体深部，在体表无法触及和感知，必须采用外科手术探查取出。手术宜就地进行，不宜搬动移位。必要时，可借助 X 线照射定位。

4. 预防

（1）术前要认真检查针具有无锈蚀、裂纹，左手垫小纱布捋一下针体，并捏住针体摆动一下试验其钢性和韧性。不合格的针刀不宜使用。

（2）术前应叮嘱患者，针刀操作时绝不可随意改变体位，尽量采取舒适耐久的姿势。

（3）针刀刺入深部或骨关节内治疗应避免用力过猛，操作时如阻力过大，绝不可强力摆动。滞针、弯针时，也不可强行拔针。

（4）医者应熟练手法，常练指力，掌握用针技巧，做到操作手法稳、准、轻、巧。

（5）术后应立即仔细清洁针刀，洗去血污等，除去不合格针刀，一般情况下针刀使用两年应报废。

（三）出血

针刀刺入体内寻找病变部位，切割、剥离病变组织，而细小的毛细血管无处不在，出血是不可避免的。但刺破大血管或较大血管引起大出血或造成深部血肿的现象屡见不鲜，不能不引起临床工作者的高度重视。

1. 发生原因

（1）对施术部位血管分布情况了解不够，或对血管分布情况的个体差异估计不足而盲目下刀。

（2）在血管比较丰富的地方施术不按四步进针规程操作，也不问患者感受，强行操作，一味追求快。

（3）血管本身病变，如动脉硬化使血管壁弹性下降，壁内因附着粥样硬化物而致肌层受到破坏，管壁变脆，受到突然的刺激容易破裂。

（4）血液本身病变，如有些患者血小板减少，凝血时间延长，血管破裂后，出血不宜停止。凝血功能障碍（如缺少凝血因子）的患者，一旦出血，常规止血方法难以遏制。

（5）某些肌肉丰厚处，深部血管刺破后不易发现，针刀术后又行手法治疗或在针孔处再行拔罐，造成血肿或较大量出血。

2. 临床表现

（1）表浅血管损伤针刀起出，针孔迅速涌出色泽鲜红的血液，多为刺中浅部较小动脉血管。若是刺中浅部小静脉血管，针孔溢出的血多是紫红色且发黑、发暗。有的血液不流出针孔而淤积在皮下形成青色瘀斑，或局部肿胀，活动时疼痛。

（2）肌层血管损伤针刀治疗刺伤四肢深层的血管后多造成血肿。损伤较严重，血管较大者，则出血量也会较大，使血肿非常明显，致局部神经、组织受压而引起症状，可表现局部疼痛、麻木，活动受限。

（3）椎管内血管损伤针刀松解黄韧带时，如果用力过猛或刺入过深可刺破椎管内动脉，易在椎管内形成血肿压迫脊髓。因压迫部位不同而表现不同的脊髓节段压迫症状。严重者可致截瘫。若在颈椎上段损伤，可影响脑干血供，而出现生命危险。

3. 处理方法

（1）表浅血管出血用消毒干棉球压迫止血。手足、头面、后枕部等小血管丰富处，针刀松解后，无论出血与否，都应常规按压针孔1分钟。若少量出血导致皮下青紫瘀斑者，可不必特殊处理，一般可自行消退。

（2）较深部位血肿局部肿胀疼痛明显或仍继续加重，可先做局部冷敷止血或肌注止血敏。24小时后，局部热敷，理疗，按摩，外擦活血化瘀药物等以加速瘀血的消退和吸收。

（3）椎管内出血较多不易止血者，需立即进行外科手术。若出现休克，则先做抗休克治疗。

4. 预防

（1）熟练掌握治疗局部精细、立体的解剖知识。弄清周围血管运行的确切位置及体表投影。

（2）严格按照四步进针规程操作，施术过程中密切观察患者反应。认真体会针下感觉，若针下有弹性阻力感，患者有身体抖动、避让反应，并诉针下刺痛，应将针刀稍提起、略改变一下进针方向再刺入。

（3）术前应耐心询问病情，了解患者出凝血情况。若是女性，应询问是否在月经期，平素月经量是否较多。有无血小板减少症、血友病等，必要时，先做出凝血时间检验。

（4）术中操作切忌粗暴，应中病则止。若手术部位在骨面，松解时针刀刀刃应避免离开骨面，更不可大幅度提插。值得说明的是针刀松解部位少量的渗血有利于病变组织修复，它既可以营养被松解的病变组织，又可以调节治疗部位生理化学的平衡，同时又可改善局部血液循环状态。

（四）针刀引起创伤性气胸

针刀引起创伤性气胸是指针具刺穿了胸腔且伤及肺组织，气体积聚于胸腔，从而造成气胸，出现呼吸困难等现象。

1. 发生原因　主要是针刀刺入胸部、背部和锁骨附近的穴位过深，针具刺穿了胸腔且伤及肺组织，气体积聚于胸腔而造成气胸。

2. 临床表现　患者突感胸闷、胸痛、气短、心悸，严重者呼吸困难、发绀、冷汗、烦躁、恐惧，到一定程度会发生血压下降、休克等危急现象。检查：患侧肋间隙变宽，胸廓饱满，叩诊鼓音，听诊肺呼吸音减弱或消失，气管可向健侧移位。如气串至皮下，患侧胸部、颈部可出现握雪音，X线胸部透视可见肺组织被压缩现象。

3. 处理方法　一旦发生气胸，应立即出针刀，采取半卧位休息，要求患者心情平静，切勿恐惧而反转体位。一般漏气量少者，可自然吸收。同时要密切观察，随时对症处理，如给予镇咳消炎药物，以防止肺组织因咳嗽扩大创孔，加重漏气和感染。对严重病例如发现呼吸困难、发绀、休克等现象需组织抢救，如胸腔排气、少量慢速输氧、抗休克等。

4. 预防　针刀治疗时，术者必须思想集中，选好适当体位，注意选穴，根据患者体型肥瘦，掌握进针深度，施行手法的幅度不宜过大。对于胸部、背部的施术部位，最好平刺或斜刺，且不宜太深，以免造成气胸。

第七章
痉挛性脑瘫的针刀治疗

针刀医学认为，痉挛性脑瘫是由于各种原因引起脊柱弓弦力学系统、脊-肢弓弦力学系统以及四肢弓弦力学系统的应力异常，在弓弦结合部及弦的行经路线上形成粘连、瘢痕、挛缩后引起的畸形。根据针刀医学闭合性手术理论及软组织损伤病理构架的网眼理论，应用针刀整体松解、剥离、铲除粘连、挛缩及瘢痕组织，针刀术后，配合手法将残余的粘连瘢痕拉开，可以矫正畸形，从而达到治疗目的。

一、"V"字形针刀整体松解术

腰骶部的整体松解包括竖脊肌起点、左右髂后上棘、髂嵴后份、髂嵴中份及髂嵴中后份之间的松解，从各个松解点的分布上看，共同组成"V"字形状，故称之为"V"字形针刀整体松解术。下面从每个松解点阐述"V"字形针刀整体松解术的针刀操作方法。

（1）体位　俯卧位，腹部置棉垫，使腰椎前屈缩小。

（2）体表定位　竖脊肌起点、髂后上棘点、髂嵴后份、髂嵴中份、髂嵴中后份之间，共9点。

（3）消毒　在施术部位，用碘伏消毒2遍，然后铺无菌洞巾，使治疗点正对洞巾中间。

（4）麻醉　1%利多卡因局部麻醉。

（5）刀具　使用Ⅰ型针刀。

（6）针刀操作

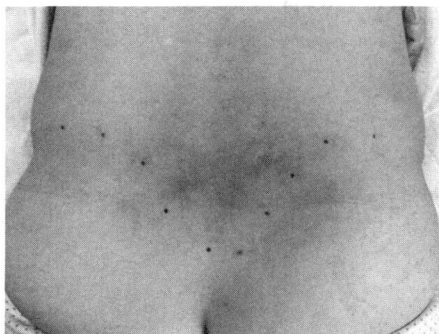

图7-1　"V"字形针刀整体松解术定点图　　图7-2　"V"字形针刀整体松解术治疗图

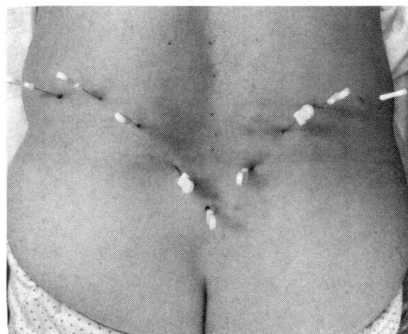

①第1支针刀松解竖脊肌起点　两侧髂嵴连线最高点与后正中线的交点为第四腰椎棘突，向下摸清楚 L_5 棘突顶点，顺 L_5 棘突沿脊柱纵轴在后正中线上向下摸到的骨突部即为骶正中嵴，在此定位，从骶正中嵴顶点进针刀，刀口线与脊柱纵轴平行，针刀经皮肤、皮下组织，直达骶正中嵴骨面，在骨面上纵疏横剥 2～3 刀，范围不超过 1cm，然后，贴骨面向骶正中嵴两侧分别用提插刀法切割 2 刀，深度不超过 0.5cm。

②第2支针刀松解髂后上棘点　髂嵴后分隆起高点即为髂后上棘，在此定位，从髂后上棘顶点进针刀，刀口线与脊柱纵轴平行，针刀经皮肤、皮下组织，直达髂后上棘骨面，纵疏横剥 2～3 刀，调转刀口线 90°，沿髂嵴边缘向内铲剥 2～3 刀，范围不超过 0.5cm。对侧髂后上棘针刀松解操作方法相同。

③第3支针刀松解髂嵴后份　在髂嵴后份定位，刀口线与下肢纵轴方向一致，针刀经皮肤、皮下组织达髂嵴后份的骨面，贴骨面铲剥 3 刀，范围 0.5cm。对侧髂嵴后份针刀松解操作方法相同。

④第4支针刀松解髂嵴中份　在髂嵴中份压痛点定位，刀口线与人体纵轴一致，针刀体与皮肤呈 90° 角，按针刀四步进针规程进针刀，针刀经皮肤、皮下组织直达髂嵴，调转刀口线 90°，在髂嵴骨面上向各方向铲剥 2～3 刀，范围不超过 0.5cm。对侧髂嵴中份针刀松解操作方法相同。

⑤第5支针刀松解髂嵴中后份之间点　在髂嵴中份与髂嵴后份中点定位，刀口线与人体纵轴一致，针刀体与皮肤呈 90° 角，按针刀四步进针规程进针刀，针刀经皮肤、皮下组织直达髂嵴，调转刀口线 90°，在髂嵴骨面上向各方向铲剥 2～3 刀，范围不超过 0.5cm。对侧髂嵴中后份之间点针刀松解操作方法相同。

二、"口"字形针刀整体松解术

腰部的整体松解包括 L_3～L_5 棘上韧带、棘间韧带；左右 L_3～L_5 腰椎横突的松解，在骶正中嵴上和两侧骶骨后面竖脊肌起点的松解。从各个松解点的分布上看，棘上韧带点、棘间韧带点、左右 L_3～L_5 腰椎横突点、骶正中嵴上和两侧骶骨后面竖脊肌起点的连线共同围成 "口"字形状，故称之为 "口"字形针刀整体松解术。下面从每个松解点阐述 "口"字形针刀整体松解术的针刀操作方法（图7-3）。

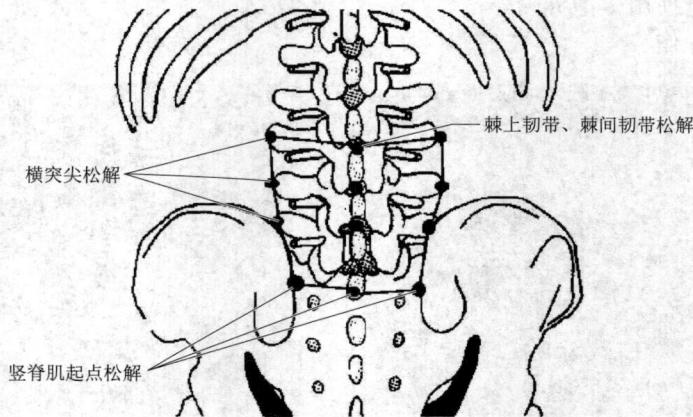

棘上韧带、棘间韧带松解

横突尖松解

竖脊肌起点松解

图 7-3　"口"字形针刀整体松解术各松解部位示意图

（1）体位 俯卧位，腹部置棉垫，使腰椎前屈缩小。

（2）体表定位 L_3、L_4、L_5棘突及棘间，L_3、L_4、L_5横突，骶正中嵴及骶骨后面。

（3）消毒 在施术部位，用碘伏消毒2遍，然后铺无菌洞巾，使治疗点正对洞巾中间。

（4）麻醉 1%利多卡因局部麻醉。

（5）刀具 使用Ⅰ型针刀。

（6）针刀操作

①L_3、L_4、L_5棘上韧带及棘间韧带松解（图7-4）

以松解L_3棘上韧带及L_3～L_4棘间韧带为例。

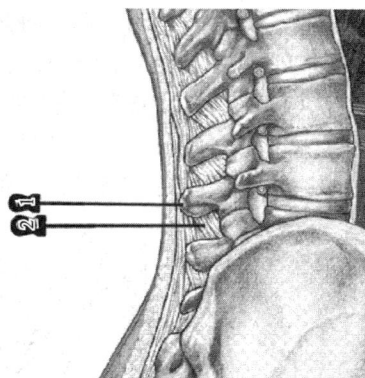

图7-4 腰棘上韧带和棘间韧带松解示意图

a. 第1支针刀松解棘上韧带 两侧髂嵴连线最高点与后正中线的交点为第四腰椎棘突，向上摸清楚L_3棘突顶点，在此定位，从棘突顶点进针刀，刀口线与脊柱纵轴平行，针刀经皮肤、皮下组织，直达棘突骨面，在骨面上纵疏横剥2～3刀，范围不超过1cm，然后贴骨面向棘突两侧分别用提插刀法切割2刀，深度不超过0.5cm。其他棘上韧带松解方法与此相同。

b. 第2支针刀松解棘间韧带 以松解L_3～L_4棘间韧带为例。两侧髂嵴连线最高点与后正中线的交点为第四腰椎棘突，向上即到L_3～L_4棘突间隙，在此定位，从L_4棘突上缘进针刀，刀口线与脊柱纵轴平行，针刀经皮肤、皮下组织，直达棘突骨面，调转刀口线90°，沿L_4棘突上缘用提插刀法切割2～3刀，深度不超过1cm。其他棘间韧带松解方法与此相同。

②横突松解（图7-5） 以L_3横突为例。摸准L_3棘突顶点，从L_3棘突中点旁开3cm，

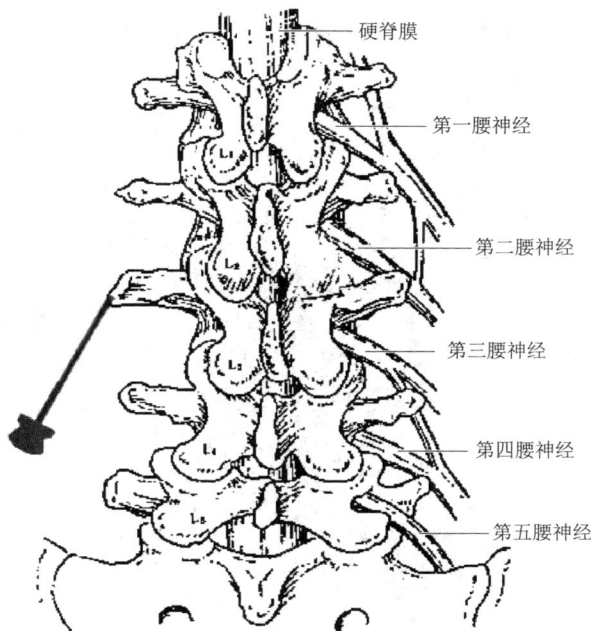

图7-5 腰椎横突松解示意图

在此定位。刀口线与脊柱纵轴平行，针刀经皮肤、皮下组织，直达横突骨面，刀体向外移动，当有落空感时，即到 L_3 横突尖，在此用提插刀法切割横突尖的粘连、瘢痕 2～3刀，深度不超过 0.5cm，以松解竖脊肌、腰方肌及胸腰筋膜（图 7-6）在横突尖部的粘连和瘢痕，然后调转刀口线 90°，沿 L_3 横突上下缘用提插刀法切割 2～3 刀，深度不超过 0.5cm，切开横突间韧带。其他横突尖松解方法与此相同。

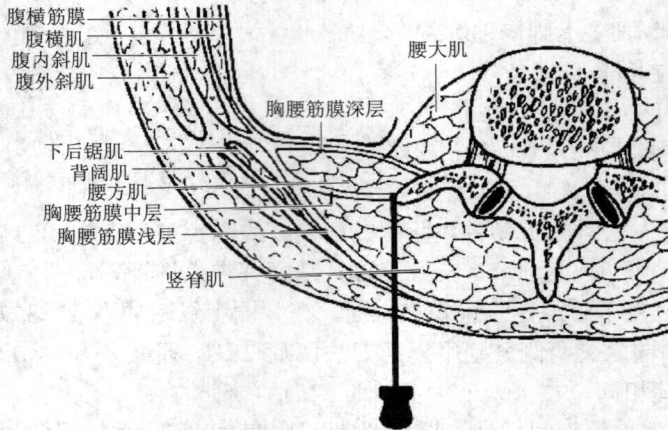

图 7-6　针刀松解胸腰筋膜示意图

③髂腰韧带松解（图 7-7）

a. 第 1 支针刀松解髂腰韧带起点　　以 L_4 横突起点为例。摸准 L_4 棘突顶点，从 L_4 棘突中点旁开 3～4cm，在此定位。刀口线与脊柱纵轴平行，针刀经皮肤、皮下组织，直达横突骨面，刀体向外移动，当有落空感时，即到 L_4 横突尖，在此用提插刀法切割横突尖肌肉起点的粘连、瘢痕 2～3 刀，深度不超过 0.5cm。

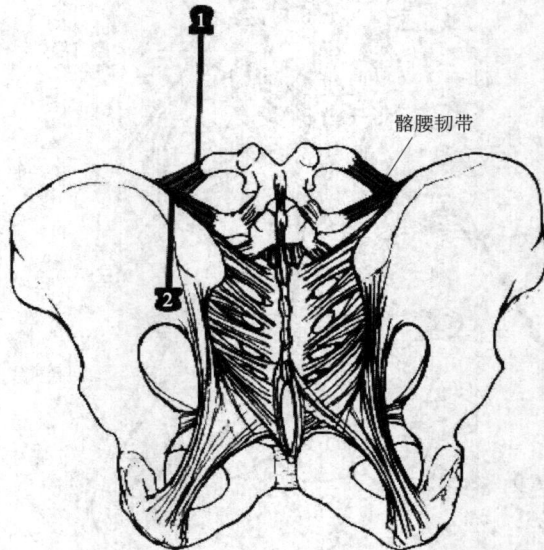

图 7-7　针刀松解髂腰韧带起止点示意图

b. 第 2 支针刀松解髂腰韧带止点　在髂后上棘定位，刀口线与脊柱纵轴平行，针刀经皮肤、皮下组织，直达髂后上棘骨面，针刀贴髂骨内侧骨面进针 2cm，后用提插刀法切割髂腰韧带止点的粘连、瘢痕 2～3 刀，深度不超过 0.5cm。

④竖脊肌起点松解（图 7-8）

a. 第 1 支针刀松解竖脊肌骶正中嵴起点　两侧髂嵴连线最高点与后正中线的交点为第四腰椎棘突，向下摸清楚 L_5 棘突顶点，顺 L_5 棘突沿脊柱纵轴在后正中线上向下摸到的骨突部即为骶正中嵴，在此定位，从骶正中嵴顶点进针刀，刀口线与脊柱纵轴平行，针刀经皮肤、皮下组织，直达骶正中嵴骨面，在骨面上纵疏横剥 2～3 刀，范围不超过 1cm，然后，贴骨面向骶正中嵴两侧分别用提插刀法切割 2 刀，深度不超过 0.5cm。

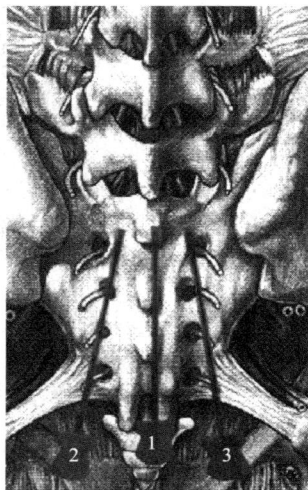

图 7-8　竖脊肌起点松解示意图

b. 第 2、3 支针刀松解竖脊肌骶骨背面的起点　在第 1 支针刀松解竖脊肌骶正中嵴起点的基础上，从骶正中嵴分别旁开 2cm，在此定位，从骶骨背面进针刀，刀口线与脊柱纵轴平行，针刀经皮肤、皮下组织，直达骶骨骨面，在骨面上纵疏横剥 2～3 刀，范围不超过 1cm。

（7）注意事项

①"口"字形针刀整体松解术的第一步是要求定位准确，特别是腰椎棘突的定位十分重要，因为棘突定位直接关系到椎间隙的定位和横突的定位。所以若棘突定位错误，将直接影响疗效。如果摸不清腰椎棘突，可先在电视透视下将棘突定位后，再做针刀松解。

②横突的定位：棘突中点向水平线方向旁开 3cm，针刀体与皮肤垂直进针刀，针刀均落在横突骨面，再向外移动刀刃，即能准确找到横突尖，此法简单实用，定位准确。

三、针刀松解腰椎两侧关节突关节囊

（1）体位　让患者俯卧于治疗床上，肌肉放松。

（2）体表定位　L_2～L_3、L_3～L_4、L_4～L_5、L_5～S_1 关节突关节（图 7-9）。

（3）消毒　在施术部位，用碘伏消毒 2 遍，然后铺无菌洞巾，使治疗点正对洞巾中间。

（4）麻醉　1%利多卡因局部麻醉。

（5）刀具　使用 I 型针刀。

（6）针刀操作（图 7-10）

①第 1 支针刀松解 L_5～S_1 左侧关节突关节囊粘连、瘢痕、挛缩　摸准 L_5 棘突顶点处定位，在 L_5 棘突中点向左旁开 3cm 进针刀，刀口线与脊柱纵轴平行，针刀体与皮肤垂直，针刀经皮肤、皮下组织、胸腰筋膜浅层、竖脊肌，到达骨面，刀刃在骨面上向外移动，可触及一骨突部，此为 L_5 的下关节突，再向外移动，刀下有韧性感时，即达 L_5～S_1 关节突关节囊，在此用提插刀法切割 2～3 刀，深度不超过 0.5cm，以松解关节突关节囊的挛缩、粘连和瘢痕。

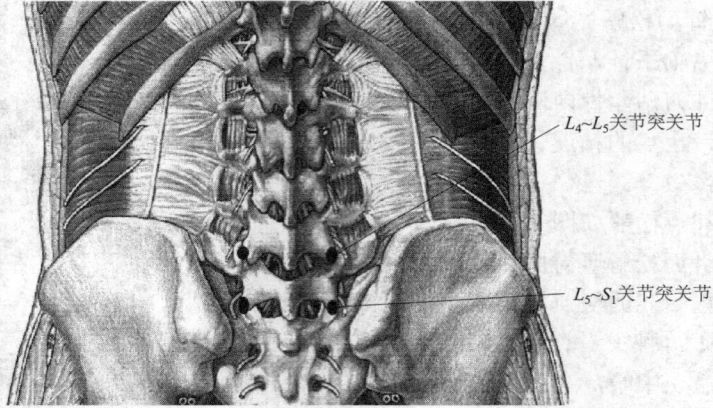

$L_4 \sim L_5$关节突关节

$L_5 \sim S_1$关节突关节

图 7-9　针刀松解腰椎关节突关节囊体表定位

②第 2 支针刀松解 $L_5 \sim S_1$ 右侧关节突关节囊粘连、瘢痕、挛缩　针刀操作方法同第 1 支针刀。

③第 3 支、第 4 支针刀分别松解 $L_4 \sim L_5$ 关节突关节囊　针刀操作方法参照第 1 支针刀。

④第 5 支、第 6 支针刀分别松解 $L_3 \sim L_4$ 关节突关节囊　针刀操作方法参照第 1 支针刀。

⑤第 7 支、第 8 支针刀分别松解 $L_2 \sim L_3$ 关节突关节囊　针刀操作方法参照第 1 支针刀。

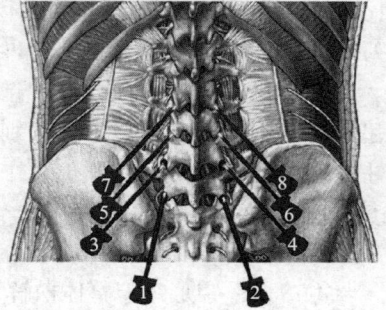

图 7-10　针刀松解腰椎关节突关节囊

四、松解胸腰结合部的粘连和瘢痕

由于胸腰结合部是胸腰椎生理曲线转折点，也是胸腰椎重要的受力点，依据慢性软组织损伤病因病理学理论和软组织损伤病理构架的网眼理论，对此处进行松解。

（1）体位　俯卧位，肩关节及髂嵴部置棉垫，以防止呼吸受限。

（2）体表定位（图 7-11）　$T_{11} \sim L_2$ 棘突、棘间、肋横突关节及 L_1 关节突关节。

（3）消毒　在施术部位，用碘伏消毒 2 遍，然后铺无菌洞巾，使治疗点正对洞巾中间。

（4）麻醉　1%利多卡因局部麻醉。

（5）刀具　使用 I 型针刀。

（6）针刀操作（图 7-12）

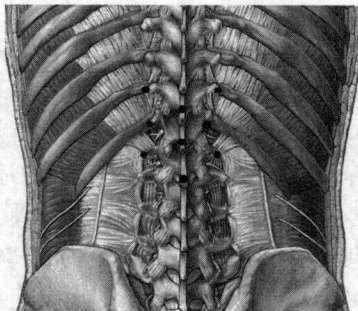

图 7-11　针刀松解胸腰结合部的体表定位

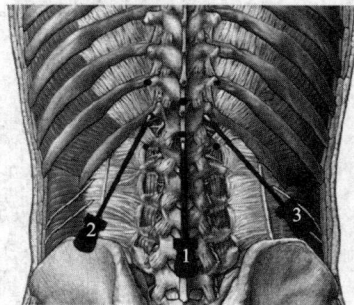

图 7-12　针刀松解胸腰结合部示意图

①第 1 支针刀松解 T_{12}～L_1 棘上韧带、棘间韧带 在 T_{12} 棘突顶点下缘定位，刀口线与人体纵轴一致，针刀体先向头侧倾斜 45°，与胸椎棘突呈 60° 角，针刀经皮肤、皮下组织，直达棘突骨面，纵疏横剥 2～3 刀，范围不超过 0.5cm，然后将针刀体逐渐向脚侧倾斜，与胸椎棘突走行方向一致，从 T_{12} 棘突下缘骨面沿 T_{12}～L_1 棘间方向用提插刀法切割棘间韧带 2～3 刀，范围不超过 0.5cm。

②第 2 支针刀松解 T_{12} 左侧肋横突关节囊 从 T_{12}～L_1 棘间中点旁开 2～3cm 进针刀，刀口线与人体纵轴一致，针刀体与皮肤呈 90° 角，针刀经皮肤、皮下组织、胸腰筋膜浅层、竖脊肌达横突骨面，沿横突骨面向外到肋横突关节囊，纵疏横剥 2～3 刀，范围不超过 2mm。

③第 3 支针刀松解 T_{12} 右肋横突关节囊 针刀松解方法参照第 2 支针刀松解方法。

T_{11}～T_{12}、L_1～L_2 棘上韧带、棘间韧带、关节突关节囊的松解参照 T_{12}～L_1 的针刀松解操作进行。

五、针刀松解髋关节内收肌起点及行经途中的粘连和瘢痕

（1）体位 仰卧位。

（2）体表定位 耻骨上下支、内收肌行经路线。

（3）消毒 在施术部位，用碘伏消毒 2 遍，然后铺无菌洞巾，使治疗点正对洞巾中间。

（4）麻醉 1%利多卡因局部定点麻醉。

（5）刀具 使用 I 型针刀。

（6）针刀操作（图 7-13）

①第 1 支针刀松解耻骨肌起点 在耻骨上支触摸到成条索状的耻骨肌起点处的压痛点，刀口线与耻骨肌纤维方向一致，针刀体与皮肤垂直刺入，达肌肉起点处，调转刀口线 90° 与耻骨肌肌纤维方向垂直，在耻骨上支骨面上向内铲剥 2～3 刀，范围不超过 0.5cm。出针刀后，针眼处创可贴覆盖。

②第 2 支针刀松解长收肌起点 在耻骨结节处摸到条索状的长收肌起点处的压痛点，刀口线与该肌肌纤维方向一致，针刀体与皮肤呈 90° 角刺入，针刀经皮肤、皮下组织，直达骨面，在骨面上向内铲剥 2～3 刀，范围不超过 0.5cm，以松解肌肉与骨面的粘连和瘢痕。出针刀后，针眼处创可贴覆盖。

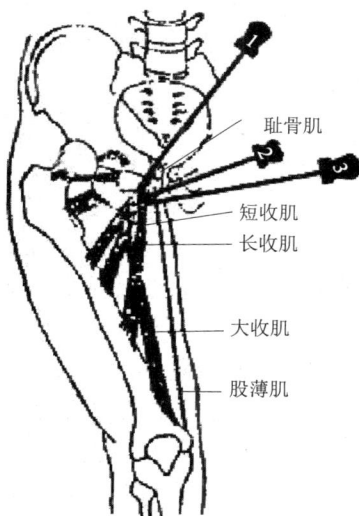

图 7-13 股内收肌针刀松解示意图

③第 3 支针刀松解短收肌和股薄肌起点 在耻骨下支处摸到条索状的短收肌和骨薄肌起点后定位，刀口线两肌肌纤维方向一致，针刀经皮肤、皮下组织，达骨面，在骨面上向内铲剥 2～3 刀，范围不超过 0.5cm，以松解肌肉与骨面的粘连和瘢痕。出针刀后，针眼处创可贴覆盖。

④第 4 支针刀松解短收肌止点 在大腿中上段内侧触摸到成条索状的短收肌止点处的压痛点，刀口线与下肢纵轴方向一致，针刀体与皮肤垂直刺入，达肌肉在股

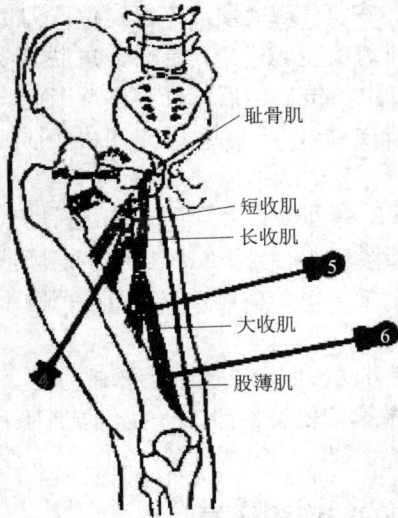

图 7-14 短收肌、长收肌、大收肌
止点针刀松解示意图

骨的止点处，贴骨面向内后铲剥 2～3 刀，范围不超过 0.5cm。出针刀后，针眼处创可贴覆盖（图 7-14）。

⑤第 5 支针刀松解长收肌止点 在大腿中上段内侧触摸到成条索状的长收肌止点处的压痛点，刀口线与下肢纵轴方向一致，针刀体与皮肤垂直刺入，达肌肉在股骨的止点处，贴骨面向内后铲剥 2～3 刀，范围不超过 0.5cm。出针刀后，针眼处创可贴覆盖。

⑥第 6 支针刀松解大收肌止点 在大腿中段内侧触摸到成条索状的大收肌止点处的压痛点，刀口线与下肢纵轴方向一致，针刀体与皮肤垂直刺入，达肌肉在股骨的止点处，贴骨面向内后铲剥 2～3 刀，范围不超过 0.5cm。出针刀后，针眼处创可贴覆盖。

六、针刀松解髂胫束浅层附着部及其行经路线的粘连和瘢痕

（1）体位 健侧卧位，患侧在上。

（2）体表定位 髂嵴、髂胫束。

（3）消毒 在施术部位，用碘伏消毒 2 遍，然后铺无菌洞巾，使治疗点正对洞巾中间。

（4）麻醉 1%利多卡因局部麻醉。

（5）刀具 使用 I 型针刀。

（6）针刀操作（图 7-15）

①第 1 支针刀松解髂胫束浅层附着区前部的粘连和瘢痕 在髂前上棘后 2cm 定位。刀口线与髂胫束走行方向一致，针刀体与皮肤垂直，针刀经皮肤、皮下组织、达髂嵴前部髂胫束浅层附着区前部骨面，调转刀口线 90°，在髂骨翼骨面上向下铲剥 2～3 刀，范围为 1～2cm。

②第 2 支针刀松解髂胫束浅层附着区中部的粘连和瘢痕 在髂嵴最高点定位。刀口线与髂胫束走行方向一致，针刀体与皮肤垂直，针刀经皮肤、皮下组织、达髂嵴髂胫束浅层附着区中部骨面，调转刀口线 90°，在髂骨翼骨面上向下铲剥 2～3 刀，范围为 1～2cm。

③第 3 支针刀松解髂胫束浅层附着区后部的粘连和瘢痕 在髂嵴最高点向后 2cm 定位。刀口线与髂胫束走行方向一致，针刀体与皮肤垂直，针刀经皮肤、皮下组织、达髂嵴髂胫束浅层附着区后部骨面，调转刀口线 90°，在髂骨翼骨面上向下铲剥 2～3 刀，范围为 1～2cm。

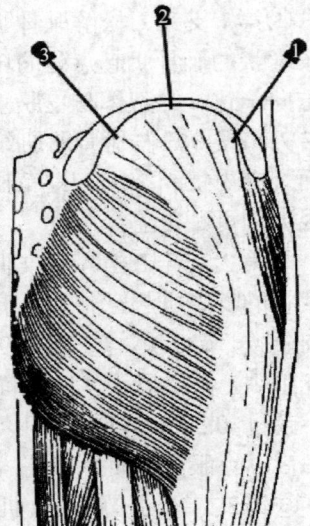

图 7-15 髂胫束浅层针刀松解示意图

④第 4 支针刀松解髂胫束上段的粘连和瘢痕 在大腿外侧上段定位。刀口线与髂胫束走行方向一致，针刀体与皮肤垂直，针刀经皮肤、皮下组织、当刀下有韧性感时，即到达髂胫束，再向内刺入 1cm，纵疏横剥 2～3 刀，范围为 1～2cm（图 7-16）。

⑤第 5 支针刀松解髂胫束中段的粘连和瘢痕 在大腿外侧中段定位。刀口线与髂胫束走行方向一致，针刀体与皮肤垂直，针刀经皮肤、皮下组织、当刀下有韧性感时，即到达髂胫束，再向内刺入 1cm，纵疏横剥 2～3 刀，范围为 1～2cm。

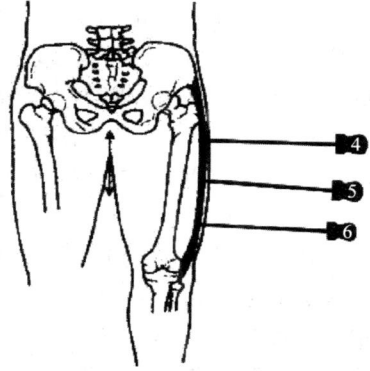

图 7-16 髂胫束行经路线针刀松解示意图

⑥第 6 支针刀松解髂胫束下段的粘连和瘢痕 在大腿外侧下段定位。刀口线与髂胫束走行方向一致，针刀体与皮肤垂直，针刀经皮肤、皮下组织、当刀下有韧性感时，即到达髂胫束，再向内刺入 1cm，纵疏横剥 2～3 刀，范围为 1～2cm。

术后患者仰卧位，在患侧下肢在最大屈髋屈膝位时，医生将手压在膝关节髌骨外下缘，向对侧肩关节方向弹压 1～2 次。

七、针刀松解腓肠肌与比目鱼肌内外侧缘之间的纵行粘连瘢痕

（1）体位 俯卧位。

（2）体表定位 跟腱周围。

（3）消毒 在施术部位，用碘伏消毒 2 遍，然后铺无菌洞巾，使治疗点正对洞巾中间。

（4）麻醉 1%利多卡因局部麻醉。

（5）刀具 使用 I 型针刀。

（6）针刀操作（图 7-17）

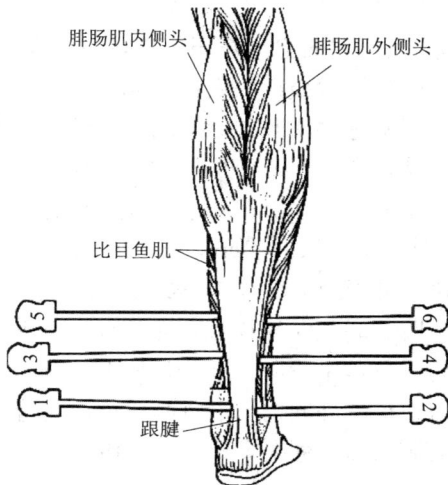

图 7-17 针刀松解腓肠肌与比目鱼肌内外侧缘之间的纵行粘连示意图

①第1支针刀在跟腱止点上方5cm，跟腱内侧定点　刀口线与下肢纵轴平行，针刀体与皮肤呈90°角，针刀经皮肤、皮下组织，当刀下有阻力感时，即到达跟腱，针刀沿跟腱内缘向内下探寻，当刀下有落空感时，即到达跟腱内缘，向内侧转动针刀体，使针刀体与冠状面平行，针刀刃端从内向外，沿跟腱内侧前缘与比目鱼肌的肌间隙进针刀，一边进针刀，一边纵疏横剥，每次纵疏横剥范围不超过1cm。直至小腿后正中线，准备与第2支针刀汇合。

②第2支针刀在跟腱止点上方5cm，跟腱外侧定点　刀口线与下肢纵轴平行，针刀体与皮肤呈90°角，针刀经皮肤、皮下组织，当刀下有阻力感时，即到达跟腱，针刀沿跟腱外缘向外下探寻，当刀下有落空感时，即到达跟腱外缘，向外侧转动针刀体，使针刀体与冠状面平行，针刀刃端从外向内，沿跟腱外侧前缘与比目鱼肌的肌间隙进针刀，一边进针刀，一边纵疏横剥，每次纵疏横剥范围不超过1cm。直至小腿后正中线，与第1支针刀汇合。

③第3支针刀在第1支针刀上方2cm，腓肠肌内侧定点　刀口线与下肢纵轴平行，针刀体与皮肤呈90°角，针刀经皮肤、皮下组织，刀下有阻力感时，即到达腓肠肌，针刀沿腓肠肌内侧向内下探寻，当刀下有落空感时，即到达腓肠肌内缘，向内侧转动针刀体，使针刀体与冠状面平行，针刀刃端从内向外，沿腓肠肌内侧前缘与比目鱼肌的肌间隙进针刀，一边进针刀，一边纵疏横剥，每次纵疏横剥范围不超过1cm。直至小腿后正中线，准备与第2支针刀汇合。

④第4支针刀在第2支针刀上方2cm，腓肠肌外侧定点　刀口线与下肢纵轴平行，针刀体与皮肤呈90°角，针刀经皮肤、皮下组织，刀下有阻力感时，即到达腓肠肌，针刀沿腓肠肌外侧向内下探寻，当刀下有落空感时，即到达腓肠肌外缘，向内侧转动针刀体，使针刀体与冠状面平行，针刀刃端从外向内，沿腓肠肌外侧前缘与比目鱼肌的肌间隙进针刀，一边进针刀，一边纵疏横剥，每次纵疏横剥范围不超过1cm。直至小腿后正中线，准备与第2支针刀汇合。

⑤第5支针刀在第3支针刀上方2～3cm，腓肠肌内侧定点　刀口线与下肢纵轴平行，针刀体与皮肤呈90°角，针刀经皮肤、皮下组织，刀下有阻力感时，即到达腓肠肌，此处的腓肠肌与比目鱼肌的间隙比较模糊，应仔细体会刀下的感觉，针刀沿腓肠肌内侧缓慢向内下探寻，当刀下有落空感时，即到达腓肠肌内缘，向内侧转动针刀体，使针刀体与冠状面平行，针刀刃端从内向外，沿腓肠肌内侧前缘与比目鱼肌的肌间隙进针刀，一边缓慢进针刀，一边纵疏横剥，每次纵疏横剥范围不超过1cm。针刀操作深度2cm。

⑥第6支针刀在第4支针刀上方2～3cm，腓肠肌外侧定点　刀口线与下肢纵轴平行，针刀体与皮肤呈90°角，针刀经皮肤、皮下组织，当刀下有阻力感时，即到达腓肠肌，此处的腓肠肌与比目鱼肌的间隙比较模糊，应仔细体会刀下的感觉，针刀沿腓肠肌外侧缓慢向内下探寻，当刀下有落空感时，即到达腓肠肌外缘，向外侧转动针刀体，使针刀体与冠状面平行，针刀刃端从外向内，沿腓肠肌内侧前缘与比目鱼肌的肌间隙进针刀，一边缓慢进针刀，一边纵疏横剥，每次纵疏横剥范围不超过1cm。针刀操作深度2cm。

八、针刀松解跟腱周围的粘连瘢痕

（1）体位　俯卧位。

（2）体表定位 跟腱周围。

（3）消毒 在施术部位，用碘伏消毒2遍，然后铺无菌洞巾，使治疗点正对洞巾中间。

（4）麻醉 1%利多卡因局部麻醉。

（5）刀具 使用专用弧形针刀及Ⅰ型针刀。

（6）针刀操作（图7-18）

①第1支针刀松解跟腱止点中部的粘连瘢痕 在跟腱止点中点定位。刀口线与下肢纵轴平行，针刀体与皮肤呈90°角，针刀经皮肤、皮下组织，当刀下有阻力感时，即到达跟腱，继续进针刀1cm，纵疏横剥2～3刀，范围不超过0.5cm，以松解跟腱内部的粘连和瘢痕，然后进针刀达跟骨骨面，调转刀口线90°，在骨面上向上铲剥2刀，范围不超过0.5cm，以松解跟腱止点的粘连和瘢痕。

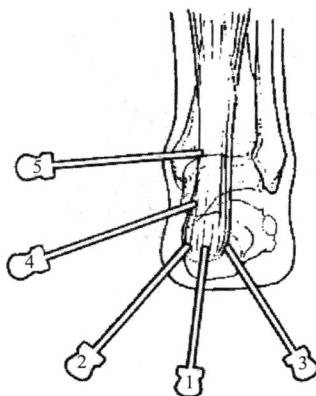

图7-18 针刀松解跟腱周围的粘连示意图

②第2支针刀松解跟腱止点内侧的粘连瘢痕 在第1支针刀内侧0.5cm定位。刀口线与下肢纵轴平行，针刀体与皮肤呈90°角，针刀经皮肤、皮下组织，当刀下有阻力感时，即到达跟腱，继续进针刀1cm，纵疏横剥2～3刀，范围不超过0.5cm，以松解跟腱内部的粘连和瘢痕，然后进针刀达跟骨骨面，调转刀口线90°，在骨面上向上铲剥2刀，范围不超过0.5cm，以松解跟腱止点内侧的粘连和瘢痕。

③第3支针刀松解跟腱止点外侧的粘连瘢痕 在第1支针刀外侧0.5cm定位。刀口线与下肢纵轴平行，针刀体与皮肤呈90°角，针刀经皮肤、皮下组织，当刀下有阻力感时，即到达跟腱，继续进针刀1cm，纵疏横剥2～3刀，范围不超过0.5cm，以松解跟腱内部的粘连和瘢痕，然后进针刀达跟骨骨面，调转刀口线90°，在骨面上向上铲剥2刀，范围不超过0.5cm，以松解跟腱止点外侧的粘连瘢痕。

④第4支针刀松解跟腱与内侧软组织之间的粘连瘢痕 在第2支针刀上面1.5～2cm定位。刀口线与下肢纵轴平行，针刀体与皮肤呈90°角，针刀经皮肤、皮下组织，刀下有阻力感时，即到达跟腱，针刀沿跟腱内缘向外探寻，当刀下有落空感时，即到达跟腱与内侧软组织的粘连瘢痕处，调转刀口线90°，提插刀法切割跟腱内侧部2～3刀，然后纵疏横剥2～3刀，范围不超过0.5cm。

⑤第5支针刀松解跟腱与内侧软组织之间的粘连瘢痕 在第4支针刀上面1.5～2cm定位。刀口线与下肢纵轴平行，针刀体与皮肤呈90°角，针刀经皮肤、皮下组织，当刀下有阻力感时，即到达跟腱，针刀沿跟腱内缘向外探寻，当刀下有落空感时，即到达跟腱与内侧软组织的粘连瘢痕处，调转刀口线90°，提插刀法切割跟腱内侧部2～3刀，然后纵疏横剥2～3刀，范围不超过0.5cm。

九、针刀松解三角韧带及周围的粘连瘢痕

（1）体位 俯卧位，踝关节中立位。

（2）体表定位 踝关节内侧。

（3）消毒 在施术部位，用碘伏消毒2遍，然后铺无菌洞巾，使治疗点正对洞巾

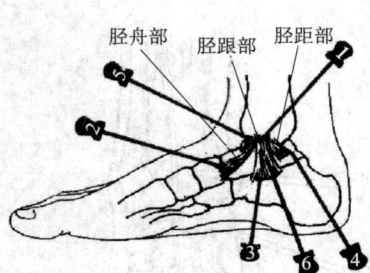

图 7-19 踝关节前内侧松解示意图

中间。

（4）麻醉　1%利多卡因局部麻醉。

（5）刀具　使用专用弧形针刀及Ⅰ型针刀。

（6）针刀操作（图 7-19）

①第 1 支针刀松解三角韧带的起点　使用专用弧形针刀，从内踝尖部进针刀，刀口线与下肢纵轴平行，针刀体与皮肤呈 90°角，按四步进针规程进针刀。针刀经皮肤、皮下组织到达内踝尖骨面，调转刀口线 90°，使针刀的弧形面与内踝尖骨面相吻合，贴骨面向下铲剥 2 刀，范围 0.5cm，然后退刀到皮下，刀体分别向前向后至内踝尖前部及后部，在骨面上向下铲剥 2 刀，范围不超过 0.5cm。

②第 2 支针刀松解胫舟韧带　使用专用弧形针刀，从内踝尖部前方 2～3cm，摸清楚距舟关节间隙，从关节间隙进针刀，刀口线与下肢纵轴平行，针刀体与皮肤呈 90°角，针刀经皮肤、皮下组织到达舟骨骨面，调转刀口线 90°，使弧形面与骨面相吻合，在骨面上向下铲剥 2 刀，范围不超过 0.5cm。

③第 3 支针刀松解胫跟韧带　使用专用弧形针刀，从内踝尖部下方 2～3cm 跟骨内侧进针刀，刀口线与下肢纵轴平行，针刀体与皮肤呈 90°角，针刀经皮肤、皮下组织，到达跟骨骨面，调转刀口线 90°，使针刀弧形面与跟骨骨面相吻合，在骨面上向上铲剥 2 刀，范围不超过 0.5cm。

④第 4 支针刀松解胫距后韧带　使用专用弧形针刀，从内踝尖部后下方 2～3cm 进针刀，刀口线与下肢纵轴平行，针刀体与皮肤呈 90°角，针刀经皮肤、皮下组织到达距骨骨面，调转刀口线 90°，使针刀弧形面与距骨骨面相吻合，在骨面上向上铲剥 2 刀，范围不超过 0.5cm。

⑤第 5 支针刀松解踝关节前方关节囊部　触摸足背动脉搏动处，在足背动脉内侧 1cm 足背侧横纹线上进针刀，刀口线与下肢纵轴平行，针刀体与皮肤呈 90°角，针刀经皮肤、皮下组织，当有落空感时即到关节腔，用提插刀法切割 2 刀，范围不超过 0.5cm。再调转刀口线 90°，用提插刀法切割 2 刀，范围不超过 0.5cm。

⑥第 6 支针刀松解胫跟韧带行经线路　使用Ⅰ型 4 号针刀，从第 1 支针刀下方 1～2cm 进针刀，刀口线与下肢纵轴平行，针刀体与皮肤呈 90°角，针刀经皮肤、皮下组织，当刀下有阻力感时，即到达胫跟韧带，再向下进针刀 1mm，行纵疏横剥 2～3 刀，范围不超过 0.5cm。

十、针刀松解跗跖关节囊、跗跖韧带及周围的粘连瘢痕

（1）体位　仰卧位，踝关节中立位。

（2）体表定位　踝关节跗跖关节。

（3）消毒　在施术部位，用碘伏消毒 2 遍，然后铺无菌洞巾，使治疗点正对洞巾中间。

（4）麻醉　1%利多卡因局部麻醉。

（5）刀具　使用专用弧形针刀。

（6）针刀操作（图7-20）

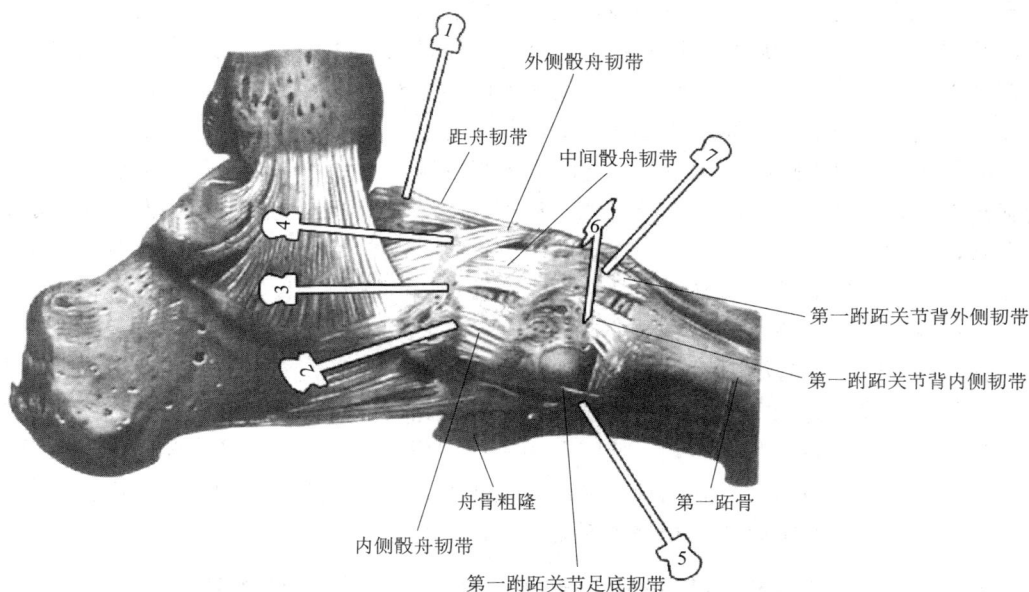

图7-20　针刀松解跗跖关节囊示意图

①第1支针刀松解距舟关节囊、距舟韧带起点及周围的粘连瘢痕　使用专用弧形针刀，先用记号笔将足背动脉走行路线标记出来，以避损伤。在胫距关节背侧，足背动脉内侧0.5cm定位。使用弧形针刀，刀口线与足纵轴平行，针刀体与皮肤呈90°角，按四步进针规程进针刀。针刀经皮肤、皮下组织到达距骨骨面，调转刀口线90°，使针刀的弧形面与距骨骨面相吻合，贴骨面向前下铲剥2刀，范围0.5cm，然后分别向内、向后外作扇形铲剥，范围不超过0.5cm。

②第2支针刀松解内侧舟楔关节囊、内侧骰舟背侧韧带起点处的粘连瘢痕　使用专用弧形针刀，摸清楚内侧舟楔关节间隙，在内侧舟楔关节间隙进针刀，刀口线与下肢纵轴平行，针刀体与皮肤呈90°角，按照四步进针规程进针刀，针刀经皮肤、皮下组织到达舟骨骨面，调转刀口线90°，使弧形面与舟骨面相吻合，在骨面上向舟楔关节间隙铲剥2刀，范围不超过0.5cm。

③第3支针刀松解中间舟楔关节囊，中侧骰舟背侧韧带起点处的粘连瘢痕　使用专用弧形针刀，摸清楚内侧舟楔关节间隙，在第2支针刀外侧0.5～1cm进针刀，刀口线与下肢纵轴平行，针刀体与皮肤呈90°角，按照四步进针规程进针刀，针刀经皮肤、皮下组织到达舟骨骨面，调转刀口线90°，使弧形面与舟骨面相吻合，在骨面上向舟楔关节间隙铲剥2刀，范围不超过0.5cm。

④第4支针刀松解外侧舟楔关节囊，外侧骰舟背侧韧带起点处的粘连瘢痕　使用专用弧形针刀，摸清楚内侧舟楔关节间隙，在第3支针刀外侧0.5～1cm进针刀，刀口线与下肢纵轴平行，针刀体与皮肤呈90°角，按照四步进针规程进针刀，针刀经皮肤、皮下组织到达舟骨骨面，调转刀口线90°，使弧形面与舟骨面相吻合，在骨面上向舟楔关节间隙铲剥2刀，范围不超过0.5cm。

⑤第5支针刀松解第一跗跖关节足底韧带及第一跗跖关节囊的粘连瘢痕　使用专用弧形针刀，摸清楚内侧舟楔关节间隙，从第一跗跖关节内侧进针刀，刀口线与足纵轴平行，针刀体与皮肤呈90°角，按照四步进针规程进针刀，针刀经皮肤、皮下组织到达第一跗跖关节距骨头，调转刀口线90°，使弧形面与距骨头骨面相吻合，在骨面上向第一跗跖关节间隙铲剥2刀，范围不超过0.5cm。

⑥第6支针刀松解第一跗跖关节背内侧韧带及第一跗跖关节囊的粘连瘢痕　使用专用弧形针刀，摸清楚第一跗跖关节间隙，从第一跗跖关节背内侧进针刀，刀口线与足纵轴平行，针刀体与皮肤呈90°角，按照四步进针规程进针刀，针刀经皮肤、皮下组织到达第一跗跖关节距骨头，调转刀口线90°，使弧形面与距骨头骨面相吻合，在骨面上向第一跗跖关节间隙铲剥2刀，范围不超过0.5cm。

⑦第7支针刀松解第一跗跖关节背外侧韧带及第一跗跖关节囊的粘连瘢痕　使用专用弧形针刀，摸清楚第一跗跖关节间隙，从第一跗跖关节背外侧进针刀，刀口线与足纵轴平行，针刀体与皮肤呈90°角，按照四步进针规程进针刀，针刀经皮肤、皮下组织到达第一跗跖关节距骨头，调转刀口线90°，使弧形面与距骨头骨面相吻合，在骨面上向第一跗跖关节间隙铲剥2刀，范围不超过0.5cm。

十一、针刀松解踝关节外侧关节囊、相关韧带及周围的粘连瘢痕

（1）体位　仰卧位，踝关节中立位。

（2）体表定位　踝关节外侧。

（3）消毒　在施术部位，用碘伏消毒2遍，然后铺无菌洞巾，使治疗点正对洞巾中间。

（4）麻醉　1%利多卡因局部麻醉。

（5）刀具　使用弧形针刀。

（6）针刀操作（图7-21，图7-22）

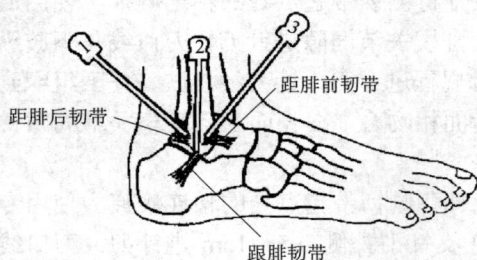

図7-21　针刀松解踝关节外侧关节囊示意图　　　図7-22　针刀松解外踝周围韧带示意图

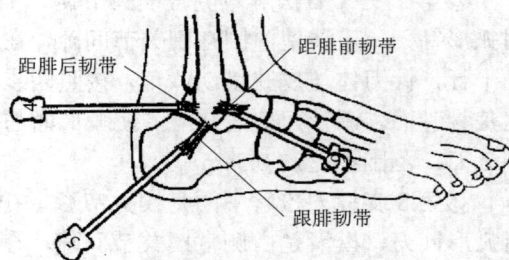

①第1支针刀松解踝关节后侧关节囊、距腓后韧带起点的粘连瘢痕　在外踝尖后上方1cm处定位。使用专用弧形针刀，刀口线与足纵轴平行，针刀体与皮肤呈90°角，按四步进针规程进针刀。针刀经皮肤、皮下组织到达外踝后侧腓骨骨面，调转刀口线90°，使针刀的弧形面与外踝后缘骨面相吻合，贴骨面向后下铲剥2刀，当刀下有落空感时停止，然后分别向上、向下作扇形铲剥，范围不超过0.5cm。

②第2支针刀松解踝关节外侧关节囊、跟腓韧带起点的粘连瘢痕　在外踝尖定位。

使用专用弧形针刀，刀口线与足纵轴平行，针刀体与皮肤呈 90°角，按四步进针规程进针刀。针刀经皮肤、皮下组织到达外踝尖骨面，调转刀口线 90°，使针刀的弧形面与外踝尖骨面相吻合，贴骨面向后下铲剥 2 刀，当刀下有落空感时停止，然后分别向前、向后外作扇形铲剥，范围不超过 0.5cm。

③第 3 支针刀松解踝关节前侧关节囊、距腓前韧带起点的粘连瘢痕　在外踝尖前上方 1cm 处定位。使用专用弧形针刀，刀口线与足纵轴平行，针刀体与皮肤呈 90°角，按四步进针规程进针刀。针刀经皮肤、皮下组织到达外踝前侧腓骨骨面，调转刀口线 90°，使针刀的弧形面与外踝前缘骨面相吻合，贴骨面向前下铲剥 2 刀，当刀下有落空感时停止，然后分别向上、向下作扇形铲剥，范围不超过 0.5cm。

④第 4 支针刀松解距腓后韧带止点的粘连瘢痕　在第 1 支针刀后方 2cm 处定位。使用专用弧形针刀，刀口线与足纵轴平行，针刀体与皮肤呈 90°角，按四步进针规程进针刀。针刀经皮肤、皮下组织到达距骨骨面，调转刀口线 90°，使针刀的弧形面与距骨面相吻合，贴骨面向前下铲剥 2 刀，范围不超过 0.5cm，然后分别向上、向下作扇形铲剥，范围不超过 0.5cm。

⑤第 5 支针刀松解跟腓韧带止点的粘连瘢痕　在外踝尖下后方 2～3cm 处定位。使用专用弧形针刀，刀口线与足纵轴平行，针刀体与皮肤呈 90°角，按四步进针规程进针刀。针刀经皮肤、皮下组织到达外跟骨骨面，调转刀口线 90°，贴骨面向上铲剥 2 刀，然后分别向前、向后外作扇形铲剥，范围不超过 0.5cm。

⑥第 6 支针刀松解距腓前韧带止点的粘连瘢痕　在第 3 支针刀前下方 2～3cm 处定位。使用专用弧形针刀，刀口线与足纵轴平行，针刀体与皮肤呈 90°角，按四步进针规程进针刀。针刀经皮肤、皮下组织到达距骨骨面，调转刀口线 90°，使针刀的弧形面与距骨面相吻合，贴骨面向后铲剥 2 刀，范围不超过 0.5cm，然后分别向内、向外作扇形铲剥，范围不超过 0.5cm。

针刀术毕，先作踝关节对抗牵引 2～3 分钟，然后作踝关节外翻、外旋运动数次。

十二、针刀松解腓骨长肌、腓骨短肌之间的粘连瘢痕

（1）体位　仰卧位。

（2）体表定位　以腓骨为骨性标志选择性定点。

（3）消毒　在施术部位，用碘伏消毒 2 遍，然后铺无菌洞巾，使治疗点正对洞巾中间。

（4）麻醉　1% 利多卡因局部麻醉。

（5）刀具　使用 I 型针刀。

（6）针刀操作

①第 1 支针刀松解腓骨长肌起点处的粘连瘢痕（图 7-23）　在腓骨头外下 3cm 定点，针刀体与皮肤垂直，刀口线与小腿纵轴平行，按照针刀四步进针规程，针刀经皮肤、皮下组织，达腓骨面，纵疏横剥 2～3 刀，范围不超过 1cm。

②第 2 支针刀松解腓骨长、短肌腱的粘连瘢痕（图 7-23）　在外踝后方扪到腓骨长短肌腱硬结处定点，针刀体与皮肤垂直，刀口线与小腿纵轴平行，按照针刀四步进针规程，针刀经皮肤、皮下组织，仔细寻找到腓骨长短肌腱之间的间隙后，纵疏横剥 2～3

刀，范围不超过 1cm。

③第 3 支针刀松解腓骨短肌起点处的粘连瘢痕（图 7-24） 在腓骨中下 1/3 外侧定点，针刀体与皮肤垂直，刀口线与小腿纵轴平行，按照针刀四步进针规程，针刀经皮肤、皮下组织，达腓骨面，纵疏横剥 2～3 刀，范围不超过 1cm。

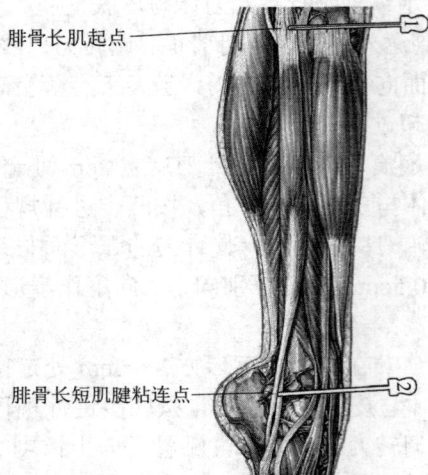

图 7-23　腓骨长、短肌腱粘连瘢痕　　　　图 7-24　腓骨短肌起点处粘连瘢痕
　　　　　针刀松解示意图　　　　　　　　　　　针刀松解示意图

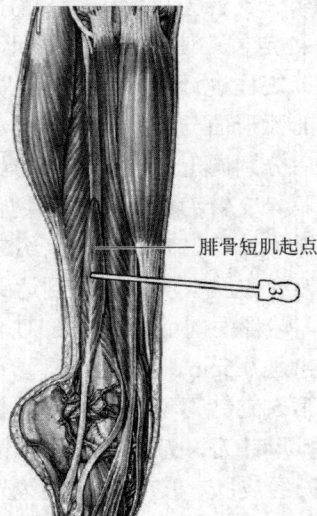

（7）注意事项　第 2 支针刀松解腓骨长短肌腱的粘连瘢痕针刀时，需注意当针刀不同程度刺入皮肤、皮下组织后，针刀刃端向前后摆动，寻找两肌腱的间隙，再进行针刀操作，不能作提插切割刀法，否则可能切断肌腱，引起医疗事故。

针刀术后做踝关节内外翻被动活动。

如合并足姆外翻的患者需增加以下 3 次针刀整体松解。

十三、针刀松解肩关节周围的粘连瘢痕

（1）术式设计　从肩胛骨喙突中点横行向外经肱骨结节间沟，再向后最终到达腋窝皱折上方 5cm 的连线，恰似一个横型 "C" 形，从前到后，"C" 形线上分布有肱二头肌短头起点——喙突点；肩胛下肌止点——小结节点；肱二头肌长头腱结节间沟的骨纤维管道部——肱骨结节间沟点；小圆肌止点——肱骨大结节下面（图 7-25）。

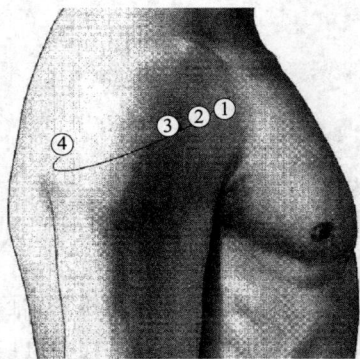

（2）体位　端坐位。

（3）体表定位　喙突点，肱骨小结节点，肱骨结节间沟点，肱骨大结节后面。将选定的治疗点用记号笔标明。

图 7-25　肩关节 "C" 形针刀操作术式示意图

（4）消毒　施术部位用活力碘消毒 2 遍，

然后铺无菌洞巾，使治疗点正对洞巾中间。

（5）麻醉　轻度患者用 1%利多卡因局部浸润麻醉，每个治疗点注药 1ml；中、重度患者由麻醉师操作，在臂丛麻醉下进行。

（6）刀具　Ⅰ型 4 号直形针刀。

（7）针刀操作（图 7-26，图 7-27）

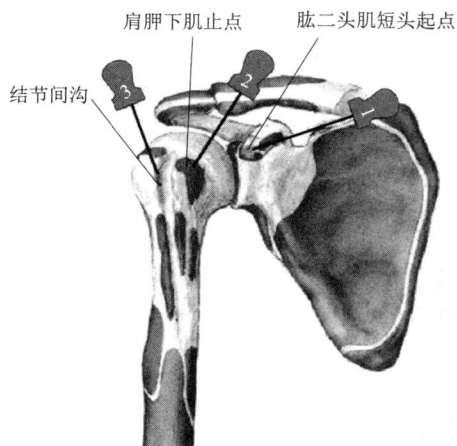

图 7-26　肩关节"C"形针刀松解部位（A）　　图 7-27　肩关节"C"形针刀松解部位（B）

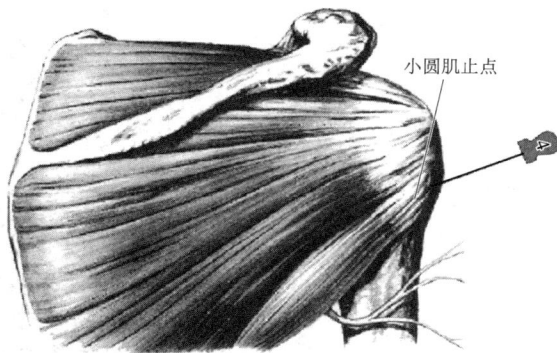

①第 1 支针刀松解肱二头肌短头的起点——喙突顶点的外 1/3　针刀体与皮肤垂直，刀口线与肱骨长轴一致，按针刀四步进针规程进针刀，直达喙突顶点外 1/3 骨面，纵疏横剥 3 刀，范围不超过 0.5cm。

②第 2 支针刀松解肩胛下肌止点——肱骨小结节点　针刀体与皮肤垂直，刀口线与肱骨长轴一致，按针刀四步进针规程进针刀，直达肱骨小结节骨面，纵疏横剥 3 刀。范围不超过 0.5cm。

③第 3 支针刀松解肱二头肌长头在结节间沟处的粘连　针刀体与皮肤垂直，刀口线与肱骨长轴一致，按针刀四步进针规程进针刀，直达肱骨结节间沟前面的骨面，先用提插刀法提插松解 3 刀，切开肱横韧带，然后顺结节间沟前壁，向后做弧形铲剥 3 刀。

④第 4 支针刀松解小圆肌止点——肱骨大结节后下方　针刀体与皮肤垂直，刀口线与肱骨长轴一致，按针刀四步进针规程进针刀，达肱骨大结节后下方的小圆肌止点，用提插刀法提插松解 3 刀。

术毕，拔出针刀，局部压迫止血 3 分钟后，创可贴覆盖针眼。

（8）注意事项

①麻醉选择　除轻度患者（肩关节功能无明显障碍的患者）外，中、重度患者需在臂丛神经阻滞麻醉下做针刀松解，一是针刀松解较彻底，二是针刀术后手法很容易松解残余的粘连和瘢痕。如果在局部麻醉下进行松解和手法，尤其是强行手法松解粘连，容易引起骨折和肩关节脱位。

②喙突处松解　喙突顶点范围只有 0.8cm 左右，但却有 5 个肌肉、韧带的起止点，针刀对肩周炎的喙突松解部位位于喙突的外 1/3 处，以松解到肱二头肌短头的起点。如果在中 1/3 或者内 1/3 松解，则难以起效，还可能引起其他组织的损伤。

③防止头静脉损伤　头静脉起于手背静脉网的桡侧，沿前臂桡侧、上行至肘窝，在肱二头肌外侧沟内继续上行，经过三角肌胸大肌间沟，再穿锁胸筋膜汇入腋静脉或者锁骨下静脉。在做肱骨小结节处肩胛下肌止点松解及肱骨结节间沟处肱二头肌长头起点松解时，表面是头静脉的走行路线。预防头静脉损伤的方法是先摸清楚三角肌胸大肌间沟，旁开 0.5cm 进针刀，严格按照针刀四步进针规程进针刀，即可避免损伤头静脉（图 7-28）。

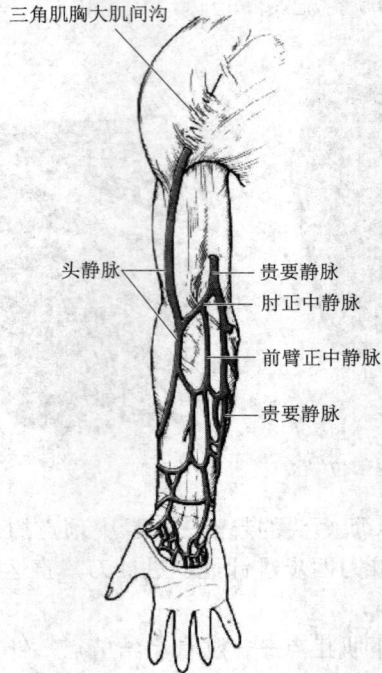

图 7-28　头静脉走行方向示意图

十四、针刀松解肘关节周围浅层的粘连瘢痕

（1）体位　仰卧位，肩关节外展 90°，前臂旋后位。

（2）体表定位　肱骨内外上髁及附近（图 7-29）。

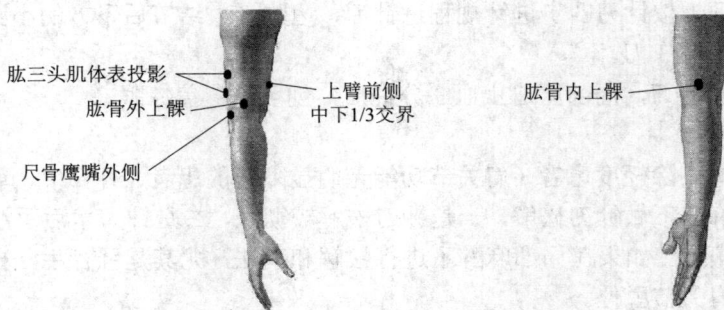

图 7-29　体表定位示意图

（3）消毒　在施术部位，用碘伏消毒 2 遍，然后铺无菌洞巾，使治疗点正对洞巾

中间。

（4）麻醉　1%利多卡因局部麻醉。

（5）刀具　使用Ⅰ型针刀。

（6）针刀操作（图7-30）

①第1支针刀松解肘关节外侧高拉力点　在肱骨外上髁定点，刀口线与前臂纵轴平行，针刀体与皮肤呈90°角，按针刀四步进针规程，从定位处刺入，针刀经皮肤、皮下组织，达肱骨外上髁骨面，在骨面上铲剥2刀，范围不超过0.5cm，以松解伸指伸腕肌起点的粘连和瘢痕。然后退针刀至外侧髁顶点，贴骨面沿外上髁远后侧行进，刀下有韧性感时，即到达肘肌起点，在骨面上铲剥2刀，范围不超过0.5cm。

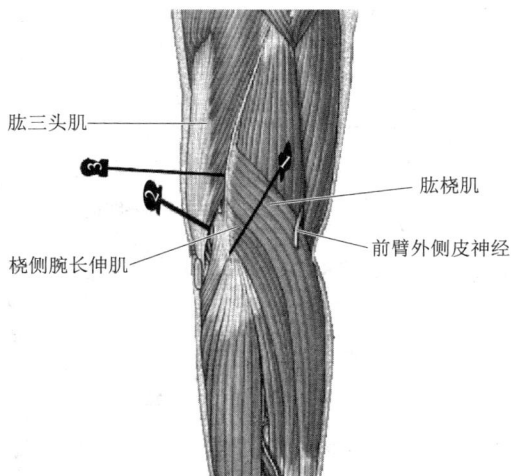

图7-30　针刀松解肘关节内外侧浅层粘连瘢痕示意图

②第2支针刀松解屈指屈腕肌起点及尺侧副韧带起点　在肱骨内上髁定点，刀口线与前臂纵轴平行，针刀体与皮肤呈90°角，按针刀四步进针规程，从定位处刺入，针刀经皮肤、皮下组织，达肱骨内上髁骨面，在骨面上铲剥2刀，范围不超过0.5cm，以松解屈指屈腕肌起点的粘连和瘢痕。然后贴骨面向后下，刀下有韧性感时，即到尺侧副韧带起点后侧起点，在骨面上铲剥2刀，范围不超过0.5cm，再退针刀至尺骨内侧髁顶点。然后贴骨面沿内上髁远端行进，刀下有韧性感时，即到尺侧副韧带起点前侧起点，在骨面上铲剥2刀，范围不超过0.5cm。

③第3支针刀松解肱桡肌止点的粘连瘢痕　在肱骨外上髁顶点近端2~3cm定点，刀口线与前臂纵轴平行，针刀体与皮肤呈90°角，按针刀四步进针规程，从定位处刺入，针刀经皮肤、皮下组织，达肱骨外侧髁上嵴骨面，在骨面上先纵疏横剥2刀，范围不超过1cm，然后调转刀口线90°，向前铲剥2~3刀，范围不超过0.5cm。

十五、针刀松解肘关节外侧深层的粘连瘢痕

（1）体位　坐位，患肢肩关节前屈外展，置于手术台上。

（2）体表定位　肘关节前后间隙。

（3）消毒　在施术部位，用碘伏消毒2遍，然后铺无菌洞巾，使治疗点正对洞巾中间。

（4）麻醉　1%利多卡因局部麻醉。

（5）刀具　使用Ⅰ型针刀。

（6）针刀操作（图7-31，图7-32）

①第1支针刀松解桡侧副韧带起点及肘关节外侧关节囊的粘连瘢痕　肱骨外上髁尖定点，刀口线与前臂纵轴平行，针刀体与皮肤呈90°角，按针刀四步进针规程，从定位处刺入，针刀经皮肤、皮下组织，直达骨面，贴肱骨外上髁骨面向下进针刀，当针刀有韧性感时，即到达桡侧副韧带起点和腕关节外侧关节囊，在此铲剥2刀，范围不超过

0.5cm。

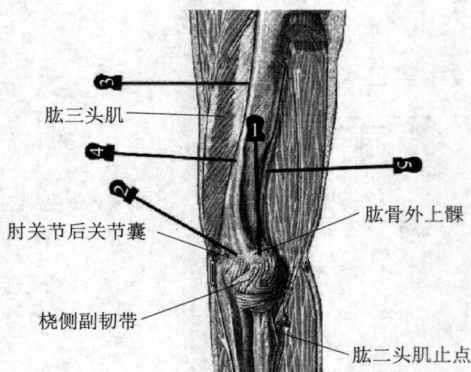

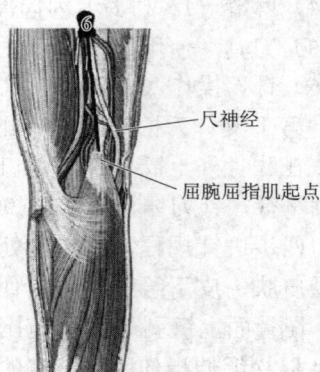

图7-31　针刀松解肘关节外侧深层粘连瘢痕示意图　图7-32　针刀松解肘关节内侧高张力点示意图

②第2支针刀松解肘关节后侧关节囊的粘连瘢痕　在第1支针刀内下1cm定点，刀口线与前臂纵轴平行，针刀体与皮肤呈90°角，按针刀四步进针规程，从定位处刺入，针刀经皮肤、皮下组织，直达肱骨外髁后侧骨面，贴骨面向下进针刀，当针刀有韧性感时，即到达肘关节后侧关节囊，在此铲剥2刀，范围不超过0.5cm。

③第3支针刀松解肱三头肌内侧头上部的粘连瘢痕　上臂后侧正中中下1/3交界处定点，刀口线与上臂纵轴平行，针刀体与皮肤呈90°角，按针刀四步进针规程，从定位处刺入，针刀经皮肤、皮下组织，达肱骨后侧骨面，在骨面上先纵疏横剥2刀，范围不超过1cm，然后调转刀口线90°，向上铲剥2～3刀，范围不超过0.5cm。

④第4支针刀松解肱三头肌内侧头下部的粘连瘢痕　第3支针刀远端2cm定点，刀口线与上臂纵轴平行，针刀体与皮肤呈90°角，按针刀四步进针规程，从定位处刺入，针刀经皮肤、皮下组织，达肱骨后侧骨面，在骨面上先纵疏横剥2刀，范围不超过1cm，然后调转刀口线90°，向上铲剥2～3刀，范围不超过0.5cm。

⑤第5支针刀松解肱肌起点　在上臂前侧中下1/3交界处定点，刀口线与上臂纵轴平行，针刀体与皮肤呈90°角，按针刀四步进针规程，从定位处刺入，针刀经皮肤、皮下组织，达肱骨下段骨面，在骨面上纵疏横剥2刀，范围不超过1cm。

⑥第6支针刀松解肘关节内侧高张力点　在肱骨内上髁定点，刀口线与前臂纵轴平行，针刀体与皮肤呈90°角，按针刀四步进针规程，从定位处刺入，针刀经皮肤、皮下组织，达肱骨内上髁骨面，在骨面上铲剥2刀，范围不超过0.5cm，以松解屈指屈腕肌起点的粘连和瘢痕。然后贴骨面向后下，刀下有韧性感时，即到达尺侧副韧带起点后侧起点，在骨面上铲剥2刀，范围不超过0.5cm，再退针刀至尺骨内侧髁顶点。然后贴骨面沿内上髁远端行进，刀下有韧性感时，即到达尺侧副韧带起点前侧起点，在骨面上铲剥2刀，范围不超过0.5cm。

（7）注意事项

①对畸形严重、粘连瘢痕面积大、范围宽的患者，可隔3～7日再作针刀松解，只是进针刀点不能在同一位置，应与上次进针刀点间隔0.5～1cm，松解方法与第1、2次针刀松解方法相同。

②避免损伤尺神经：尺神经发自臂丛内侧束，出腋窝后在肱动脉内侧下行，至三角肌止点处穿过内侧肌间隔至臂后区内侧，下行至肱骨内上髁后方的尺神经沟，在此处，尺神经的位置表浅，隔皮肤能够触摸到。再向下经过尺侧腕屈肌起点至前臂前内侧。尺神经的体表投影：胸大肌下缘肱动脉起始端搏动点至肱骨内上髁后方与鹰嘴之间，向下由肱骨内上髁后方经前臂尺侧至豌豆骨外侧缘的连线。针刀刀体宽 0.8mm，只要刀口线与神经走行方向一致，针刀在肱骨内上髁骨面上操作，就不会损伤尺神经，所以，针刀在肘关节内侧的操作是非常安全的（图7-33）。

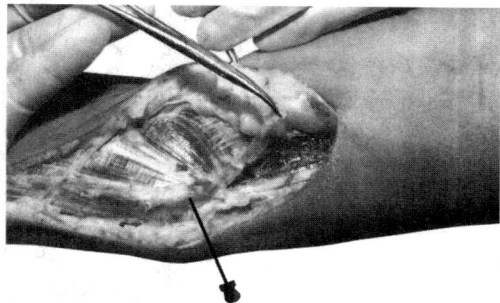

图 7-33　针刀松解示意图

针刀术后患者坐位，一助手固定上臂，术者一手握前臂上段，一手掌顶在肘关节内侧，做肘关节内收活动数次，在屈肘关节内收到达最大限度时，再做一次针刀手法学的弹拨手法，术后用石膏将肘关节固定在手法搬动后的最大内收位置 6 小时，然后松开石膏，做主动肘关节屈伸功能锻炼。

十六、针刀松解腕掌侧韧带及筋膜

（1）体位　坐位，手放在手术台上，掌心向上。

（2）体表定位　先标记尺、桡动脉走行路线，在腕关节掌侧各定位点定位。

（3）消毒　施术部位用活力碘消毒 2 遍，然后铺无菌洞巾，使治疗点正对洞巾中间。

（4）麻醉　用 1%利多卡因局部麻醉。

（5）刀具　使用Ⅰ型针刀。

（6）针刀操作（图7-34）

①第 1 支针刀松解腕横韧带近端尺侧的粘连瘢痕点　在腕远横纹尺动脉内侧 0.5cm 定点。刀口线与前臂纵轴平行，针刀体与皮肤呈 90°角，按针刀四步进针规程，从定位处刺入，刀下有韧性感时，即到达腕横韧带近端尺侧的粘连瘢痕点，提插刀法松解 2～3 刀，提插深度为刀下有落空感。距离约为 0.5cm。

②第 2 支针刀松解前臂掌尺侧筋膜远端的粘连瘢痕　在第 1 支针刀上方 1cm 定位，刀口线与前臂纵轴平行，针刀体与皮肤呈 90°角，按针刀四步进针规程，从定位处刺入，刀下有韧性感时，即到达前臂掌侧筋膜的粘连瘢痕，进针刀 1mm，纵疏横剥 2～3 刀，范围不超过 0.5cm。

③第 3 支针刀松解腕横韧带近端桡侧的粘连瘢痕点　在腕远横纹桡动脉外侧 0.5cm 定点。刀口线与前臂纵轴平行，针刀体与皮肤呈 90°角，按针刀四步进针规程，从定位处刺入，刀下有韧性感时，即到达腕横韧带近端桡侧的粘连瘢痕点，提插刀法松解 2～3 刀，提插深度为刀下有落空感。距离约为 0.5cm。

④第 4 支针刀松解前臂掌桡侧筋膜远端的粘连瘢痕　在第 4 支针刀上方 1cm 定位，刀口线与前臂纵轴平行，针刀体与皮肤呈 90°角，按针刀四步进针规程，从定位处刺入，刀下有韧性感时，即到达前臂掌侧筋膜的粘连瘢痕，进针刀 1mm，纵疏横剥 2～3 刀，

范围不超过 0.5cm。

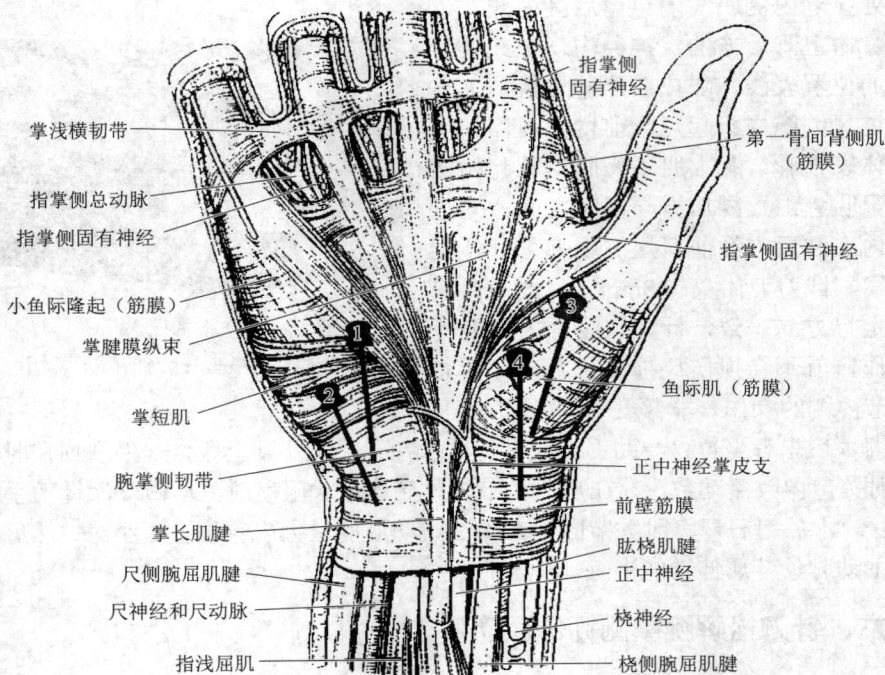

图 7-34　腕关节前侧浅层软组织的粘连针刀松解示意图

十七、针刀松解腕关节背侧韧带和筋膜的粘连瘢痕

（1）体位　坐位，手放在手术台上，掌心向下。

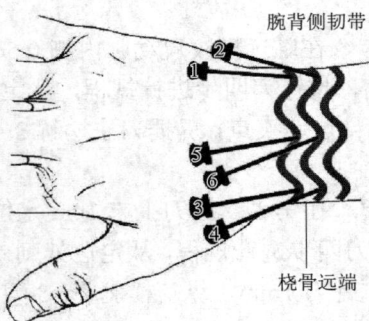

图 7-35　腕关节后侧浅层软组织的
粘连瘢痕针刀松解示意图

（2）体表定位　在腕关节背侧各定位点定位。

（3）消毒　施术部位用活力碘消毒 2 遍，然后铺无菌洞巾，使治疗点正对洞巾中间。

（4）麻醉　用 1%利多卡因局部麻醉。

（5）刀具　使用 I 型针刀。

（6）针刀操作（图 7-35）

①第 1 支针刀松解腕背侧韧带尺侧远端的粘连瘢痕点　在相当于掌侧腕远横纹平面的钩骨背面定位。刀口线与前臂纵轴平行，针刀体与皮肤呈 90°角，按针刀四步进针规程，从定位处刺入，刀下有韧性感时，即到达腕横韧带近端尺侧的粘连瘢痕点，提插刀法松解 2～3 刀，提插深度为刀下有落空感。距离约为 0.5cm。

②第 2 支针刀松解腕背侧韧带尺侧中部的粘连瘢痕点　在第 1 支针刀上方 0.5cm 定位，刀口线与前臂纵轴平行，针刀体与皮肤呈 90°角，按针刀四步进针规程，从定位处刺入，刀下有韧性感时，即到达腕背侧韧带的粘连瘢痕，进针刀 1mm，纵疏横剥 2～3 刀，范围不超过 0.5cm。

③第3支针刀松解腕背侧韧带桡侧远端的粘连瘢痕点 在相当于掌侧腕远横纹平面的桡骨茎突背面定位，刀口线与前臂纵轴平行，针刀体与皮肤呈90°角，按针刀四步进针规程，从定位处刺入，刀下有韧性感时，即到达腕背侧韧带远端桡侧的粘连瘢痕点，提插刀法松解2～3刀，深度到骨面。

④第4支针刀松解腕背侧韧带桡侧中部的粘连瘢痕点 在第3支针刀上方0.5cm定位，刀口线与前臂纵轴平行，针刀体与皮肤呈90°角，按针刀四步进针规程，从定位处刺入，刀下有韧性感时，即到达腕背侧韧带中部桡侧的粘连瘢痕点，提插刀法松解2～3刀，深度到骨面。

⑤第5支针刀松解腕背侧韧带正中远端的粘连瘢痕点 在相当于腕背横纹正中定位，刀口线与前臂纵轴平行，针刀体与皮肤呈90°角，按针刀四步进针规程，从定位处刺入，刀下有韧性感时，即到达腕背侧韧带正中远端的粘连瘢痕点，提插刀法松解2～3刀，深度到骨面。

⑥第6支针刀松解腕背侧韧带正中中部的粘连瘢痕点 在第5支针刀上方0.5cm定位，刀口线与前臂纵轴平行，针刀体与皮肤呈90°角，按针刀四步进针规程，从定位处刺入，刀下有韧性感时，即到达腕背侧韧带正中中部的粘连瘢痕点，提插刀法松解2～3刀，深度到骨面。

十八、手术瘢痕的针刀松解治疗

对踝足部畸形已经作了开放性手术的患儿首先松解开放性手术切口瘢痕。以踝关节前外侧手术瘢痕为例加以描述。

（1）体位 仰卧位，踝关节中立位。

（2）体表定位 踝关节前外侧，分别距瘢痕0.5cm定点（图7-36）。

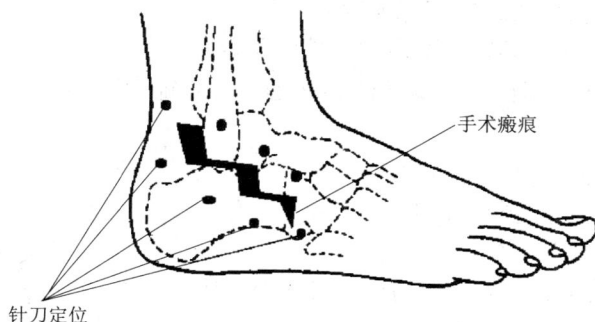

图7-36 踝关节前外侧手术瘢痕针刀定位示意图

（3）消毒 在施术部位，用碘伏消毒2遍，然后铺无菌洞巾，使治疗点正对洞巾中间。

（4）麻醉 1%利多卡因局部麻醉。

（5）刀具 使用Ⅰ型针刀。

（6）针刀操作（图7-37）

①第1支针刀松解瘢痕后侧顶端粘连点 使用Ⅰ型针刀，刀口线与瘢痕纵轴方向一致，针刀体与瘢痕呈45°角，按照四步进针规程进针刀，针刀刺入表皮后，沿瘢痕纵轴

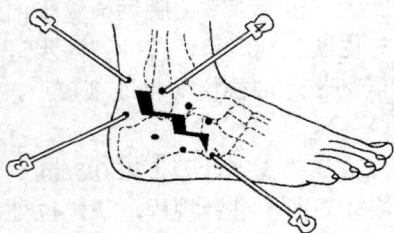

图 7-37 踝关节瘢痕针刀松解示意图

方向进针刀，用提插刀法切开瘢痕真皮层，达到瘢痕中央。

②第 2 支针刀松解瘢痕另一端粘连点　针刀操作参照第 1 支针刀松解方法，到瘢痕中央与第 1 支针刀相接。

③第 3 支针刀松解瘢痕后下份粘连点　刀口线与瘢痕纵轴方向一致，针刀体与瘢痕呈 45°角，按照四步进针规程进针刀，针刀刺入表皮后，向瘢痕方向进针刀，用提插刀法切开瘢痕真皮层，准备与第 4 支针刀相接。

④第 4 支针刀松解瘢痕近侧粘连点　针刀操作参照第 3 支针刀松解方法，到瘢痕中央与第 3 支针刀相接。

（7）注意事项

①针刀松解时，注意保护表皮层，不可刺开表皮。

②根据瘢痕长短及瘢痕的轻重程度，相距 5~7 日后做第 2 次松解术。第 2 次松解重复第 1 次的操作，只是松解的位置不一样。在瘢痕松解手术间歇期可同时进行其他深层软组织粘连瘢痕的针刀松解。

针刀术后，医生一手握患者足背前部，另一手置于足跟部，作踝关节跖屈内旋活动数次。

对合并肘关节畸形的患者需增加以下两次针刀整体松解术。

十九、针刀松解第一跖趾关节的粘连瘢痕

若有足跗外翻者，则行第一跖趾关节内侧、外侧和背侧的针刀松解治疗。

（1）体位　仰卧位，踝关节中立位。

（2）体表定位　第一跖趾关节内侧、外侧及背侧。

（3）消毒　在施术部位，用碘伏消毒 2 遍，然后铺无菌洞巾，使治疗点正对洞巾中间。

（4）麻醉　1%利多卡因局部麻醉。

（5）刀具　使用专用弧形针刀。

（6）针刀操作（图 7-38）

①第 1 支针刀松解跖趾关节关节囊跖骨头内侧附着处的粘连瘢痕　在第一跖趾关节跖骨头内侧定位。使用专用弧形针刀，刀口线与足趾纵轴方向一致，针刀体与皮肤呈 90°角，按四步进针规程，从定位处刺入，向下直刺到第一跖骨头，然后调转刀口线 90°，针刀体向跖骨侧倾斜 60°，沿跖骨头弧度，向关节方向铲剥 2~3 刀，范围不超过 0.5cm。

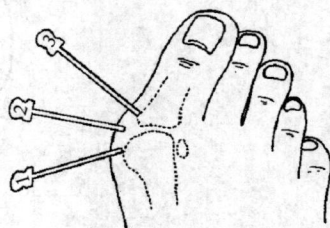

图 7-38　针刀松解第一跖趾关节内侧的粘连瘢痕示意图

②第 2 支针刀松解跖趾关节内侧关节囊行经线路的粘连瘢痕　在第一跖趾关节间隙内侧定位。使用 I 型 4 号针刀，刀口线与足趾纵轴方向一致，针刀体与皮肤呈 90°角，按四步进针规程，从定位处刺入，针刀经皮肤、皮下组织，刀下有韧性感时，即达到增

厚的跖趾关节关节囊，继续进针刀 1mm，提插刀法切割 2～3 刀，然后再行纵疏横剥 2～3 刀，范围不超过 0.5cm。

③第 3 支针刀松解跖趾关节关节囊趾骨头内侧附着处的粘连瘢痕　在第一跖趾关节趾骨底内侧定位。使用专用弧形针刀，刀口线与足趾纵轴方向一致，针刀体与皮肤呈 90°角，按针刀四步进针规程，从定位处刺入，向下直刺到第一趾骨底，然后调转刀口线 90°，针刀体向趾骨侧倾斜 60°，沿趾骨底弧度，向关节方向铲剥 2～3 刀，范围不超过 0.5cm。

④第 4 支针刀松解跖趾关节关节囊距骨头外侧附着处的粘连瘢痕（图 7-39）　在第一跖趾关节距骨头外侧定位。使用专用弧形针刀，刀口线与足趾纵轴方向一致，针刀体与皮肤呈 90°角，按针刀四步进针规程，从定位处刺入，向下直刺到第一跖骨头，然后调转刀口线 90°，针刀体向跖骨侧倾斜 60°，沿跖骨头弧度，向关节方向铲剥 2～3 刀，范围不超过 0.5cm。

⑤第 5 支针刀松解跖趾关节关节囊趾骨头外侧附着处的粘连瘢痕（图 7-39）　在第一跖趾关节趾骨底外侧定位。使用专用弧形针刀，刀口线与足趾纵轴方向一致，针刀体与皮肤呈 90°角，按针刀四步进针规程，从定位处刺入，向下直刺到第一趾骨底，然后调转刀口线 90°，针刀体向趾骨侧倾斜 60°，沿趾骨底弧度，向关节方向铲剥 2～3 刀，范围 0.5cm。

⑥第 6 支针刀松解跗收肌附着处的粘连瘢痕（图 7-39）　在第 1 支针刀远端 0.5cm 定位，使用 I 型 4 号针刀，刀口线与足趾纵轴方向一致，针刀体与皮肤呈 90°角，按针刀四步进针规程，从定位处刺入，针刀经皮肤，皮下组织，刀下有韧性感时，即达到跗收肌附着处，应用提插刀法切割 2～3 刀，刀下有落空感时停止。然后再行纵疏横剥 2～3 刀，范围不超过 0.5cm。

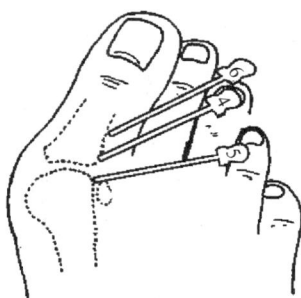

⑦第 7 支针刀松解跖趾关节关节囊距骨头背内侧附着处的粘连瘢痕（图 7-40）　在第一跖趾关节距骨头背内侧定位。使用专用弧形针刀，刀口线与足趾纵轴方向一致，针刀体与皮肤呈 90°角，按针刀四步进针规程，从定位处刺入，向下直刺到第一跖骨头背内侧，然后调转刀口线 90°，针刀体向跖骨侧倾斜 60°，沿跖骨头弧度，向关节方向铲剥 2～3 刀，范围 0.5cm。

图 7-39　针刀松解第一跖趾关节外侧的粘连瘢痕示意图

⑧第 8 支针刀松解跖趾关节关节囊距骨头背侧中部附着处的粘连瘢痕（图 7-40）　在第一跖趾关节距骨头背侧中部定位。使用专用弧形针刀，刀口线与足趾纵轴方向一致，针刀体与皮肤呈 90°角，按针刀四步进针规程，从定位处刺入，向下直刺到第一跖骨头背侧中部，然后调转刀口线 90°，针刀体向跖骨侧倾斜 60°，沿跖骨头弧度，向关节方向铲剥 2～3 刀，范围 0.5cm。

⑨第 9 支针刀松解跖趾关节关节囊距骨头背外侧附着处的粘连瘢痕（图 7-40）　在第一跖趾关节距骨头背外侧定位。使用专用弧形针刀，刀口线与足趾纵轴方向一致，针刀体与皮肤呈 90°角，按针刀四步进针规程，从定位处刺入，向下直刺到第一跖骨头背外侧，然后调转刀口线 90°，针刀体向跖骨侧倾斜 60°，沿跖骨头弧度，向关节方向铲

剥 2～3 刀，范围 0.5cm。

⑩第 10 支针刀松解跖趾关节背侧关节囊行经线路的粘连瘢痕（图 7-40） 在第一跖趾关节背侧间隙定位，使用 I 型 4 号针刀，刀口线与足趾纵轴方向一致，针刀体与皮肤呈 90°角，按针刀四步进针规程，从定位处刺入，针刀经皮肤，皮下组织，刀下有韧性感时，即达到增厚的跖趾关节关节囊，继续进针刀 1mm，提插刀法切割 2～3 刀，然后再行纵疏横剥 2～3 刀，范围不超过 0.5cm。

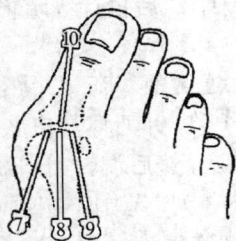

图 7-40　针刀松解第一跖趾关节背侧的
粘连瘢痕示意图

针刀术毕，先作跖趾关节对抗牵引 1 分钟，术者右手拇指顶在第一跖趾关节间隙内侧，左手握蹞趾向内摆动数次，蹞外翻畸形即可基本矫正。术后根据畸形程度，对畸形较重的患者，手法术后，在第一跖趾关节内侧用小夹板固定 48～72 小时，如畸形较轻，手法术后不需要外固定。

第八章

痉挛性脑瘫针刀术后康复治疗与护理

第一节　痉挛性脑瘫针刀术后康复治疗

康复治疗是由医护人员和康复师或者家长来共同进行。从各方面给予患儿幸福感及家庭社会的温暖，不歧视，也不过分地溺宠，对待患儿的任性、固执、急躁、以自我为中心等缺点，一定要耐心地开导，及时纠正患儿的不良心态，决不姑息迁就。脑瘫患儿多伴智力、言语障碍，有时不配合康复治疗。后期康复锻炼也是关键环节，如何引导患儿行动，功能训练，校正某种行为，消除其依赖心理，往往需要千万次反复训练和说服诱导。这就需要护医人员和家长对患儿要有同情心，责任心，热心和毅力。

一、目的

针刀整体松解术后康复治疗的目的是调节人体的弓弦力学系统的力平衡，促进局部血液循环，加速局部的新陈代谢，进一步解除肌肉痉挛、平衡肌力、调整肢体负重力线，让人体能够按照自身的生理需要重建新的力学平衡，以防止术后复发，提高治疗效果。

二、原则

痉挛性脑瘫针刀术后48～72小时可选用下列方法进行康复治疗。

三、方法

1. 毫针法

处方一：调节脊柱弓弦力学系统，取印堂、神庭、百会、风府、大椎、身柱、神道、至阳、筋缩、中枢、命门、腰阳关、中脘、气海以及华佗夹脊穴。

操作：患者取仰卧或者俯卧位。选用28～30号，长25～40mm的毫针，局部常规消毒后行针刺治疗。督脉经穴与夹脊穴均斜刺（针尖与皮肤方向成45°角进针，针尖指向脊柱方向，最终针尖要抵住脊柱以确保安全）。得气后，平补平泻手法。判断是否留针要根据年龄和患儿自己的控制程度，若患儿可以配合可留针10分钟即可出针。15次为1疗程，疗程之间间隔2日。

处方二：调节上肢弓弦力学系统，取中府、肩髃、曲池、手三里、外关、阳溪、阳池、合谷、少海、内关、鱼际。

操作：患者取卧位。选用 28～30 号，长 25～40mm 的毫针，酒精局部消毒后行针刺治疗。得气后，痉挛部位的穴位用平补平泻手法，痉挛肌的拮抗肌部位用补法。判断是否留针要根据年龄和患儿自己的控制程度，若患儿可以配合可留针 10 分钟即可出针。15 次为 1 疗程，疗程之间间隔 2 日。

处方三：调节下肢弓弦力学系统，取阳陵泉、解溪、昆仑、承扶、承山、委中、犊鼻、太冲、髀关、伏兔、足三里、承山、飞扬、血海、涌泉。

操作：患者取卧位。选用 28～30 号，长 25～40mm 的毫针，局部常规消毒后行针刺治疗。得气后，痉挛部位的穴位用平补平泻手法，痉挛肌的拮抗肌部位用补法。判断是否留针要根据年龄和患儿自己的控制程度，若患儿可以配合可留针 10 分钟即可出针。15 次为 1 疗程，疗程之间间隔 2 日。

处方四：哑门、大椎、百会、风池醒脑开窍，肾俞可培元补肾，足三里可调理脾胃，委中、悬中、昆仑、申脉、肩髃、曲池、手三里、外关等穴均为阳经之穴，可疏通经络。

操作：患者取卧位。选用 28～30 号，长 25～50mm 的毫针，局部常规消毒后行针刺治疗。快速进针，不留针。得气后，痉挛部位的穴位用平补平泻手法，痉挛肌的拮抗肌部位用补法。15 次为 1 疗程，疗程之间间隔 2 日。

处方五：针刺主穴：①肾俞、风府、百会；②太溪、命门、大椎、人中。配穴上肢为：曲池、外关、合谷、中渚等；下肢为：风市、伏兔、血海、足三里、三阴交、太冲等。

操作：主穴交替使用，患者取卧位。选用 28～30 号，长 25～50mm 的毫针，局部常规消毒后行针刺治疗。快速进针，不留针。得气后，痉挛部位的穴位用平补平泻手法，痉挛肌的拮抗肌部位用补法。15 次为 1 疗程，疗程之间间隔 2 日。

注意事项：

（1）熟悉经络的行经路线和方位，准确取穴，辨证施治。

（2）痉挛部位不宜强刺激，更不能留针，运针后即可出针。

（3）出现晕针、滞针、弯针、断针等异常情况，一定要沉着冷静地处理。晕针者，马上取针，平卧，给予 50%葡萄糖液口服；滞针者按揉周围肌肉，使其肌肉放松才可缓慢出针；弯针者要看弯针方向，一定要顺着弯曲的方向缓慢出针，不能猛拔针以防折断针体；断针者，嘱患者不要乱动，保持原来位置，残针如还留在体外，快速用手或持针钳拔出，若在皮下，须拍片或者在 C 型臂 X 光机引导下手术取出留在体内针体。

2. 电针法

处方一：肩髃、肩髎、曲池、手三里、合谷。

操作：在上肢部选取痉挛肌的拮抗肌部位的相关穴位，常规消毒后，取直径 0.30mm、长度 1.5 寸的一次性无菌针灸针，常规针刺，捻转得气后，常规接通 G6805-Ⅱ型治疗仪，连续波，频率 120 次/分，强度适中，留针 20 分钟。每日 1 次，6 次为 1 疗程。

处方二：阳陵泉、解溪、昆仑、太冲、髀关、伏兔、足三里、血海。

操作：在下肢部选取痉挛肌的拮抗肌部位的相关穴位，常规消毒后，取直径 0.30mm、长度 1.5 寸的一次性无菌针灸针，常规针刺，捻转得气后，常规接通 202H 韩氏电针仪，疏密波，频率 2～15Hz，强度以患者能耐受为度。每日 1 次，6 次为 1 疗程。

3. 穴位注射法

处方一：麝香注射液或者约维生素 B_1 注射液。选大椎、百会、涌泉。每穴注入 0.5～

1.0ml，隔日 1 次。有改善微循环、营养神经的作用。

处方二：选大椎、足三里、阳陵泉、曲池、合谷，用 10%葡萄糖注射液 5ml 加维生素 B_{12} 注射液 1.0ml，每次每穴注入 0.5～1.0ml，隔日 1 次。

4. 推拿疗法 在祖国医学中，推拿按摩有着非常悠久的历史，是简易而有效的治疗手段。小儿脑性瘫痪与其发病机制不同，因此小儿脑性瘫痪的按摩手法也较传统手法特殊，根据弓弦力学系统的有关知识来进行患儿特定的部位进行推拿按摩治疗，是中医推拿按摩与针刀医学的结合，该法既应用了中医推拿按摩的基本手法，又结合了针刀医学康复理论中的对患儿畸形或功能丧失部位进行功能恢复或矫正畸形的认识。

（1）推拿的作用机制 中医认为推拿按摩具有调节阴阳，疏通经络，活血化瘀等作用。而用针刀医学来解释，可以说促进血液循环，缓解痉挛，加快组织细胞的修复，对弓弦力学系统中弦的功能进行调节。

（2）常用的手法与治疗穴位 常用手法：推法、一指禅推法、拿法、点按法、捻法、抹法、拍法、抖法、弹筋法、摇法等。常用穴位：①四肢强直，揉肩髃、合谷、曲池、肾俞、命门、环跳、承扶、委中、承山、解溪、伏兔、阳陵泉、足三里、飞扬、血海、太冲、涌泉等穴，可以摇抖四肢关节和被动屈伸动作。②肢体瘫痪，取大椎、哑门、百会、风池、四神聪、风府、手三里、间骨、合谷、中渚、后溪、足三里、阳陵泉、肩髃、曲池、外关、间谷、阳陵泉、解溪、昆仑、承扶、承山、委中、犊鼻、太冲、伏兔、足三里、承山、飞扬、血海、太冲、涌泉等穴。手法以拿法、点按法、捻法、抖法、弹筋法、摇法为主疏通经络，改善局部血运供给，缓解筋脉挛缩。

（3）推拿常用处方

处方一：①头部：用轻快的一指禅推法在头部及面部进行 2 分钟点揉百会、太阳、头维、风府、哑门、风池及天柱等穴，要求力量适中，不可引起患儿哭闹。②上肢：用揉法和滚法施术于上臂及前臂，然后点揉肩髃、肩贞、天宗、曲池、手三里、内关及外关等穴位，最后搓捻、拔伸手指。有肌肉痉挛或关节强直者，可牵拉肩关节及屈伸肘关节。③背腰部：用滚法施术 3～4 分钟，用点法、揉法作用于背俞穴及督脉。最后捏脊 3～4 遍。④下肢：用拿法或滚法施术于大腿前后侧及小腿后侧约 5 分钟。点按环跳、秩边、承扶、殷门、委中、委阳、昆仑、太溪等穴。⑤对于"剪刀步态""马蹄足"等关节畸形者，配合做被动运动，如"分髋""屈髋屈膝""压足弓"等，以松解关节强直及肌肉挛缩。治疗时手法要轻柔，用力要由轻到重，避免暴力，不可擦伤皮肤，推拿时可用凡士林或滑石粉做润滑剂。每次 20 分钟，每日 1 次，10 次为 1 个疗程。

处方二：推拿主穴：补脾经，补肾经，清心经，补肺经，推三关。配穴：揉百会、华佗夹脊穴、足三里、阳陵泉、环跳穴，每日 1 次，10 次为 1 个疗程。

处方三：头面部穴位按压法对有语言障碍的脑瘫患儿进行治疗。在地仓、承浆、金津、玉液、廉泉和下关等穴位下，分布有面神经、舌下神经、舌咽神经等神经及血管，通过对这些穴位的按摩、点压可刺激经络，增强血液循环，促进神经肌肉代谢及营养。每日 1 次，10 次为 1 个疗程。

处方四：风池、肾俞、脾俞、胃俞、肝俞、肺俞、心俞、鱼际、阴陵泉、阳陵泉、足三里等，伴有智力低下者加四神聪，语言不清者加哑门、通里。以点揉、一指禅推手法为主，操作时均取双侧穴位。对体弱多病的脑瘫患儿开始治疗时，先取强壮穴，待体质好转后，手法加重，穴位刺激量加大，逐渐提高患儿的反应能力及肢体运动功能。每日 1 次，10 次为 1 个疗程。

处方五：上肢推拿穴位：缺盆、肩髃、曲池、尺泽、少海、阳池、阳溪、手三里、合谷等；下肢推拿穴位：气冲、环跳、风市、足三里、阳陵泉、血海、委中、承山、昆仑等。手法选用指揉法或指摩法，从肢体远端推到近心端，约 5 分钟，选择 4～6 对穴位，轮流使用。每日 1 次，10 次为 1 个疗程。

处方六：四肢强直揉曲池、合谷、肾俞、环跳、委中、承山、解溪、伏兔、阳陵泉、足三里等；肢体瘫痪上肢取大椎、肩井、曲池、合谷等穴，腰及下肢可取肾俞、命门、腰阳关、昆仑、足三里、殷门等；语言障碍者可加拿风府、哑门；眼斜视者可揉四白、太阳等。治疗时间 20 分钟，1 日 1～2 次，先行推拿治疗，结束后立即进行运动治疗，每日 1 次，10 次为 1 个疗程。

（4）注意事项

①治疗时，尽量避免患儿哭闹，同时向家长说明病情和治疗过程中可能出现的问题，取得家长的积极配合。

②治疗时手法要轻柔，患儿要能够适应，不能粗暴动作，尤其病程长、挛缩严重患儿更应注意，以免造成副损伤。

③治疗前不应过饱过饥，治疗后 20 分钟给予患儿牛奶或者水和其他营养食品，补充消耗的能量和水分。

④一般治疗每日 1 次，应长期坚持治疗，反应重，体质虚弱的患儿可以隔日或数日 1 次。

5. 物理疗法

（1）超短波疗法　针刀治疗部位对置长方形电极，间隙 4～5cm，微热量至温热量，每次 30 分钟，每日 1 次，14 日 1 疗程。

（2）红外线疗法

①设备　发光的红外线灯，不发光的碳棒红外线灯。

②操作　裸露局部皮肤，用红外线灯照射，照射距离为 25～35cm。

③时间和疗程　可以根据病人皮肤感觉温度来决定时间，照射区有舒适感和温热感为标准，前身照射每次 10～30 分钟，局部照射 10～20 分钟，每日 2 次，10 次 1 疗程。

④适应证　针刀治疗部位于针刀术后 72 小时，可行红外线照射以促进组织修复。

6. 艾灸疗法

处方：以督脉穴为主，如大椎、百会、腰阳关等，配合手足阳明经穴以疏通阳脉、促进气血运行。辨证选穴：肾气亏虚型灸肾俞、关元、命门、气海、风池，风府；伴有遗尿者加灸中极；脾气不足型灸脾俞、足三里、三阴交、血海、中脘、脾俞、肾俞；伴有纳差者加灸公孙；肝血不足型选肝俞、肾俞、血海、气海、膈俞。

操作：①温和灸　施灸时将艾条的一端点燃，对准应灸的腧穴部位或患处，约距皮肤 2～3cm 处进行熏烤。熏烤使患者局部有温热感而无灼痛为宜，一般每处灸 3～5 分钟，至皮肤出现红晕为度。操作者可将中、食二指分开，置于施灸部位的两侧，这样可以通过医者手指的感觉来测知患儿局部的受热程度，以便随时调节施灸的距离和防止烫伤。每次灸 10～20 分钟，20 日为 1 个疗程。②雀啄灸　施灸时，像鸟雀啄食一样，一上一下地施灸。每次灸 10～20 分钟，20 日为 1 个疗程。③回旋灸　将点燃的艾条与施灸部位的皮肤保持一定的距离（距皮肤 3～4cm 的高度），在直径 3～5cm 的范围内，向左右方向移动或反复旋转地施灸，以局部出现温热潮红为度。每次灸 10～20 分钟，20 日为1 个疗程。

7. 中药内服疗法　中药是中医康复疾病的重要疗法之一，根据中医辨证论治，分别以不同的方药来调理，加快促进患儿精神、情志和身体功能的康复。

（1）辨证论治

①肝肾不足

症状：筋骨发育缓慢，坐，立以及行走，牙齿的发育都要迟于同龄小孩，肌肉萎软，舌淡，脉细软。

证候分析：肝肾不足，不能荣于筋骨肌肉，所以机体不能按期正常发育。

治疗方法：补益肝肾。

方药：六味地黄汤加减。方中鹿角胶温肾补精，五加皮强筋骨，熟地、山茱萸养肝肾，山药、泽泻、茯苓健脾化湿，丹皮活血凉血。牙齿生出时间迟者，加胎盘和龙骨、补骨脂，肌肉萎软加枸杞子、金樱子、巴戟天补肝肾。行走迟者，加怀牛膝、杜仲、元肉。

②心脾两虚

症状：语言不清，智力低下，四肢萎软，流涎，咬合无力，头发生长迟缓，肌肉松弛，纳差，舌淡红，苔薄，脉细。

证候分析：脾主四肢，主肌肉，脾开窍于口，脾虚精华吸收不足，故四肢萎软，纳差，智力低下，发育迟缓。舌为心之苗，心主神明，主血，发为血之余，心血不足，故头发生长迟缓，语言迟钝，发育迟缓。

治疗方法：健脾养心。

方药：归脾汤加减，当归、白茯苓、黄芪、炒远志、龙眼肉、炒酸枣仁、人参、木香、炙甘草。方中以参、芪、术、草大队甘温之品补脾益气以生血，使气旺而血生；当归、龙眼肉甘温补血养心；茯苓（多用茯神）、酸枣仁、远志宁心安神；木香辛香而散，理气醒脾，与大量益气健脾药配伍，复中焦运化之功，又能防大量益气补血药滋腻碍胃，使补而不滞，滋而不腻。

③肝脾不足

症状：小儿多卧少动，颈稍强不软，抱起时双脚伸直，呈内旋状态，随着生长坐、爬、站、行走等动作发育延迟，步态不稳，动作表现迟钝。肝血虚则肢体不荣，脾虚则面黄肌瘦，舌质偏淡，苔薄白，脉沉细，指纹淡。

证候分析：肝气不足，则少动，颈项稍强，坐、爬、站、行等功能都会发育延迟，肝血虚步态不稳，各方面动作表现迟钝。脾血虚则面黄肌瘦，舌淡苔薄白，脉细，指纹淡。

治疗方法：补中益气，补血，滋肝健脾。

方药：十全大补汤加减。方中黄芪、党参、茯苓、黄精、炒白术、补气健脾、白芍、川芎、当归、鸡血藤、桂枝养血柔肝，活血通络。纳差加陈皮、焦山楂、鸡内金，活动迟缓加天麻、钩藤、僵蚕、虫草。

（2）中药验方

①中药汤剂验方

活血补气方：丹参、当归、五加皮、党参各 10g，红花、川芎、桃仁各 8g，黄芪 25g，桂枝 8g，元肉 10g，每日一剂，水煎服，适用于血瘀、肝脾两虚证。

化痰通络方：天麻、当归各 10g，红花、桃仁、川芎各 8g，石菖蒲、僵蚕、益母草、麦冬各 12g，甘草 6g，橘红、泽兰各 15g，每日 1 剂，水煎服，适用于痰瘀，肝脾不足证。

补肾填精方：党参、丹参、制首乌、黄精、熟地、元肉各 15g，怀山药、炒白术、当归、枸杞、杜仲、菟丝子、金樱子各 10g，鹿角胶、龟甲胶（烊化）各 10g，胎盘（研末冲服）3g，每日 1 剂，水煎服，适用于肝肾两虚证。

②中药散剂验方

处方一：鹿角胶 9g、紫河车 12g、熟地 12g、龟板 10g、菟丝子 10g、黄芪 10g、党参 10g、白术 10g、当归 10g、白芍 10g、砂仁 6g、水蛭 9g、桃仁 9g、远志 9g。上药粉碎过筛，0～1 岁每日 2 次，每次冲服 1.5g，1～2 岁每日 2 次，每次冲服 3g，2～3 岁每日 2 次，每次冲服 5g。4 岁以上每日 2 次，每次冲服 8g。一疗程为 15 日。

处方二：灵芝 100g、益智仁 100g、桑椹 100g、枸杞子 100g、黄芪 100g、党参 100g、白术 100g、当归 60g、鹿角胶 80g、紫河车 80g。上药粉碎过筛，0～1 岁每日 2 次，每次冲服 1.5g，1～2 岁每日 2 次，每次冲服 3g，2～3 岁每日 2 次，每次冲服 5g。4 岁以上每日 2 次，每次冲服 8g。一疗程为 15 日。

处方三：龟甲胶、炒枣仁、麦冬各 30g，鹿角胶、枸杞子、山萸肉、当归、五味子、盐炒黄柏、菖蒲、土茯苓、炒白术各 20g。将上药焙干，共研细末，3～5 岁者每服 3～5g，6～10 岁者每服 6g，日服 2 次，白开水冲服。一疗程为 15 日。

8. 药膳饮食疗法　药膳食疗是通过进食天然食物或食物与中药相配合经加工制成的食物。达到防病，治病，调养身心，保健强身为目的的一种治疗方法。

药膳食疗是中医康复治疗的方法之一，食疗中所用的配伍和药物治疗所用方剂的配伍一样，都以辨证论治为基础。常用药膳，也都根据中医基础理论，运用辨证论治的原则，以五脏为中心，结合阴阳、表里、寒热、虚实、选择相应的药物和食物配伍加工制成。

虽然药物可以攻逐病邪，食疗康复机体，但也不可长期过量食用。实践证明，脱离病情，还过量久服药膳，不仅不利机体的康复，还会造成机体生理功能失调，产生新的病症。所以，食疗过程中，应该掌握既要康复机体，又不过用的原则来食用药膳。

脑瘫常用药膳配方

（1）羊肉汤　材料：新鲜羊肉 150～300g，白萝卜 1 个，生姜 2 片。

制法服法：羊肉洗干净切碎，用开水与去皮萝卜同炖，炖熟后调味吃肉喝汤，早晚热食，秋冬季节食用佳。

功效：羊肉味甘性温，助元阳，补精血，治肾虚骨弱，肌肉萎软，四肢无力。

注意事项：此汤较温热，适用秋冬食用，早晚热服，10 日 1 疗程。夏季不宜食用。

（2）排骨汤　材料：胡萝卜 1 个，排骨 300g，生姜 2 片。

制法服法：将以上材料洗干净切块，加水炖熟调味吃肉喝汤。

功效：有补血、养筋骨之功效，适用于行动和发育迟缓，形体消瘦者食用。

注意事项：本膳可四季常食用。

（3）狗肉汤　材料：狗肉 300g，肉苁蓉 12g，生姜 2 片。

制法服法：将肉洗干净切块，肉苁蓉放一小布袋内，炖熟后去布袋，调味吃肉喝汤，早晚热服。秋冬季节适用佳。

功效：温补脾肾，祛寒助阳。治肾虚先天不足，四肢酸软，行动迟缓。

注意事项：腹泻者忌食。

（4）元肉鸡汤　材料：鸡 1 只，元肉 100g，生姜 2 片。

制法服法：将鸡去内脏切块，元肉一同放入炖盅炖熟，调味后吃肉喝汤。早晚热服。秋冬季节服用佳。

功效：补气血，补肝强筋骨，适用于四肢萎软，消瘦者食用。

注意事项：本药膳适合在春季食用。

（5）脊髓汤　材料：猪脊髓，牛脊髓，羊脊髓等动物脊髓均可。生姜 2 片，当归 6g。

制法服法：取新鲜动物脊髓洗净，加药材一起炖熟调味后吃脊髓喝汤，早晚热服。本膳可四季常食用。

功效：补脑生髓，活血通络，强筋壮骨，非常适用于脑瘫患儿食用，能够长期服用者，疗效更佳。特别适用于筋骨不健，四肢软弱，发育迟缓的患儿。

注意事项：本膳可四季常食用。

9. 弦的拉伸训练　痉挛型脑瘫患儿因弦的张力较高，常引起肌腱和关节囊韧带的挛缩以致关节变形，所以，弦的拉伸训练是降低肌张力、减少并发症、纠正异常姿势的有效方法。弦的拉伸训练包括以下几方面：被动拉伸训练、主动拉伸训练。

（1）弦的被动拉伸训练

①颈部活动

a. 患儿仰卧位，康复师使患儿颜面向左右两侧交替回旋，每侧保持约 2 分钟。

b. 患儿仰卧位，康复师可用手固定其头两侧，前臂抵住前胸，使头前屈，保持约 2 分钟。

c. 患儿俯卧位，康复师使患儿颈椎最大限度地伸展，保持约 2 分钟。

②躯干活动

a. 患儿仰卧位，康复师使患儿的躯干最大限度地回旋，保持约 2 分钟，左右交替进行。

b. 患儿仰卧位，双下肢放置于治疗师身体两侧，康复师双手托住患儿腰向上抬起，尽可能使其躯干和髋关节伸展，并晃动腰部，以拉伸脊柱周围的弦。

③上肢活动

a. 保持腕关节中立位使拇指外展，四指伸开。

b. 保持腕关节中立位时，外旋、伸展肘关节。

c. 肘伸展，腕关节背伸，手指伸展时上举肩关节，外展、外旋肩关节。

④髋关节活动　患儿仰卧位，一侧下肢伸髋、伸膝，另一侧屈髋、屈膝，康复师握住患儿膝部，由内向外慢慢回旋，沿"?"形路线，两侧交替进行。注意，每个体位均应保持 1 分钟左右。

⑤膝关节活动　患儿仰卧位，痉挛性脑瘫多出现腘绳肌痉挛，膝关节屈伸活动时，难以伸展，应重点拉伸改肌群。

⑥踝关节活动　痉挛型脑瘫患儿的尖足畸形常因小腿三头肌紧张，跟腱挛缩引起，所以跟腱的牵拉十分重要。

（2）弦的主动拉伸训练　主动拉伸训练可以增加弦的力量，也就是肌力训练。它增强了痉挛拮抗肌力量，降低肌张力，并可以获得维持正常姿势的肌力。针刀术后痉挛肌的肌力会减弱，痉挛拮抗肌的力量本身就较弱。患儿运动功能和畸形的改善，都和肌力有很大的关系，主动拉伸训练至关重要。

①躯干主动活动训练

a. 伸展训练　令患儿双上肢支撑，康复师握住患儿的小腿或膝部，使其头、躯干、骨盆、下肢伸展成一条直线，保持3分钟（这种"推小车"动作是纠正屈曲姿势的有效方法）。

b. 屈曲训练　主要锻炼腹肌力量，以仰卧起坐的训练为主。

②髋关节主动活动训练

a. 髋关节屈曲　根据情况可以仰卧位，或者站立位负重时锻炼，爬也是锻炼髋关节主动屈曲的好方法。立位锻炼时要注意重心一定要移到负重腿上，康复师要帮助患儿控制躯干，以减少屈髋时躯干的代偿。

b. 髋关节伸展　伸髋主要靠臀大肌的收缩。仰卧位拱桥或单腿拱桥可增强髋部伸展力量。俯卧位训练时可让患儿俯卧于床边，将一侧下肢置于床沿下，并反复移到床上，以锻炼此侧下肢的伸髋力量。

c. 髋关节外展　此动作需要臀中肌的主动收缩，对于减轻剪刀步、维持单侧负重时骨盆的倾斜非常重要。患儿扶物侧行训练可增强髋外展的力量、纠正剪刀步、对抗内收肌的挛缩。

③膝关节主动活动训练　维持膝关节稳定的肌肉主要是腘绳肌和股四头肌，应训练哪些肌肉需根据患儿实际情况而定。

a. 股四头肌主动训练　蹲起、仰卧直腿抬高、坐位伸膝等。

b. 腘绳肌主动训练　俯卧位屈膝、立位伸髋屈膝等。

④踝关节主动活动训练

a. 尖足的患儿可扶墙向前倾斜站立。注意防止立位牵拉跟腱时膝关节的代偿。

b. 主动背屈可减轻尖足，改善步态，训练中可用毛刷或冰水刺激足背以诱发主动背屈动作，也可叩击小腿前外侧肌肉的肌腹促进肌肉的收缩。

第二节　痉挛性脑瘫针刀术后护理

1. 生活起居护理　痉挛性脑瘫患者的起居室环境应有丰富的感官刺激性，以便刺激患儿大脑的发育，有助于患儿认知能力的提高。室内定时通风换气，保持病房整洁。患儿病床应加防护设备，防止堕床。认真检查家长及探视人员有无感染性疾病，减少探视人员。日常生活要有规律，治疗、康复要安排有序，注意康复训练量的变化要循序渐进，保证效果。

2. 饮食护理　合理搭配饮食，饮食宜清淡、营养丰富，多食奶、牡蛎、豆类、蛋类、蔬菜、大骨汤等，饭菜宜色香味美，适当给予酸、甜、苦、辣等刺激性食物，进食切忌过饱。不要空腹做针刀手术，康复训练前 30 分钟避免进食过多，训练后注意补充体液。

3. 情志护理　首先和患儿家属之间建立有效的沟通，通过交谈接触，不仅可以了解患儿的性格好恶和生活习惯，而且对患儿的发病特点和症状特征有一定了解。同时，通过沟通，使他们认识到痉挛性脑瘫患儿的治疗和护理工作是一项长期而艰巨的任务，特别是手术康复期，家长对脑瘫相关知识的掌握以及在此指导下对患者的日常护理将对患者的康复起着至关重要的作用。另一方面护理人员与患者家长良好的合作关系也将影响着患者的心理和态度，从而易于取得患者的信任，为日后建立与患者间的沟通打下了良好的基础。

把患者视为正常人不歧视，不怠慢，避免一切不良因素刺激，使患者保持心情愉快和情绪稳定，用拥抱、亲吻、物质奖励等方式表达对他的爱，训练中不断地给他讲故事或播放音乐，以消除其恐惧心理，放松紧张的肌肉，以配合治疗，对患者取得的进步都予以鼓励。

针刀治疗前首先要消除患者恐惧紧张的心理，以亲切的语言同患者交谈，向其解释针刀治疗的原理，消除思想包袱及心理压力，保持情绪稳定。治疗中给予鼓励，调节患者的心情，帮助树立信心，提高其疼痛的耐受性。

4. 对症处理及护理　术后护理床前交接患者，加强巡视，观察体温、脉搏、呼吸、血压等生命体征的变化。密切观察伤口有无异常改变，保持敷料清洁，干燥，如有污染及时更换。疼痛一般于术后 1 小时出现，置患者于舒适体位，患者家长配合工作，利用患者可接受的方法分散患儿注意力，同时给予必要的止痛药物，保证患者休息和睡眠。

5. 健康教育　指导患者在针刀治疗后 3 日及时地进行功能锻炼，否则经一段时间后针刀手术松解开的软组织还会再度的发生粘连。要求患者主动功能锻炼，指导患者正确掌握功能锻炼的基本动作，让他们了解本病的预防及康复知识，鼓励他们配合治疗，协助完成功能训练计划。指导家长根据患者的具体情况有针对性进行各方面的康复治疗，定期召开各种小讲座，医生与家长经常沟通患儿的训练情况及治疗进展情况，建立家庭式护理模式，使患儿康复治疗能延续至家庭，坚持经常、定期随访，义务指导。

医案一

患者：张某某，男，8岁，于2012年6月25日就诊。

主诉：行走站立活动受限8年。

现病史：患儿于孕期30周早产，出生时体重2000g，剖腹产，产后被动有哭声，3个月不会抬头，5个月抬头不稳、不会翻身，1岁时不会坐，3岁仍不会独自站立、独自行走，至今行走站立活动受限。

查体：腰椎侧弯，双下肢肌性硬性伸展，呈对称性姿势，肌张力高，尖足，足内翻，腱反射亢进，走路不稳常跌倒。

诊断：痉挛性脑瘫（双下肢）

治疗：2012年6月25日初诊：针刀松解腓肠肌与比目鱼肌内外侧缘之间的纵形粘连瘢痕。针刀术毕，做踝关节背伸及跖屈数次。

2012年7月2日二诊：行部分跟腱切断术。针刀术毕，先做踝关节对抗牵引2～3分钟，然后做踝关节背伸2～3次，踝关节中立位石膏托固定1周。

2012年7月9日三诊：解除石膏固定后，患儿扶立时足跟可以自然着地，针刀松解三角韧带及周围的粘连瘢痕。针刀术后先做踝关节对抗牵引2～3分钟，然后做踝关节外翻、外旋运动数次。

2012年7月16日四诊：针刀松解踝关节外侧关节囊，相关韧带及周围的粘连瘢痕。针刀术后先做踝关节对抗牵引2～3分钟，然后做踝关节外翻、外旋运动数次。

2012年7月23日五诊：针刀松解腓肠肌内外侧头起点的粘连瘢痕及腓肠肌与比目鱼肌肌腹之间的粘连瘢痕。针刀术毕，做踝关节背伸及跖屈数次。

2012年7月30日六诊：针刀松解腓骨长、短肌之间的粘连瘢痕。做踝关节内外翻被动活动。

2012年8月6日七诊：针刀整体松解腰段脊柱后面弓弦力学系统，包括下后锯肌起点、背阔肌起点、骶棘肌起点、腰背筋膜止点，棘上韧带、刺间韧带等，从而达到调节部分腰段脊柱弓弦力学系统和脊-肢弓弦力学系统的目的。针刀术后，嘱患者俯卧位，行腰部斜板手法。

2012年8月13日八诊：针刀整体松解腰椎关节突韧带及胸腰筋膜中层在腰椎横突尖部的粘连瘢痕。针刀术后，嘱患者俯卧位，一助手牵拉双侧腋窝，一助手牵拉双踝部，术者双手"十"字重叠，从腰1平面开始，逐步向下到腰5做弹压手法。

2012年8月20日九诊：患者通过8次治疗，尖足，足内翻已得到矫正，可以很正常的站立，嘱患者家长让患儿进行康复训练，坚持按脑瘫康复操锻炼。

2012年9月5日随访：经过坚持康复训练，患儿已经可以独自行走，能上下楼梯，能做蹲起动作。

按：本例患者是痉挛性脑瘫，双下肢病变。主要表现为踝足畸形，而又不是单纯的踝关节的问题，而是由于踝关节单关节弓弦力学系统受损以后，踝关节的受力异常，即踝关节不能完成它自身的功能，改变了下肢力线，人体为了适应踝关节的功能（扶立时足尖着地），通过脊-肢弓弦力学系统，引起脊柱的力学传导异常（腰扭曲）来代偿踝关节功能，从而引发这些临床表现。所以治疗也不应该仅仅只对踝足部进行治疗。必须治疗膝关节和脊柱的继发性病变，而治疗的关键是帮助人体调节各关节的力学传导、恢复正常的力线。就是通过这种指导思想，仅仅通过8次针刀整体松解（包括踝足部、膝部、脊柱部），1个月的时间就矫正了患儿的畸形，经过不到1年的康复锻炼就基本恢复了患肢的正常功能。

医案二

患者：石某某，男，12岁，于2015年3月19日就诊。

主诉：左侧上下肢畸形、功能障碍12年。

现病史：患者由于出生时羊水早破，产程过长，出生时缺氧，导致左侧肢体功能异常，刻下：智力正常，语言表达正常。左侧肢体畸形，功能障碍。

查体：左上肢肌力Ⅳ级，肌张力高，肘关节屈曲，前臂旋前，腕关节下垂，拇指内收。左下肢膝关节屈曲，马蹄足，足内翻畸形。右侧上下肢功能活动正常。

诊断：痉挛性脑性瘫痪（偏瘫型）

治疗：2015年3月19日初诊：针刀松解肘关节周围浅层的粘连瘢痕。针刀术后被动屈伸肘关节数次，在屈伸肘关节到达最大位置时，再做一次针刀手法学的弹压手法。24小时后行主动屈伸肘关节锻炼。

2015年3月26日二诊：针刀松解肘关节关节囊的粘连瘢痕。针刀术后被动屈伸肘关节数次，在屈伸肘关节到达最大位置时，再做一次针刀手法学的弹压手法。24小时后行主动屈伸肘关节锻炼。

2015年4月1三诊：针刀松解肘关节侧副韧带起止点的粘连瘢痕。针刀术后被动屈伸肘关节数次，在屈伸肘关节到达最大位置时，再做一次针刀手法学的弹压手法。24小时后行主动屈伸肘关节锻炼。

2015年4月8日四诊：针刀松解肘关节周围肌肉之间的粘连瘢痕。针刀术后被动屈伸肘关节数次，在屈伸肘关节到达最大位置时，再做一次针刀手法学的弹压手法。24小时后行主动屈伸肘关节锻炼。

2015年4月15日五诊：在X线透视下行针刀松解拇收肌的粘连瘢痕。针刀术后做拇指外展被动活动。24小时后行主动外展、内收拇指锻炼。

2015年4月27日六诊：针刀松解第一背侧骨间肌的粘连瘢痕。针刀术后做拇指外展被动活动。24小时后行主动外展、内收拇指锻炼。

2015年5月4日七诊：患者通过6次左上肢针刀整体松解治疗，上肢的协调性、灵活性都好转。休息1个月后继续行左下肢针刀松解治疗。

2015 年 5 月 11 日八诊：在硬膜外麻醉下行左侧髋部内收肌、股薄肌的整体松解，术后左下肢石膏固定在髋关节外展，膝关节伸直，踝关节 0°位，维持左髋关节外展位的横木固定 7 日。

2015 年 5 月 18 日九诊：针刀松解腓肠肌内外侧头起点的粘连瘢痕及鹅足、髂胫束下段的粘连瘢痕。针刀术毕，做髋关节"？"和反"？"被动运动数次，膝关节过伸数次，踝关节背伸及跖屈数次。每日坚持髋关节的主动外展锻炼。

2015 年 5 月 25 日十诊：行部分跟腱切断术。针刀术毕，先做踝关节对抗牵引 2～3 分钟，然后做踝关节背伸 2～3 次，踝关节中立位石膏托固定 1 周。

2015 年 6 月 1 日十一诊：解除石膏固定后，患者扶立时足跟可以自然着地，针刀松解三角韧带及周围的粘连瘢痕。针刀术后先做踝关节对抗牵引 2～3 分钟，然后做踝关节外翻、外旋运动数次。

2015 年 6 月 8 日十二诊：针刀松解踝关节外侧关节囊，相关韧带及周围的粘连瘢痕。针刀术后先做踝关节对抗牵引 2～3 分钟，然后做踝关节外翻、外旋运动数次。

2015 年 6 月 15 日十三诊：针刀松解腓骨长、短肌之间，腓肠肌与比目鱼肌内外侧缘之间的粘连瘢痕。术后做踝关节内外翻被动活动。

2016 年 1 月 10 日随访：左侧肢体的功能基本恢复正常，可以正常学习和生活。

按：目前治疗痉挛性脑瘫的方法主要有康复锻炼和手术方法两种，前一种方法不管是现代康复还是传统康复对畸形的矫正效果有限，且时间漫长；后一种方法主要有肌腱切断术、肌切断术、肌腱转位术、肌腱延长术、中枢神经和周围神经切断术等对畸形的矫正比较明显，但损伤大，恢复时间长，且容易矫枉过正产生大的副作用。与此相比针刀的优势就太明显了。首先针刀治疗是在不需要切除任何人体组织器官的基础上，协助人体进行自我修复和自我代偿，是一种扶正的治疗方法，充分体现了人体的自我修复和自身调节能力。其次，针刀治疗实现了全身多部位分部治疗的目的，就是针刀可以同时或者分次对不同部位的病变实施准确松解。第三，针刀实现了闭合性手术的目的。针刀很小，针刀体直径 1mm，刀刃只有 0.8mm，针刀进入人体只有针眼，没有刀口，不需要缝合，从而避免了开放性手术切口本身所引起的粘连和瘢痕。

医案三

患者：李某某，男，7 岁，于 2014 年 3 月 9 日就诊。

主诉：左下肢畸形功能障碍 7 年。

现病史：患儿出生时难产，产钳助产，产后被动有哭声，3 岁仍不能独自站立行走，5 岁可以扶物走路，走路欠稳，常摔倒。目前可独自站立行走，仍走路欠稳，偶有摔倒。

查体：左下肢肌张力高，左大腿重度内收、屈膝畸形，尖足，足轻度内翻，腱反射亢进，走路欠稳。

诊断：痉挛性脑性瘫痪（左下肢）

治疗：2014 年 3 月 9 日初诊：在硬膜外麻醉下行左侧髋部内收肌、股薄肌的整体松解，术后患者仰卧位，屈膝，一助手压在双髂前上棘，术者前臂置于小腿上部，做髋关节"？"和反"？"运动数次。术后左下肢石膏固定在髋关节外展，膝关节伸直，踝关节 0°位，维持左髋关节外展位的横木固定 7 日。

2014 年 3 月 16 日二诊：针刀松解腓肠肌内外侧头起点的粘连瘢痕及鹅足、髂胫束下段的粘连瘢痕。针刀术毕，做髋关节"？"和反"？"被动运动数次，膝关节过伸数次，踝关节背伸及跖屈数次。每日坚持髋关节的主动外展锻炼。

2014 年 3 月 23 日三诊：针刀松解腓肠肌与比目鱼肌内外侧缘之间的纵形粘连瘢痕。针刀术毕，做踝关节背伸及跖屈数次。

2014 年 3 月 30 日四诊：行部分跟腱切断术。针刀术毕，先做踝关节对抗牵引 2～3 分钟，然后做踝关节背伸 2～3 次，踝关节中立位石膏托固定 1 周。

2014 年 4 月 6 日五诊：解除石膏固定后，患者扶立时足跟可以自然着地，针刀松解三角韧带及周围的粘连瘢痕。针刀术后先做踝关节对抗牵引 2～3 分钟，然后做踝关节外翻、外旋运动数次。

2014 年 4 月 13 日六诊：针刀松解踝关节外侧关节囊，相关韧带及周围的粘连瘢痕。针刀术后先做踝关节对抗牵引 2～3 分钟，然后做踝关节外翻、外旋运动数次。

2014 年 4 月 20 日七诊：针刀松解腓骨长、短肌之间的粘连瘢痕。做踝关节内外翻被动活动。

2014 年 4 月 27 日八诊：针刀整体松解腰段脊柱后面弓弦力学系统，包括下后锯肌起点、背阔肌起点、骶棘肌起点、腰背筋膜止点，棘上韧带、棘间韧带等，从而达到调节部分腰段脊柱弓弦力学系统和脊-肢弓弦力学系统的目的。针刀术后，嘱患者俯卧位，行腰部斜板手法。

2014 年 5 月 4 日九诊：针刀整体松解腰椎关节突韧带及胸腰筋膜中层在腰椎横突尖部的粘连瘢痕。针刀术后，嘱患者俯卧位，一助手牵拉双侧腋窝，一助手牵拉双踝部，术者双手十字重叠，从腰 1 平面开始，逐步向下到腰 5 做弹压手法。

2014 年 5 月 11 日十诊：患者通过 10 次治疗，左股内收、屈膝畸形，尖足，足内翻以得到明显矫正，可以很正常的站立，嘱患者进行康复训练，坚持按脑瘫康复操锻炼。

2014 年 5 月 25 日随访：经过坚持康复训练，患者已经可以独自行走，能上下楼梯、能做蹲起动作。

按：本例患者是痉挛性脑瘫，双下肢病变。主要表现为股内收畸形，不是单纯的髋关节的问题，而是由于髋关节单关节弓弦力学系统受损以后，髋关节的受力异常，即髋关节不能完成它自身的功能，改变了下肢力线，人体为了适应髋关节的功能（站立行走），通过脊-肢弓弦力学系统，引起脊柱的力学传导异常（腰前倾）和膝关节踝关节的力学传导异常（膝关节屈曲，尖足）来代偿髋关节功能，从而引发这些临床表现。所以治疗也不应该仅仅只对髋部进行治疗。必须治疗膝、踝关节和脊柱的继发性病变，而治疗的关键是帮助人体调节各关节的力学传导、恢复正常的力线。就是通过这种指导思想，仅仅通过 10 次针刀整体松解（包括髋部、踝足部、膝部、脊柱部），1 个月的时间就矫正了患儿的畸形，经过 1 年多的康复锻炼就基本恢复了患肢的正常功能。

医案四

患者：田某，女，18 岁，于 2016 年 7 月 18 日就诊。

主诉：右上肢发育畸形、功能障碍 13 年。

现病史：由于出生时羊水早破，产程过长，导致大脑缺氧，后出现右上肢功能异常，刻下：智力、语言表达正常。右上肢发育畸形伴功能障碍。

查体：右上肢肌力Ⅲ级，肌张力高，肘关节屈曲，前臂旋前，腕关节下垂，拇指内收。左上肢正常。

诊断：痉挛性脑性瘫痪（右上肢）

针刀治疗：

2016年7月18日初诊：针刀松解肘关节周围浅层的粘连瘢痕。针刀术后被动屈伸肘关节数次，在屈伸肘关节到达最大位置时，再做一次针刀手法学的弹压手法。24小时后行主动屈伸肘关节锻炼。

2016年7月25日二诊：针刀松解肘关节侧副韧带起止点的粘连瘢痕。针刀术后被动屈伸肘关节数次，在屈伸肘关节到达最大位置时，再做一次针刀手法学的弹压手法。24小时后行主动屈伸肘关节锻炼。

2016年8月1日三诊：针刀松解肘关节关节囊的粘连瘢痕。针刀术后被动屈伸肘关节数次，在屈伸肘关节到达最大位置时，再做一次针刀手法学的弹压手法。24小时后行主动屈伸肘关节锻炼。

2016年8月8日四诊：针刀松解肘关节周围肌肉之间的粘连瘢痕。针刀术后被动屈伸肘关节数次，在屈伸肘关节到达最大位置时，再做一次针刀手法学的弹压手法。24小时后行主动屈伸肘关节锻炼。

2016年8月15日五诊：在X线透视下行针刀松解拇收肌及第一背侧骨间肌的粘连瘢痕。针刀术后做拇指外展被动活动。24小时后行主动外展、内收拇指锻炼。

2016年8月24日六诊：患者通过5次针刀整体松解治疗，上肢的协调性、灵活性都好转。嘱患儿揉搓药包练习，处方：透骨草30g、伸筋草120g、威灵仙30g、海藻30g、昆布30g、水蛭10g、制川乌10g、约1cm×1cm大小的鹅卵石若干。使用方法：上方中草药粉碎，用棉布分包成约5cm大小的球形，每包中放3个鹅卵石，将药包用凉水浸泡30分钟，然后煮沸30分钟，稍凉，置药包和药水于大盆中，患者双手放入盆中揉搓药包30分钟，每日两次。揉搓时要求尽力按压鹅卵石和翻动药包。结束后行理筋5分钟，摩法15分钟。坚持练习3～6个月。

按语：目前治疗痉挛性脑瘫的方法主要有康复锻炼和手术方法两种，前一种方法不管是现代康复还是传统康复对畸形的矫正效果有限，且时间漫长；后一种方法主要有肌腱切断术、肌切断术、肌腱转位术、肌腱延长术、中枢神经和周围神经切断术等对畸形的矫正比较明显，但损伤大，恢复时间长，且容易矫枉过正产生大的副作用。与此相比针刀的优势就太明显了。首先针刀治疗是在不需要切除任何人体组织器官的基础上，协助人体进行自我修复和自我代偿，是一种扶正的治疗方法，充分体现了人体的自我修复和自身调节能力。其次，针刀治疗实现了全身多部位分部治疗的目的，就是针刀可以同时或者分次对不同部位的病变实施准确松解。第三，针刀实现了闭合性手术的目的。针刀很小，针刀体直径1mm，刀刃只有1mm，针刀进入人体只有针眼，没有刀口，不需要缝合，从而避免了开放性手术切口本身所引起的粘连和瘢痕。

医案五

患者：蒋某，男，9岁，学生，于2014年4月18日就诊。

主诉：右下肢畸形、功能障碍9年。

现病史：患儿系难产，产钳助产，产后被动有哭声，3岁仍不能独自站立，独自行走，需扶行，平素上学轮椅代步，目前可独自站立行走，但走路欠稳，常有摔倒。

查体：右下肢肌力Ⅳ级，肌张力高，右股重度内收、屈膝畸形，站立行走不稳，尖足，右足轻度内翻，腱反射亢进。

诊断：痉挛性脑性瘫痪（右下肢）

治疗：2014 年 4 月 18 日初诊：针刀整体松解腰段脊柱后面弓弦力学系统，包括下后锯肌起点、背阔肌起点、竖脊肌起点、腰背筋膜止点，棘上韧带、棘间韧带等，从而达到调节部分腰段脊柱弓弦力学系统和脊-肢弓弦力学系统的目的。针刀术后，嘱患者俯卧位，行腰部斜板手法。

2014 年 4 月 25 日二诊：针刀整体松解腰椎关节突韧带及胸腰筋膜中层在腰椎横突尖部的粘连瘢痕。针刀术后，嘱患者俯卧位，一助手牵拉双侧腋窝，一助手牵拉双踝部，术者双手十字重叠，从腰 1 平面开始，逐步向下到腰 5 做弹压手法。

2014 年 5 月 2 日三诊：在硬膜外麻醉下行髋部内收肌、股薄肌的整体松解，术后患者仰卧位，屈膝，一助手压在双髂前上棘，术者前臂置于小腿上部，做髋关节"？"和反"？"运动数次。术后右下肢石膏固定在髋关节外展、膝关节伸直、踝关节 0°位，维持右髋关节外展位的横木固定 7 日。

2014 年 5 月 9 日四诊：针刀松解腓肠肌内外侧头起点、鹅足、髂胫束下段、腓肠肌与比目鱼肌内外侧缘之间、腓骨长、短肌之间的粘连瘢痕。针刀术毕，做髋关节"？"和反"？"被动运动数次，膝关节过伸数次，踝关节背伸及跖屈、内外翻被动活动数次。每日坚持髋关节的主动外展锻炼。

2014 年 5 月 16 日五诊：患者扶立时足跟可以自然着地，针刀松解踝关节外侧关节囊，相关韧带及周围的粘连瘢痕。针刀术后先做踝关节对抗牵引 2～3 分钟，然后做踝关节外翻、外旋运动数次。

2014 年 5 月 19 日六诊：患者通过 5 次治疗，右股内收、屈膝畸形，尖足，足内翻以得到明显矫正，可以很正常的站立，嘱患者进行康复训练，坚持按脑瘫康复操锻炼。

按语：本例患者是痉挛性脑瘫，双下肢病变。主要表现为股内收畸形，不是单纯的髋关节的问题，而是由于髋关节单关节弓弦力学系统受损以后，髋关节的受力异常，即髋关节不能完成它自身的功能，改变了下肢力线，人体为了适应髋关节的功能（站立行走），通过脊-肢弓弦力学系统，引起脊柱的力学传导异常（腰前倾）和膝关节踝关节的力学传导异常（膝关节屈曲，尖足）来代偿髋关节功能，从而引发这些临床表现。所以治疗也不应该仅仅只对髋部进行治疗。必须治疗膝、踝关节和脊柱的继发性病变，而治疗的关键是帮助人体调节各关节的力学传导、恢复正常的力线。就是通过这种指导思想，仅仅通过 10 次针刀整体松解（包括髋部、踝足部、膝部、脊柱部），1 个月的时间就矫正了患儿的畸形，经过 1 年多的康复锻炼就基本恢复了患肢的正常功能。

第十章

针刀治疗痉挛性脑瘫临床研究进展

　　针刀治疗痉挛性脑瘫目前还处于起始阶段，文献相对较少，2000 年以来国内公开发表的关于针刀治疗痉挛性脑瘫的文献我们只搜索到 10 篇，现综合整理归纳如下。

一、对病因病理的探讨

　　张天民等[1]认为痉挛性脑瘫功能障碍和姿势异常是由于单关节弓弦力学系统受损导致局部软组织（肌肉、韧带、关节囊、筋膜）在弓弦结合部及弦的行经路线上产生粘连、挛缩，关节力学传导异常，最终引起脊-肢弓弦力学系统、脊柱弓弦力学系统的力平衡失调，当这种力平衡失调超过了人体的自我代偿和自我修复限度，出现关节畸形、步态异常等临床表现。

　　任月林等[2]认为脑瘫是多种病因致中枢神经受到损害，发生上运动神经元瘫痪的非进行性脑损伤，最多见的是痉挛型脑瘫。常导致骨骼肌的失控，肌张力增强、腱反射亢进、运动障碍和姿势异常。这都是电生理线路功能紊乱所致。使肌肉受到异常电流刺激即产生强烈痉挛。这种持续、疲劳的痉挛性收缩，引起骨骼肌纤维代谢负担加重。

二、治疗机理的探讨

　　张天民等[1]认为针刀治疗是以调节与疾病相关的弓弦力学系统为基础，整体破坏疾病网络状的病理构架，解除肌肉痉挛、平衡肌力、调整肢体负重力线，让人体能够按照自身的生理需要重建新的力学平衡，达到矫正关节畸形。为防止术后复发，提高治疗效果，手术后必须进行康复训练、配用矫形器及其他综合治疗。

　　任月林等[2,3]认为针刀脊神经触激术超常规、强触激脊神经对脊髓神经亦可造成侵袭作用，所产生的应激反应、生理反射，致使该神经所支配的肌群受到抑制，从而使肌张力降低。有效地抑制了神经对肌肉的传入冲动，消除或减轻了肌痉挛，对肌紧张起到了松弛作用，同时加快了局部血液循环，加强了代谢产物的释放与分解，对肌原纤维的损伤起到了修复作用。同神经外科"神经根丝切断术"、选择性腰骶神经后根切断术有异曲同工之效。脊神经触激术能减轻痉挛，不能减轻或消除挛缩，因肌痉挛致使肌肉韧带的牵拉引起关节周围组织挛缩、畸形，治疗用针刀"刀"的作用，切割挛缩的肌组织和切断痉挛肌肉的部分神经分支、切断部分紧张的内收肌群或跟腱可减弱其力量，使其肌力和拮抗肌相等，起到了矫形外科的作用，达到了矫正畸形之目的。

　　阎炳苍等[4]认为小针刀疗法是一种闭合性微创手术疗法，应用切割肌纤维法对于痉挛主要是切断少许痉挛的肌纤维，使症状在短期内缓解。小针刀疗法疗效能否持久，术后是否存在纤维粘连，以及小针刀治疗痉挛的进一步机理等问题，还有待再进一步研究。

三、治疗方法

张天民等[1]采用弧形针刀行跟腱针刀整体松解术；踝关节周围韧带针刀松解术；腓肠肌、比目鱼肌针刀松解术；髋关节周围软组织针刀松解术；内收肌针刀松解术；股薄肌、髂胫束针刀松解术；脊柱周围软组织针刀整体松解术。

任月林等[2,3]采用①脊神经触激术：依靠骨性标志，在第二腰椎间隙以下及脊柱后正中线分别放置金属标志物（标志物要求以龙胆紫涂均，用胶布固定至皮肤上，目的在体表留下标记），照腰椎正位 X 线平片。在腰椎正位 X 线平片上等比例测量带有标志线的后正中线至椎板外切迹或小关节内、外缘、小关节间隙的横向距离及横标志线距进针刀点的纵向距离，根据在 X 线平片上测量的数据进行体表定点。患者俯卧位，在定点处针刀垂直皮肤刺入，触及脊神经后患者治疗侧下肢可产生不自主颤动，即刻退出针刀至皮外，压迫针孔 1～3 分钟。观察无渗血、无脑脊液外溢，创可贴外敷。②交感神经触激术：a. 下肢痉挛定点在腹股沟韧带下方股动脉外侧，针刀沿股动脉搏动处外侧垂直刺入，出现异感后退出针刀至皮外，创可贴外敷；b. 上肢痉挛定点在甲状软骨外缘颈总动脉搏动处，针刀沿颈动脉搏动处外侧垂直刺入，出现异感后退出针刀至皮外，创可贴外敷。③切割松解纠畸术：足跖屈畸形：行跟腱延长术；膝屈曲畸形：行腘绳肌止点切割术；髋内收畸形：作股内收肌切割松解术；髋屈曲挛缩畸形：切割松解挛缩的缝匠肌、股直肌、阔筋膜张肌，前臂旋前挛缩（由于旋前圆肌挛缩和或旋前方肌痉挛引起），行旋前圆肌肌腱起止点切割松解；踇指掌心位畸形：针刀切割松解踇长屈肌、踇短屈肌、踇展肌和第一骨间背侧肌，从而纠正畸形。

阎炳苍等[4]在患者于第一日和第十一日行小针刀治疗，遵循四步规程，即定点、定向、加压分离、刺入，应用切割肌纤维法，目标肌群的确定采用反向牵拉指压法。

汪巍等[5]用小针刀治疗部分脑瘫。采用针刀疗法行大腿内收肌群松解术，半腱肌、半膜肌、股薄肌和缝匠肌针刀松解术，使大腿屈曲、内旋，小针刀与肢体纵轴平行进针，达肌腹后调转刀锋和肌纤维垂直切 2～3 刀，术中注意避开血管、神经；在髌骨两侧下缘沿髌骨周围松解髌支持带数刀。治疗效果：术后 1 周解除固定时四肢挛缩症状显著改善，50 日解除固定，剪刀步态消失，四肢能伸直达 180°。

任月林等[6]采用针刀脊神经触激术治疗痉挛性脑瘫。定点：在第二腰椎间隙以下及脊柱后正中线分别放置金属标志物，照腰椎正位 X 线平片。在腰椎正位 X 线平片上等比例测量带有标志线的后正中线至椎板外切迹或小关节内、外缘、小关节间隙的横向距离及横标志线距进针刀点的纵向距离，根据在 X 线平片上测量的数据进行体表定点。患者俯卧位，在定点处针刀垂直皮肤刺入，触及脊神经后患者治疗侧下肢可产生不自主颤动，即刻退出针刀至皮外，压迫针孔 1～3 分钟。观察无渗血、无脑脊液外溢，创可贴外敷。

四、临床疗效评价

张天民等[1]采用针刀整体松解治疗了 3 例痉挛性脑瘫患者，结果 3 例患者马蹄足都得到矫正，剪刀腿、内翻足、踇外翻得到了明显的改善，下肢的功能有不同程度的改善。认为：①针刀治疗实现了全身多部位畸形同步治疗的目的。根据人体弓弦力学系统，痉挛性脑瘫的病变不仅仅在一个关节，而是通过弓弦力学系统，引起周围关节以及脊柱的力学异常，针刀可以分次对不同病变部位的粘连瘢痕实施准确松解。②针刀实现了闭合性手术的目的。针刀体直径1mm，刀刃只有1mm，针刀进入人体只有针眼，没有刀口，不需要缝合，从而避免了开放性手术切口本身所引起的粘连瘢痕对疗效的影响。③术后早期功能锻炼及针刀术后康复操，避免了外科手术治疗后制动导致的肌萎缩，手术部位的再粘连、瘢痕。

任月林等[2,3]采用针刀治疗组与针灸对照组，经2个月治疗，治疗组有效率为88.9%，对照组有效率为47.4%，针刀治疗组与针灸对照组有显著差异，治疗组在中枢性运动障碍、动作姿势异常、肌痉挛、运动功能方面疗效明显优于对照组。并认为针刀"针"的触激脊神经起到了解痉作用，缓解了痉挛状态。针刀"刀"的切割作用有助于矫正畸形，平衡肌肉力量，稳定不能控制的关节。针刀闭合触激、松解术为治疗痉挛性脑瘫探讨出新的治疗途径。

阎炳苍等[4]采用针刀治疗组、运动疗法组、针刀治疗加运动疗法组对照，治疗1个月后得出运动疗法对照组有效率29.41%，明显低于针刀治疗组65.71%（P＜0.00313）和针刀治疗加运动疗法组77.78%（P＜0.00227）。并认为运动疗法改善痉挛状态存在着疗程长、见效慢、费用高的问题。为此，他们引入了针刀疗法，观察表明，短期内它具有见效快、创伤小、费用低的特点。小针刀疗法疗效能否持久，术后是否存在纤维粘连，以及小针刀治疗痉挛的进一步机理等问题，还有待再进一步研究。

崔清国等[7]采用针刀整体松解术治疗痉挛性脑瘫。采用朱汉章Ⅰ、Ⅱ型直形针刀和张天民弧形针刀行后颈部大"T"形针刀松解术，脊柱胸段周围软组织针刀整体松解术，腰部"口"字形针刀整体松解术，跟腱针刀整体松解术，踝关节周围韧带针刀松解术；腓肠肌、比目鱼肌针刀松解术；髋关节周围软组织针刀松解术；内收肌针刀松解术；股薄肌、髂胫束针刀松解术。5～7日治疗1次，共治疗12次。治疗效果：优1例，良3例，可1例。优良率为80.0%。

五、针刀治疗的护理

易全丽等[8]认为小针刀手术与其他手术相比，最大的优点是闭合性手术创伤小，费用小，预后好。由于手术对象是患儿，他们对手术的耐受能力差。同时患儿多为独生子女，有很强的依赖心理。因此，术前健康教育和心理护理是必不可少的，这样不仅缓解了患儿的紧张恐惧情绪，创造了良好的手术状态，而且，术前教育能够使患儿父母减轻心理负担，积极地参与到治疗中来，为治疗的成功提供了又一保证。小针刀手术时间短，手术操作精细，所以，器械护士在配合手术时要专心并熟知手术环节和步骤，认真完成术前物品、仪器的准备以及术后的消毒工作。

冯琴等[9]通过对107例痉挛性脑瘫患儿在小针刀治疗过程中完整性的全程手术护理配合，有针对性的术前、术中、术后护理及指导，对痉挛性脑瘫患儿小针刀治疗取得满意疗效有着积极的临床意义。结论：痉挛性脑瘫患儿术前、术中、术后默契的护理配合，有助于整个手术的顺利完成，减少意外发生。

参考文献

［1］张天民，崔清国，何国兵，等. 针刀整体松解治疗痉挛性脑瘫 3 例［J］. 北京：中国针灸学会微创针刀专业委员会成立大会暨首届微创针刀学术研讨会学术论文集，2009：175-176.

［2］任月林，任旭飞. 针刀调整电生理线路治疗痉挛型脑瘫的临床研究报告［J］. 世界科学技术-中医药现代化，2006，（4）：107-109.

［3］任月林，任旭飞. 脊神经触激术治疗痉挛型脑瘫［J］. 中国临床医生，2006，34（10）：49-50.

［4］阎炳苍，强锋，赵小丽. 小针刀治疗痉挛型脑瘫疗效观察［J］. 中国康复理论与实践，2006，12（9）：806.

［5］汪巍，沈国萍. 小针刀用于部分脑瘫矫形［C］. 西安：第四届全国针刀医学学术交流大会论文集，1996：290-291.

［6］任月林，任旭飞. 针刀疗法治疗痉挛性疾病［J］. 中国中医药现代远程教育，2010，8（10）：46-47.

［7］崔清国，张天民，何国兵，等. 针刀整体松解术治疗痉挛性脑瘫 5 例［J］. 中国针灸，2010，针刀专刊：45-46.

［8］易全丽，张永真，刘彦君. 小针刀手术治疗痉挛型脑瘫 107 例护理报告［J］. 陕西医学杂志，2008，37（5）：620-629.

［9］冯琴，张亚娟. 小针刀治疗痉挛性脑瘫 107 例护理体会［C］. 广州：第三届全国儿童康复学术会第十届全国小儿脑瘫学术研讨会论文汇编，2008：427.

第十一章
痉挛性脑瘫针刀术后康复保健操

"康复"这个词语来源于中世纪的拉丁语，其意是指"重新获得能力"。

20世纪90年代，国际卫生组织对康复的定义为：康复是指综合协调地应用各种措施，最大限度地恢复和发展病者、伤残者的身体、心理、社会、职业、娱乐、教育和周围环境相适应的方面的潜能。

所以，"康复"一词的含义是强调患者本身的活动能力和发展患者的潜能，说明康复的意义是强调患者的主动能力。针刀疗法发明以来。在其四大基本理论的指导下，治愈了成千上万的慢性软组织损伤和骨质增生患者，对一些局部的软组织损伤及骨质增生性疾病，比如桡骨茎突肌腱炎、跟骨骨刺等，只需使用1～2支针刀进行一次闭合性松解就能治愈，于是，有的医生就片面地认为，针刀治疗疾病就是靠针刀扎几下就行了，不需要其他辅助措施，其结果是普遍存在针刀见效快，复发率高的现象，以至于医生和患者都承认针刀治疗有效，但在短时间内就会复发。造成这种现象的原因一方面是对慢性软组织损伤的病理机制认识不足，只把疼痛点当成针刀的治疗点，不清楚慢性软组织损伤的病理结构是以点成线、以线成面的立体网络状病理构架，另一方面是不重视针刀术后的康复，忽略了人体自身的主观能动性。针刀治疗只是帮助人体进行自我调节的一种手段，是一种扶正的手段，人体弓弦力学系统的修复必须由人体自身发挥调节作用才能恢复正常的动态平衡。随着针刀医学的发展，针刀治疗的适应证不断扩大，已经从骨伤科疾病扩展到内、外、妇、儿、五官等多科疾病的治疗，在长期的痉挛性脑瘫的治疗实践中，发现针刀的治疗次数不再是1～2次，可能达到8～12次，针刀的治疗部位也不再是1～2刀，而是10～16刀，或者更多。这样，针刀术后人体的自我修复就需要更长的时间，因此，我们根据人体弓弦力学系统和慢性软组织损伤的病理构架理论设计了痉挛性脑瘫的针刀术后康复操，帮助人体进行针刀术后的自我调节，这种方法是让患者主动参与，充分发挥人体的自主意识，将动态弓弦力学单元的锻炼和静态弓弦力学单元的锻炼两者有机地结合起来，加快针刀术后组织的修复，尽快恢复人体弓弦力学系统的力平衡。

本套康复操具有如下特点：

（1）每一式都在神情安逸、放松中练习，使患者取得事半功倍的疗效，总在喜、怒、哀、怨、恨中，何来平衡之趣。

（2）在伸肩式和跪膝式中都安排了肌肉作静力收缩练习的时间，持续用力8秒后，然后加大用力作短促的动力收缩一次。这是根据针刀医学整体理论、网眼理论和中医推拿"寸劲"演变而来，这种方法可以将运动练习从动态弓弦力学单元的练习逐渐转变到静态弓弦力学单元的练习，从局部弓弦力学系统的练习逐渐转变到整体弓弦力学系统的练习，体现了以点成线，以线成面的整体康复理念。

（3）虽然每一式都明确了练习部位和主要运动肌群，且每式都具有调节机体的整体性和协调性的作用，但其练习量的多少需要患者根据自身的条件，量力而行，不可拘泥。

（4）很多练习者欲速愈，试图整天地练习，却忘记了欲速则不达的古训，在完成了适合自身练习量的前提下，应参加非练习的各项动作内容，甚至参加社会活动，在乐趣中培养康复的信心，我们谓之"功课以外，快乐之中"。

一、预备式

身心放松，神态安逸，两脚并拢，周身中正，两手自然下垂，目平视前方，深呼吸3次（图11-1）。

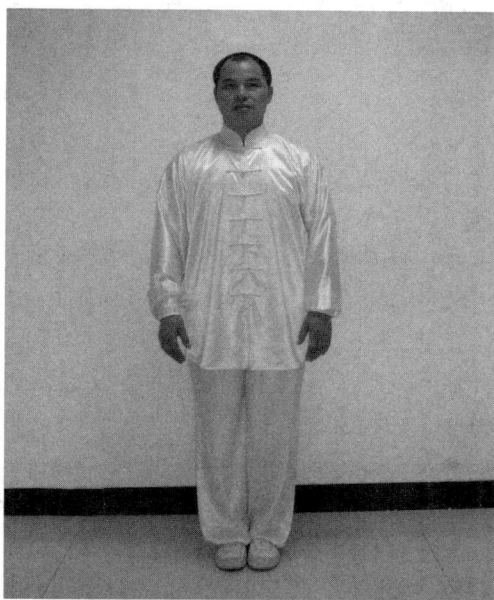

图 11-1　预备式示意图

二、伸肩式

1. 练习原理　本式练习操锻炼肩关节肩袖肌群、肩带肌及腕掌部肌群的协同运动能力。

2. 练习方法　两脚并拢，周身中正，两手体前十字交叉上举于头顶上方，翻掌心向上，肩、肘、腕及双臂用力作推举状，持续8秒，第9秒时，加大用力向上推举一次，随即放松，保持原姿势，双腕交替向上推揉 36 次，放下双臂，还原体侧，自然呼吸 3次，重复上述动作 9 遍（图11-2，图11-3）。

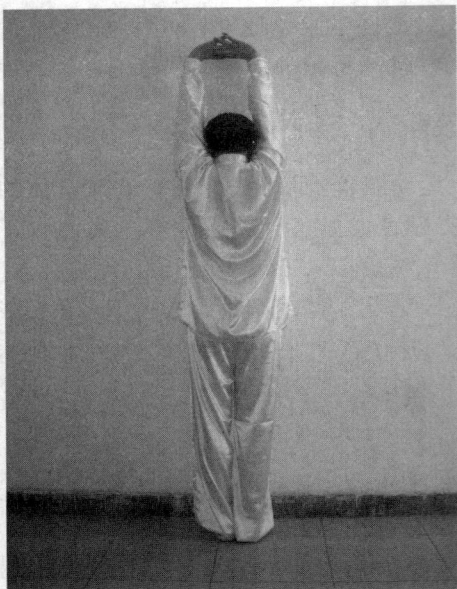

图 11-2　伸肩式示意图 1

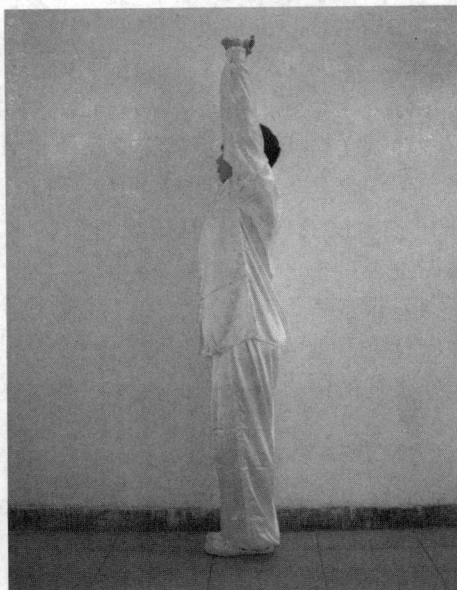

图 11-3　伸肩式示意图 2

三、弓步式

1. 练习原理　本式练习操锻炼大腿内侧肌群、腓肠肌、跟腱及踝足部各肌群的协同运动，调整下肢平衡关系。

2. 练习方法　两脚并拢，身心放松站立，上身朝向正前方，两手叉腰，左脚后撤一大步伸直，右腿屈膝尽力下蹲，持续用力蹲压 8 秒，第 9 秒时，加大用力向下蹲压一次，随即放松，保持原姿势，自然呼吸 3 次。接着，反向同理练习 1 次，左右各一次为一遍。练习时要求双脚尖尽量朝向正前方，双脚跟不能离地。反复进行 36 遍。中立位停止，自然呼吸（图 11-4，图 11-5）。

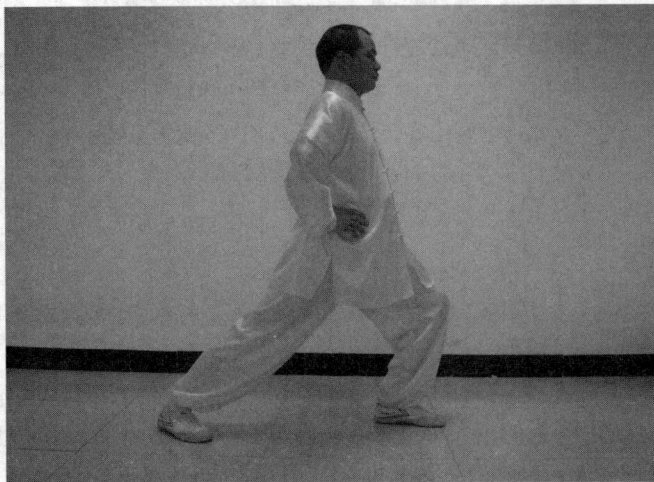

图 11-4　弓步式示意图 1

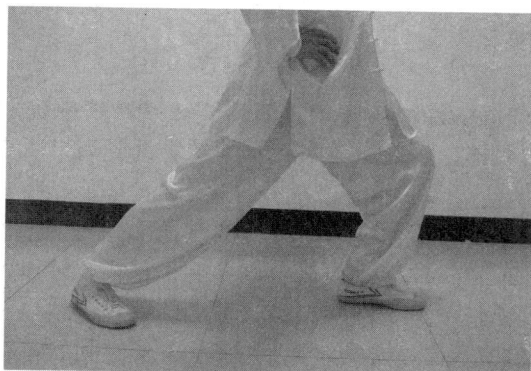

图 11-5　弓步式示意图 2

四、跪膝式

1. 练习原理　本式练习操锻炼膝关节股四头肌各止点、髌腱、膝关节各肌群、跟腱及足部各肌腱的协同运动能力。

2. 练习方法　双手叉腰，双脚并步站立，保持躯干和大腿成一直线，膝关节慢慢下跪，体会膝关节髌腱、膝关节内外侧肌群及脚后跟腱的牵拉紧张感，坚持 8 秒，第 9 秒稍用力下跪，牵拉髌腱及跟腱 1 次，并步还原，深呼吸 3 次（图 11-6）。

五、象行式

1. 练习原理　本式练习操锻炼腰背肌、脊柱周围的韧带及上下关节突关节以及与全身所有肌群的协调运动能力，从而将脊柱的动态弓弦力学单元和静态弓弦力学单元的锻炼有机地结合起来，恢复整体生理平衡。

2. 练习方法　四肢触地，全身放松，颈项自然向前伸展，仿大象向前爬行，前进后退共 20 步，还原放松，自然呼吸。练习时，手掌和脚掌放松触地行走，向前迈步时，位于后面的那条腿一定要努力伸直，脚掌向前（图 11-7）。

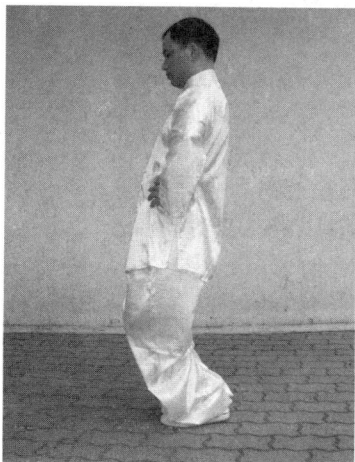

图 11-6　跪膝式示意图

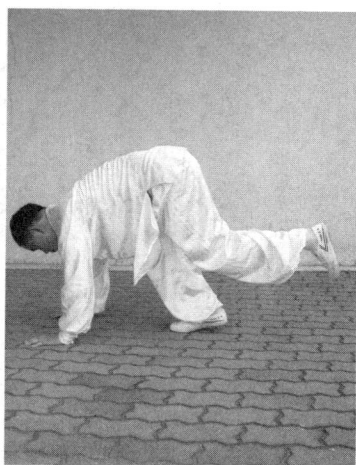

图 11-7　象行式示意图

六、推腹式

1. 练习原理　本式练习操对内脏进行挤压和按摩，使内脏均接受了有序的被动运动，同时，锻炼了腰背肌群、多裂肌、回旋肌等的协调能力，所有提高内脏和肢体的协同运动能力。

2. 练习方法　平躺于练习毯上，两手从体侧上升，掌心相叠置于胸部，肩、肘、腕放松，相叠的双手沿体前正中线轻推至耻骨联合部，稍停，轻压，然后，相叠的双手稍离腹部皮肤寸许，沿体前正中线返回胸部，双手沿体前正中线再轻推至耻骨联合部，稍停，轻压，如此反复 50 次，还原放松，自然呼吸 3 次。同理，继续沿两侧锁骨中线各轻推 50 次，然后再回到体前正中线轻推 50 次，还原放松，自然呼吸 3 次（图 11-8，图 11-9）。

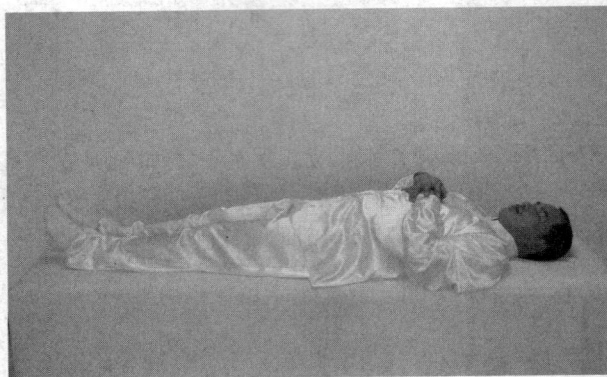

图 11-8　推腹式示意图 1

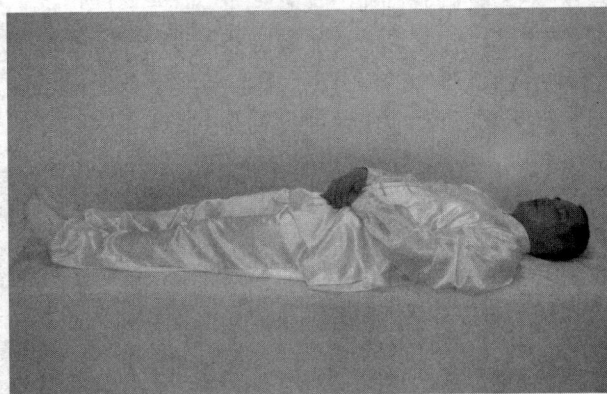

图 11-9　推腹式示意图 2